海派中医董廷瑶临证撷英

主审　王霞芳

主编　封玉琳　林　洁　邓嘉成

中国中医药出版社

·北　京·

图书在版编目(CIP)数据

海派中医董廷瑶临证撷英/封玉琳,林洁,邓嘉成主编.—北京:中国中医药出版社,2018.5
ISBN 978-7-5132-4814-3

Ⅰ.①海… Ⅱ.①封… ②林… ③邓… Ⅲ.①中医临床—经验—中国—现代 Ⅳ.①R249.7

中国版本图书馆CIP数据核字(2018)第050677号

中国中医药出版社出版
北京市朝阳区北三环东路28号易亨大厦16层
邮政编码 100013
传真 010-64405750
赵县文教彩印厂印刷
各地新华书店经销

开本 880×1230 1/32 印张 9.5 字数 221千字
2018年5月第1版 2018年5月第1次印刷
书号 ISBN 978-7-5132-4814-3

定价 38.00元
网址 www.cptcm.com

社长热线 010-64405720
购书热线 010-89535836
维权打假 010-64405753

微信服务号 zgzyycbs
微商城网址 https://kdt.im/LIdUGr
官方微博 http://e.weibo.com/cptcm
天猫旗舰店网址 https://zgzyycbs.tmall.com

如有印装质量问题请与本社出版部联系(010-64405510)

目　录

第四章 医论医话

第五章 董氏验方

序

董老是当代中医儿科名家，业医 80 余年，深获病家信仰。其以学识渊博，医术精湛，医德高尚，救治危重病儿无数，被尊为当代中医儿科泰斗。

董老在学术思想方面主张“调理疾病，重视胃气”，“外感疾病，重视祛邪”，“小儿泄泻，以证求因”，“熟知病机，确立法则”。董氏儿科的经验是多方面的，其中对临床颇为棘手及重症疾病的治疗，如书中介绍的小儿癫痫、儿童弱智、声带麻痹、小儿乙型脑炎、血友病等，均获得了较好的疗效。

“火丁法”治疗婴儿吐奶这一宝贵的医疗经验，不但在临床上行之有效，而且也具坚实的生理学试验基础。对于小儿厌食症，董老以“脾胃主一身之营卫，营卫主一身之气血”的理论分析，认为此病是由脾胃不和而影响营卫失调，需采用鼓舞营卫的方法来振奋胃气，于是投以桂枝汤加味治疗，取得良效，并在长期实践观察中验明桂枝汤实为一个体质改善剂、强壮剂、神经安定剂，或里虚里寒、中焦化源不足、潜在虚质的调节剂。董老独特的中医诊疗技术和经验值得学习，增强了我们对治疗儿科疑难杂症的信心。

本书介绍董老的医案，有肺系、脾系、心系、肝系、肾系疾病等验案，内容丰富，展示了董氏儿科特色和其对各种病证的辨治方法，有其现实指导意义，可供广大中医、中西医结合医师与医学院校师生学习参考之用。

董老有不少验方效果显著，如温脐散敷脐治疗小儿肠麻痹，能即转矢气，拯危为安，屡建奇功；董氏定惊丸有豁痰息风定惊的作用，治疗小儿发热性惊厥效果甚好；熊麝散治疗小儿腺病毒性肺炎及稽留高热有效。

董老在医话中提到“学医贵在明理，治病必须识病，辨证务需求因，然后立法选方，药物配伍，用量适宜，而病变变法，更应明晓”，这是每位儿科中医及中西医结合医生的座右铭。

董老桃李满天下，直接或间接培养了大量优秀人才，如王霞芳、倪菊秀、董幼祺、宋知行、封玉琳、林洁、邓嘉成等，他们继承了董氏儿科流派的精华，为董氏儿科的传承做出了贡献。本书是他们的杰作，其内容丰富、实用性强，是继承董老经验的重要参考书。我有幸拜读该书，获益匪浅，感慨之余，欣然提笔，以贺作序。

2018 年 4 月 1 日

前　言

恩师、全国名老中医董廷瑶教授行医80余年，被评为首批上海市名中医、首届全国500名老中医、著名中医药学术经验继承班导师，享受国务院特殊津贴，曾任静安区中心医院中医科主任、上海市中医文献馆馆长、上海市中医院顾问等职，一生诊疗上百万人次，诊治疑难危症、救治病患无数。董师学验俱丰，诊治儿科诸疾，师古不泥，勇于创新。对于急病危症，如麻疹、乙型脑炎、猩红热、痢疾等传染病的抢救，注重明理识病，匠心独运，创用新法，屡有显效；擅长治疗小儿热病、支气管炎、肺炎、疳积等常见病，尤对麻疹、癫痫、顽固性婴儿吐乳症、厌食、慢性腹泻及结肠炎、肠套叠等疑难顽疾重病，中西医常法未能取效时，认为应该另辟蹊径，创立新法，内外合治，疗效卓著，屡建奇功。

董师家传医学渊源深厚，幼少精研医籍，天资聪颖，临床经验丰富，擅用经方疗效卓著；又善于阐文释疑，反复论证，深入研究，大量临床实践积累了宝贵经验，再度升华，理论臻于化境，医术、理论上均有很高造诣。他治学严谨，不但医术高明，精于临床，而且善于总结，及时把临床经验提炼为理论，交流指导后学者，发表论文80余篇，出版了儿科专著——《幼科刍言》《董廷瑶幼科撷要》《中国百年百名中医临床家丛书·董廷瑶》《董廷瑶医案》等，为后学之辈留下了宝贵财富。由于他数十年为振兴发扬中医药事业做出的不朽功绩，被尊誉为“中医儿科泰斗”。

恩师不但学识渊博，医术高超，而且医德高尚，医风严谨，临诊时不问贫富贵贱，均一一细心视察，认真诊治，全心为患儿解除痛苦。他常说：“医者仁心，才有仁术。”平素严肃的老师，面对患儿却十分慈祥和蔼。

有如此名师指导点化，终身受用不尽，我是万分珍惜，虽已年过八旬，仍将余生融入董氏儿科流派的传承工作中，与流派继承团队成员共同继承名师学术经验。时不可待，流派继承团队努力收集资料，及时将老师临床确有实效的宝贵经验编写成文、著书立说。一则可与广大同仁交流，弘扬中医特色，提高后辈的诊疗水平，使中医药不断有所发展，更好地为广大患儿服务；再则可流传于后世，使后学者可探索董氏儿科的精髓，更有待于将来的中医精英从中继承而有所发展创新，在 21 世纪使中医药走向世界，为全人类儿童服务。

本书是由董氏儿科继承人封玉琳、林洁、邓嘉成主编，感谢倪菊秀、董幼祺、宋知行等同门传人提供部分跟随董师临证时的医案及医论医话，感谢陈伟斌组织学生检索大量文献，补充了部分资料。本书通过团队成员共同努力挖掘收集资料，史料翔实，内容丰富精确。书中医案采用的病名以中医病名为主，少数采用西医病名，所列医案多为记录完整、治疗效果显著的典型实例，案后附有按语，画龙点睛地反映了董氏儿科诊治特色及辨证要点、选方用药规律等，希冀对有志于继承名老中医珍贵临床经验、提高诊疗水平、积极从事发展中医儿科事业的年轻医师有所启迪和帮助。此为吾等名师传承人之心愿矣！

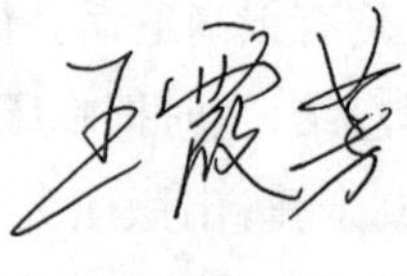

戊戌年三月

第一章　生平简介

董廷瑶(1903—2002),字德斌,号幼幼庐主,当代著名中医儿科泰斗。他出生于中医世家,弱冠之年随父学医,刻苦研读《黄帝内经》(以下简称《内经》)、《伤寒杂病论》等经典,领悟颇深,常能据典引经临床发挥;熟谙《小儿药证直诀》《幼幼集成》等儿科名著,更能取其精华,灵活运用;既精于儿科,又能旁及内科、妇科,在长期的实践中不断探索总结,最终形成一套较为完整的学术理论体系和治疗法则,成为"董氏儿科"奠基人。

1903 年 6 月,董廷瑶出生于浙江鄞县南乡董家跳村里的一户中医世家。据《鄞县通志》记载,董氏先祖名董暗,字叔达,东汉人,奉母至孝,人称"董孝子"。董母爱喝溪水,孝之董暗为母筑室溪旁,以便母亲随时汲饮,现宁波的慈溪市名即由此而来。东汉延光三年(124)敕封"孝子"并立祠以祀,在宁波城南建董孝子庙,现保存完好。慈溪董氏自宋代迁鄞(今宁波城区),至清代时,鄞南董家跳村董氏一族人丁兴旺,至今民风淳朴。

董廷瑶的祖父丙辉公是名中医,擅长儿科,在当地颇有名气。董廷瑶的父亲水樵公,字乾增,号质仙,也是名中医,曾拜学于同邑儿科前辈石霖汝先生之门，以其勤学苦研，尽得石氏之心传，以痧、痘、惊、疳四大要证为擅长，对其他杂病亦颇有心得，中年以后医名渐噪，求诊者近悦远来，舟楫相接，络绎不绝。

董廷瑶上有六位胞姐，长兄早逝，加之董廷瑶自幼聪颖过人，因此父母对其钟爱有加。其父督教甚严，七岁时即延请秀才老师给予启蒙教学，后习经史子集，对其中的一些典籍能精读背诵。由于天资聪敏，又用心攻读，领悟较深，故董廷瑶早年即能文。他15岁起教读《素问》《灵枢》《伤寒杂病》《温病条辨》及汉唐方书，16岁起即随父学医并侍诊，学业猛进，根基渐深。然而，在他18岁那年的春天，父亲董水樵感温不治而病故。他悲痛之下，勉承慈父遗志，在弱冠之年独自应诊。他自感年少学浅，医疗经验尚不足，一边四处虚心求教中医前辈，以求深造，一边则临诊细心观察，力求辨证正确，取得疗效；诊余又兢兢业业，博览群书，上溯《灵》《素》，下逮近贤，旁及宋元诸家，理论与经验不断提高。他夜间静坐常回忆疑难病案，索卷重温典籍，解惑求证，悉心钻研，因此小儿疾患及各种疑难杂症经他诊治，常获妙手回春而病愈，故“董廷瑶”的名字不胫而走，享誉四乡。

董廷瑶21岁那年，农历四月初九晚六时半饭后，他正在家与族人商榷改组当地的崇德小学事宜，谈兴正浓，突然，有人问：“廷瑶先生在否?”他以为是熟人，即点头相迎。仰面一看，乃素未谋面的陌生人。来者二人，操绍兴嵊县一带口音。还未等他反应过来，来者已面露狰狞，掏出手枪，将他迅速绑架起来，藏匿于奉化四明深山，并向家属勒索巨款。在被绑架的10天时间里，他一边与绑匪机智周旋，想尽办法如何脱险，一边给绑匪讲解《西游记》《三国演义》等小说，绑匪听得津津有味，分散了注意力，所以没有为难他，后终于以8500银元方得赎回脱险。

事后，他母亲深感乡居不宁，董廷瑶遂举家移居宁波城内东大路东马巷 27 号（今中山东路中农信大厦一带）悬壶行医；并撰写《匪窟十日记》一文，发表于宁波《时事公报》，连载 15 日。其惊险曲折的经历轰动乡城，其更以精湛之医术、高尚之医德而日渐名扬甬城。自此，求医者甚多，可谓门庭若市。董廷瑶素存幼幼之心，故以“幼幼庐”作为堂名。董廷瑶昼日门诊繁忙，夜间挑灯攻读医籍，手不释卷，久而心力交瘁，肺痨缠身，形瘠咯血。当时无特效抗痨之药，生命可虑，在知医之下，他试服野山参，每日 1 钱炖服。1 个月以后，其胃口形气渐复，脾健胃和，土能生金，肺气得以保养，痨疾自愈。此后董廷瑶于每年春季生发之时，分 10 天连服野山参 1 两，10 年后肺结核钙化而愈；尔后每于冬至自配膏方调理，直至高年仍精神矍铄，思路清晰。

1926 年董廷瑶与吴涵秋等人成立了鄞县中医公会，1927 年更名为宁波中医协会，并为该会的执行委员兼常务委员、经济科长。

中医学源远流长，历史悠久，为中华民族的繁衍做出了重大贡献。自鸦片战争后，西学东渐，由于有的人崇洋媚外，对祖国丰富的医药遗产抱着民族虚无主义思想，逐步形成了中西医对峙的局面。当时有个曾在日本学过西医的宁波镇海籍人余云岫，在他所著《医学革命》一书中大放厥词：“尤其是国医，真是莫名其妙，大章不能脱离野蛮民族的气味。”他提呈了“废止旧医以扫除医药卫生之障碍案”，声称“旧医一日不除，民族思想一日不变，新医事业一日不能向上，卫生行政一日不能进展”，并提出了废除中医的具体措施（即所谓处置旧医六项方法）。1929 年 3 月，国民党政府的中央卫生委员会通过了余云岫提案，妄图废除中医，一时舆论哗然，立即受到全国中医药界的坚决反对。于是，在上海总商会召开了全国中医代表大会，中医药界同人及社会上的明智之士纷纷积极登上论坛，慷慨陈述利害，与之抗衡。宁波中医协会为舆论界中之呼声颇高者。出席会议的宁波代表共三人，即董廷瑶、王宇高、吴涵秋。董廷瑶虽然专心业医，但时时关注着时政，忧国忧民，对当局废止中医药案更是忧心如焚。他代表宁波中医协会草拟议案，同仇敌忾，成为反对废止中医抗争运动中有力的精神武器，为捍卫中医事业起到了积极作用。会议开了三天，董廷瑶等全国各地代表纷纷发表演说。他们指出："中医药一旦任其废止，则全国四万万同胞之生命健康更堪深忧，此事关系中华国家之盛衰，与国民之健康既大且巨……"又说："如以中医中药为古旧也，则中医中药，自神农、黄帝创始以来，精进于汉，博大于唐，变化于宋元，妥善于明清，代有发明，代有进步……整理固有，采取未有，更属日新月异，大有进步，何旧之有？"用事实予以有力驳斥，阐明了中医中药不但历史悠久，且具有其自身的系统性、科学性，实践证明疗效显著，不但有存在的必要，而且也应和西医西药一视同仁，予以发扬光大。会议期间成立的"全国医药团体总联合会"还发表宣言，组织赴京请愿团。会议胜利闭幕，请愿团旋即乘夜车抵达南京，要求国民党政府取消废止中医的议案。在广大中医药界坚决抵制和抗议下，在社会公众舆论压力下，国民党政府不得不中止提案的执行，同意成立"国医馆"。直到新中国成立后，共产党领导提倡中西医结合，互相学习，取长补短，弃其糟粕，汲其精华，才使中医真正获得了新生。捍卫中医事业的生存与发展，董廷瑶可谓鞠躬尽瘁矣！

1937 年，抗日战争爆发，宁波城区亦迭遭日寇轰炸，宁波势必沦陷，不得已，董廷瑶于 1938 年携家眷逃难赴上海，希望战争结束后重回宁波。根据当时的战争形势，短期内难望平息，故董廷瑶暂时安身租界，再度开业行医以谋生。由于旅沪的宁波人及逃难来沪的同乡众多，所以诊务得以顺利开展。因董廷瑶医术精湛，疗效显著，患者获得痊愈后欣喜不已，又转辗介绍，甚至上海本地人都慕名前来求诊，使得董廷瑶诊务更加繁忙，声誉日上，终成上海名医，于是暂时不考虑回乡，自此定居上海。

中华人民共和国成立后，党和政府大力振兴卫生事业，十分重视中医事业的发展。在党的号召下，1951 年，董廷瑶约集了 20 余位中西医同道，共同集资创办了上海市新成区（今静安区）第二联合诊所，从此走上了医务集体化的道路。董廷瑶工作极其认真负责，精心诊治，全心全意为患者服务，光荣地被选为上海市新城区第三届人民代表，并于翌年参加万人检查团，全面检查全区大小卫生单位，深入在基层，与基层群众同吃、同住、同劳动，思想发生了根本性的转变。

1958 年，上海地区儿童麻疹大流行，董廷瑶放弃私人诊所门诊业务，积极参与到救治工作中，当时有人说他是“戆大”，但他很高兴，对能千方百计地救治小患者感到无比光荣，并取得了很好的临床疗效，患儿的死亡率由流行之初的 10%下降到 0，为此受到了上海市卫生局的表彰。是年，他在静安区中心医院工作期间，在区卫生局的领导下创办了四届中医带徒班，自任班主任兼教研组长，讲授《医古文》，并聘请各医院名老中医任课教学。他以身作则，治学严谨，采用上海中医学院（现上海中医药大学）的教材，学生半天上课，半天随老师临床应诊，五年为一届。由于理论能及时应用于临床实践，学员进步很快，结业后在区内各医院当中医师，10 年后都成为中医骨干或任科主任，使静安区各医院的中医科医术水平得到了提高。

1967 年 6 月，董廷瑶还主动要求参加下乡医疗队，去南汇县坦直公社为农民群众服务，门诊出诊，天天都很忙碌。有一次，董廷瑶乘一叶小舟到五里外去出诊，因船小而江阔水流急，舟翻而落水，幸被救起，他虽受虚惊，但上岸后穿着湿衣即为患儿治病，患儿家长十分感动。董廷瑶良好的品行和认真负责的态度为党和群众所尊重，因而被连续推选为静安区第三、四、五、六、七届人民代表，直到其调离静安区，被聘为上海市中医文献馆馆长为止。

1977 年 6 月，静安区中心医院专门成立了董廷瑶学术经验整理小组，整理组成员有董廷瑶本人、医教科科长、学生等八九人。是年，董廷瑶当选为上海市政协委员，连任至 1986 年，并任中国农工民主党上海市委员会委员。

1978 年，由董廷瑶、徐蔚霖、徐仲才、王玉润、朱瑞群等老前辈分工负责的上海市中医儿科年会胜利召开，盛况空前。

1977～1978 年，董廷瑶两次被评为静安区先进工作者。在此期间，通过大量临床实践，董廷瑶对疗效显著的疾病总结经验，发表了《小儿口腔疾病的诊治经验》等多篇学术论文。

1979 年，董廷瑶被聘为上海市高级科技职称评定委员会委员，同时被上海中医学院专家委员会聘为专家委员。

1980 年，董廷瑶担任上海市中医文献馆馆长，并在文献馆创办了《杏苑》中医杂志；同时，他又被聘为上海市中医院顾问与《上海中医杂志》编委会顾问。年过八旬的他在完成文献馆内外公务的同时，始终不忘另一重要任务，就是振兴中医队伍。经请示卫生局领导即举办了上海市卫生局中医研究班，他亲自兼任中医研究班主任，并聘请上海中医药大学著名老教授及市内名医讲解《内经》《金匮要略》等中医经典和特色流派经验。中医研究班的学员对象是各医院的中高级中医师，其中包括市区各医院的科主任。他们既有一定的理论基础，又有 10 年以上的临床实践经历，他们来研究生班脱产学习 1 年。学员们在这里既重温了经典，又学到了上海市众多名中医独特的临床经验，明显地提高了中医学术理论水平与临床水平。董廷瑶一共举办了五届研究生班，约 200 余人参加，为各医院培养在医、教、研方面高层次的中医人才做出了贡献。

1983 年，董廷瑶被聘为上海市中医研究院专家委员会名誉委员，并被评为上海市卫生先进工作者。1984 年，董廷瑶被评为上海十大名医之一。1985 年，他从上海市中医文献馆退居二线，任名誉馆长，但他仍坚持在医、教、研一线，继续带教学生应诊，为众多患儿治病解痛，并开展中医科研做出贡献，获得了上海市卫生局“从事中医工作五十年，为祖国医学做出贡献”的奖状。1988 年，他被聘为上海中医药大学客座教授。是年，宁波地区遭受洪水灾害，他捐款 5000 元，获得了宁波市人民政府的荣誉奖状。

董廷瑶毕生热爱中医事业，他以精湛的医术、高尚的医德挽救了无数病儿的病痛和生命；他不但身体力行，同时还十分注重培育中医的接班人。董廷瑶成名以后即收徒传教，培养了数十名学徒，其中很多都成为沪、甬两地中医儿科新一代专家。他治学严谨，敬业爱才，对儿孙与学生一视同仁，不分亲疏，严格带教，周详讲解，毫不保留地将自己数十年历练而得的宝贵经验和心得传授给他们，并督促他们总结撰文提高理论水平，进行临床研究，最终培养成为董氏儿科学术带头人。他们应用董廷瑶的学术思想和医疗经验为患儿治病，获得了十分显著的疗效，备受家长赞誉。

由于董廷瑶在中医临床和教育事业上做出了杰出贡献，1990 年董廷瑶荣获国务院颁发的特殊津贴和奖状，同年被评为首批全国 500 名老中医之一、著名中医药学术经验继承班的指导老师，同时确立学术经验继承人为王霞芳。他虽已届耄耋之年，仍不辞辛劳，再次收徒悉心授教 3 年，使学生能获真传。

董廷瑶经常告诫身边的医生，要“先学做人，后学行医”。他认为，良好的医德比医术更为重要。要发扬中国古代医圣行医的优良传统，医生必须具有高尚的医德。他说，一个高尚的医生一定要以解救患者的痛苦为职责，不贪名声，不图金钱，对患者抱有高度的同情心和责任感，治疗工作要仔细认真、有始有终。遇到危险的病症，不要先想到自己的利害得失而瞻前顾后。如果遇到传染病患者，医生虽然要保持清洁，讲究卫生，却不能有所顾忌，害怕接近他们。需要出诊的时候，不管路途怎样险阻，不论酷暑严寒，即便是在夜晚，自己尚未吃饭，都要立刻出发，要以治病救人为要。

董廷瑶对患者爱护备至，他应诊时虽有限额，但对远道而来的患者都尽量满足其要求，宁愿自己辛苦一点，也给患者加号诊治。来信问病者，亦多给予答复或寄去药方，因而得到患者的尊敬和爱戴。董廷瑶经常对身边的医生说，到医院求医的患者，精神上、肉体上都正遭受着疾病的折磨，尤其希望得到医生的关心和爱护。医生对患者说一句温暖的话语，做一件关心的小事，送一个善意的微笑，都会使患者得到莫大的安慰。“良言一句寒冬暖，恶语伤人六月寒。”为医者还要注重语言亲切得体，这也是良好医德品质的重要表现。要让患者感觉到，医生像自己的亲人一样。另外，董廷瑶认为医生在医疗活动中还须控制自己的情绪，既不能因自己情绪不安而影响医疗操作，又不能把自己的情绪感染给患者，影响患者的疗病康复。董廷瑶是这样说的，也是这样做的。他是广大医务工作者的楷模。

董廷瑶认为，一个好的医生还应该有优良的文化修养。学医之道，要治学严谨，主张由博返约，由通而专。作为一名中医，除研读医著之外，也应涉猎文、史、哲、数、理、化、天文、地理及其他有关的边缘科学，俾能获得广博的知识。任何一门学问都不是孤立的，而是可以互相渗透、互相启发，甚或互相嫁接移植的。基础宽广而扎实，学问的造诣才能更高深。他说："有的人只读了几年医书就骄傲地说天下没有他治不了的病。但是等他做了几年医生之后，才明白自己的知识实在太浅了。以为自己天下第一，骄傲得了不得，这是医生致命的弱点。"

董廷瑶一生业医，诊治患者百万之众，为无数患者延年益寿，或许正是这个原因，上苍给了他最好的回报，他也获得了长寿，活了整整 99 年。对董廷瑶的长寿养生之道，外界颇为津津乐道。在他 90 岁高龄时，上海市卫生局及中医界同人为他举办祝寿会，大家在祝寿会上看到他精神矍铄，腰背尚挺，眼不花，耳不背，神不倦，而且思路敏捷，言谈爽朗。当得知他每周还能坚持坐堂门诊 3 次，有时一天看病人数达 100 人次时，大家感到很惊奇。有人问他："如此高龄，何必坐堂?"他笑着回答："淡泊名利，寿人寿己。"

1999 年，董廷瑶已达 97 岁高龄，因年迈多病，方停止门诊。但其余生之年，若遇疑难患者求治，仍不忘指导学生，精细辨治，解惑释疑。

2002 年 2 月 28 日，一代中医儿科名医董廷瑶在上海谢世，享年 99 岁。

董廷瑶行医 80 多年，一生诊疗上百万人次，用心诊治疑难危症，活人无数。他医术精湛，医德高尚，为广大儿童的健康呕心沥血，贡献毕生，在中医界享有崇高的声誉，被誉为中医儿科泰斗。

董廷瑶不但精于临床，而且善于总结提炼，一生撰写了近百篇有指导意义的医学论文，独著和编著了四部儿科专著——《幼科刍言》《董廷瑶幼科撷要》《中国百年百名中医临床家丛书·董廷瑶》《董廷瑶医案》等，至今仍指导着儿科医生的中医理论学习与诊疗实践，为后学之辈留下了宝贵财富。

董廷瑶将毕生的精力和心血都投入到了中医事业中，并且无私地将自己数十年研究心得与宝贵经验悉心传授给了学生。如今他的学生遍布国内外，为更多的患者治病祛痛，弘扬了中医学精粹，可谓桃李满天下。他为中医事业鞠躬尽瘁，是位备受人们敬仰的中医大师。

第二章　学术思想

一、推理论病,推理论治

董廷瑶老师祖居浙江鄞县南乡,世业中医儿科。幼承庭训,并攻读典籍,至弱冠之年即继祖业,悬壶行医。中间迭经变迁,先由乡迁到甬城,后又定居上海。1959年成为上海市首批主任中医师之一,1980年后任上海市中医文献馆馆长,兼中医研究班主任、上海市中医院顾问等职。在诊治小儿热病、痧、疳、惊、痫,以及腹泻、咳喘等常见病方面积有丰富的经验,在中医临床思维中倡导"推理论病,推理论治"的治学观点。

(一)学医贵在明理

董师一贯强调明理,认为学好中医的首要关键是明理。理有生理、病理、脉理、舌理、方理、药理等等。这些"理",包含了中医认识人体疾病和诊治的规律,做一名好中医,就必须掌握这些规律。所以董师推崇张景岳之言:"万事不外乎理,而医之于理为尤切。"唯有明理,才能为中医诊治疑难病症提供思路。董师对麻疹重证、逆证运用解毒活血汤的创新,就是凭借这样的思路而产生的。

董师秉承家学，擅治麻疹，活儿无数。1958年冬，全国性麻疹大流行，上海地区更是猖獗，病势危重者极多，市府组织各方面力量，专设病房进行抢救。董师认为，麻疹病机以“内蕴胎毒，外感天行”为主，故应首先透发。透表，乃是掌握“疹性喜透”和“自内达外”的自然规律，顺其证情而因势利导所采取的治疗措施。若“疹出毒解”，其病可安。遂用常规的初期辛凉透表，中期清凉解毒，末期清降泻火的治则。岂料该年严冬凛寒，连日大雪，疹毒深陷遏伏，难以透发，其病势多重，并发肺炎即转脑炎、逆证危证者比比皆是。转而于病起即投以石膏、牛黄、羚羊角、紫雪等峻药，仍毫无功效，死亡率高达10%以上，令人心惊胆寒。董师为了抢救，日夕不离医院，随时进行观察。面对如此严峻的形势，他不得不重新分析病因病理，以便确定治法。他发现麻疹发而不透，旋转逆重者，往往疹点暗淡，两颊青灰。从这一情况出发，认为蕴毒为时邪引发，必定自内达外，由里出表，那就必经血分。但两颊青灰，反映了气血阻滞，又因左颊属肝，右颊属肺，而肝主血，肺主气，气血运行不畅，不能载毒外泄，势必毒向内陷，险象环生。这种情况必然是与当年严寒大雪密切相关，因寒则血涩，血运不畅，从而影响了疹毒的外透。由此，对这些麻疹逆证危证的病理有了较清楚的认识。

既明原因在于血涩不通，势必选择活血行血之剂。而麻毒在内急需透发，这样，董师就决定选用王清任的解毒活血汤。该方在《医林改错》内原主霍乱、痘疮，但其药物组成确能合乎活血行血、解毒透发的要求。董师将该方药煎成汤液备用，每见疹点暗淡、脸颊青灰之危重儿，即予以大剂频频分服，每于服药一二剂后，即能使患儿面色转红，麻疹透发，高热神昏者迅即化险为夷，使死亡率一直降至0，迨麻疹诊治工作结束，前后平均死亡率为3%，得到了卫生系统的表彰。

在这里，董师首先通过临床的详审细察，深入分析，推理而论其病机；然后在此基础上，选择相应的方剂，从而在治疗麻疹方面有了创新。其间把病理、脉理、天地之理和方药之理紧密地结合起来，形成了一条思路。荀子尝云："善学者尽其理，善行者究其难。"董师面对麻疹重证逆证，既究其难又尽其理，诚可谓善学且善行者矣。

（二）"推理论病，推理论治"的临床应用

以"推理论病，推理论治"作为思路，董师还解决了多种病证的立法选方问题。例如对小儿腺病毒肺炎，董师认为当从"温毒"认识，其病位深，邪毒壅郁于胸膈膻中，所以在治疗时予通壅泻毒之剂直入病所，由险化夷，而终能使获痊愈；对小儿复发性肠套叠，董师认为是肠道络瘀，乃以王清任少腹逐瘀汤加减化裁，创用活血利气法而收效；对成人非特异性慢性结肠炎，董师认为属于寒热虚实夹杂之久利，应从六经辨证中的厥阴论治，乃以乌梅丸为主，随症加减，改为汤剂，连服月余，治愈率极高；对婴幼儿腹泻逆证而见肠麻痹者，董师辨析其为脾惫窒滞，应予辛香温通，但口服必呕，只能改为外用，遂创制温脐散敷脐，患儿能在敷药后 2 小时内肠鸣矢气，便下吐平；对小儿厌食纳呆屡用消导理气、健脾运中而难以奏效者，因其腠疏易汗，时易感冒，而从营卫不调论治，善用桂枝汤法，虽属隔二隔三之治，而实有意想不到之效。凡此种种，都是经过推理论病，然后论治，最终所获得的成效。

（三）"推理论病，推理论治"的基本要求

从思维和治学的角度讲，运用"推理论病，推理论治"的中医临床思路方法，需要具备一定的研究分析能力，因而就有一些基本要求。根据董师多年来的谈话，可以将这些要求概括为以下几点。

1. **要有扎实的基本功**　董师强调，只有具备较高的中医理论

水平和积累了一定的临床经验，才能在面对复杂的疑难病症时，具有较明朗的思路和活跃的探索，并且才能做出相应的抉择。显然，选用什么方剂、做些什么化裁，或者另辟蹊径、创立新方等等，都依赖于平时在苦读多闻上的基本功夫。所以，向理论学习，向临床学习，累积既久，始有所获。古云“求之而后得，为之而后成，积之而后高，尽之而后圣”，正是反映了这样一个不断学习，不断追求，厚积薄发，而后才有出神入化的境界。

2. **要有悟性，要能灵变** 中医的典籍，文简意奥，即使反复诵读，亦不能完全领会其全部含义；只有通过临床体会，有了相互印证，理解始能加深。但必须勤于思考，善于分析，经常开动脑筋，才能使自己的思维活跃，这样在遇到疑难病症时才能触机而颖悟，创新的意识才能应机而生。同时，要能灵变。庄子言：“知道者必达于理，达于理者必明于权。”荀子亦谓：“宗原应变，曲得其宜。”这就是说，广闻博识，达理而悟，既循规矩，复有权变，才是真正的知道与明理。故董师反复强调，“知变”是学好中医的关键之一。他在《小儿用药六字诀》中也重点提到了“巧”和“活”。只有这样，才能使“推理论病，推理论治”的思路得到较充分的发挥。

3. **神似，而不停留于形式** 每一个中医大约都得经过攻读典籍和从师随诊的学习过程，在自己初步临证时，难免会按照书本或老师的经验方照转照抄，机械搬用，这就是“形似”。但作为一个好的中医，绝不应停留于斯，应该逐步地领会到中医学术体系的精髓在于临证制宜这样一个精神实质。也就是说，要对每个病证做到具体分析；在处方选药时，均能因人制宜、因时制宜、因地制宜等等。这时的施治，就不会再是照搬照抄的形似，而是进入到神似的水平。古贤虽谓“有师法者，人之大宝也”，但胶执于师法而亦步亦趋，显然是没有出息的。唯有出入于师法之间，并敢于超越者，才会有新的创造。

二、证治九诀

董师家学渊源深厚，幼少精研医籍，80 年临床实践经验丰富，诊治疗效卓著，善于阐文释疑，理论臻于化境，再度升华，反复论证，深入研究，在医术、理论上均有很高造诣。他治学严谨，常教导学生：中医学乃实践科学，贵能愈疾；方药乃治病工具，欲谴药以愈疾，全赖理论指导。董师在“推理论病，推理论治”的指导思想下，概括提炼出了临床“证治九诀”，“九诀”之中首要“明理”，继之“识病”“辨证”，随之“求因”“立法”而“选方”精心“配伍”，“适量”用药，更要在诊治全过程中“知变”，盖病变法亦变也。

1. **明理** 医者明理就是明古人治病之理，这个“理”是古代医家经千百次临床实践的经验和科学总结，掌握了就能从纷繁复杂的现象中看到本质，揣摩参透其中的科学精髓。所以医者首要精读参透中医经典，如《内经》《伤寒杂病论》《温病条辨》等，掌握整体观念、藏象学说、阴阳传变、五行生克等包括病理、脉理、方理、药理等整套医理。如热病有外感、内伤，外感热病又须辨伤寒与温邪，其感染途径不同，治则亦当应区别。伤寒须汗，温病忌汗；伤寒忌误下，温病则下不嫌早。另如腹泻或菌痢，多也发热，泄泻初起，每多伤食或感邪，伤食须消积导滞，泻止而热退，感邪则疏化邪热，其泻自和；菌痢初起，古有“痢无止法”之训，宜通逐为主，使菌毒排出体外，其痢渐清。应明其病理，推理论病，因病施治，方药合辙则效如桴鼓。如是临诊才能不为纷繁复杂的症状所惑，求得病本，识病悉病，在此基础上再辨清阴阳表里、寒热虚实，诊断正确，治则契合，遣方用药自可如矢如鹄，能中能应，即或顽疾难症亦能告愈。

2. **识病** 识病凭借的是医家对医理、病机知识的理解与掌握。各种疾病都有其本质和发病机制，病情发展过程中亦有规律可循，临床面对纷繁复杂的症状，但需掌握疾病的本质和发展规律，自能制定出正确的治疗方案，并测知预后。医者必须不断深化对疾病本质的认识，才能不断提高诊治水平。

3. **辨证** 中医学最大的特点是整体观念。藏象学说明示，人体各部之间保持密切而有机的联系，相互资生，相互制约。某部位发生病理变化，可以影响到其他器官，甚至全身；而全身的状况，又能影响局部病变。中医治病，运用四诊，望形察色，观舌看苔，切脉闻声，结合主诉，全面收集证候，按五脏所主，八纲分型，做出诊断和治则，此即中医学诊治疾病的辨证法。以幼儿不能自诉病苦，是谓“哑科”，又 3 岁以内其脉气未充，四诊中更应突出望诊。进而言之，小儿稚阴稚阳，易虚易实，如面赤口渴、气粗烦扰、腹胀便结是属实证，而面皖不渴、气短神倦、腹软便溏多为虚证。然病儿质脆，虽实亦易转虚，传变迅速，观察亟须周详，见微知著，方能判断正确，临诊不致偾事，此为儿科与内科最大区别之要点。阴阳表里寒热虚实八纲为辨证大纲，希勿忘气血二纲，虽在阴阳中包含气血，然不如明白列出而醒目。初病在气，久病入血，疑难之病常由血分论治，活血养血，祛瘀生新而获效。

4. **求因** 任何疾病都有发病原因，病因不明，治多不当，故曰：“治病必求于本。”在疾病过程中，病情变化是相当复杂的，在治疗上不能见症治症，或但凭现象，不究本质，不探求病因，否则会失去主次而影响疗效，甚或药不及病，或药证相反，以至益疾。临证遵循《内经》“从内之外者调其内，从外之内者治其外；从内之外而盛于外者，先调其内而后治其外；从外之内而盛于内者，先治其外而后调其内；中外不相及则治主病”。此五条经文说明，任何疾病在治疗上均有规律可循，无论病情变化如何复杂，关键是探求病因属内属外，掌握标本先后以定治则步骤。如治一小儿高热4天，黄疸昏迷，尿三胆阳性，血胆红素、谷丙转氨酶均明显升高，西医诊断为传染性肝炎、肝昏迷。董师视其高热神昏，狂躁肢搐，肤目黄染，睛不了了，舌红绛苔黄腻，脉象数实，小溲短赤，便秘5天，显系阳明经腑实热，亟予大剂白虎合大承气汤直折泻火，加紫雪丹辟瘟解毒，2剂后下宿粪大半盂，热势即退，神志顿清，目睛明了，续进清利而愈。此乃湿热邪毒炽盛于内为病本，黄疸高热狂躁是标，按“从内之外者调其内”，以大剂泻实清里，釜底抽薪，遏其鸱张之势，急黄得退。

有曰：“从外之内而盛于内者，先治其外而后调其内。”临床常见新生婴儿，即病腹泻，一日数次，虽连泻四五月却无脱水征象，中西药物罔效，因考虑泻在儿身，根在母乳(属脚气型泄泻)，嘱令停哺母乳，其泻即止，倘再吸乳则又泻。可知病从外因起，影响内脏，外因致泻是病本，祛除外因，停哺母乳，则泄泻自和。再予温扶中土，培补元气，调其内。其他数条自可隅反，不再赘述。

5. **立法** “法”是古人已验之成规也。中医诊病通过四诊，从外到内，见证推理，以常衡变，做出诊断，从而确定基本疗法，即是“立法”。古有七方十剂，程(钟龄)氏立汗、吐、下、和、温、清、补、消八法。前人立法，为使我们后人触类旁通，斟酌而运用之，然“大匠诲人以规矩，不能使人巧”。临床勘证，全凭胆识，望形察色辨舌诊脉在于识；选药制方定量减味在于胆，必先有定识于平时，乃能有定见于俄顷。

6. **选方** 古方浩如烟海，前人制方，均为使后学能知法度。一方者，乃一定之法；法者，不定之方也，必须在自己临床实践中运用前人经验方药，观察疗效加以识别，予以检验，方能积累自身经验，精选方药，所谓“千方易得，一效难求”。选方并不是执一方治一病，世上没有一把钥匙可打开所有的锁，治病也是同理，并无“神仙一把抓”的灵丹妙方和特效药。必须明理、识病、辨证、求因，才能正确立法选方，尚须因人、因时、因地灵活运用，方能曲尽中医之妙。如黄芩汤治太少合病，热邪下行肠间之自利，对秋天伏热成痢，辄能获效；而败毒散乃治时行外夹湿之痢疾，即喻氏所谓“逆流挽舟”法也。同为痢疾，病因病机不同，治法选方亦异也。有人说：“熟读汤头四百首，不会治病也会治。”其实是想走捷径，不思深造。陈自明说：“世无难治之病，有不善治之医。”所以汤头熟读，须备以巧思运用，结合理法，才能选方无误，药到病除。

7. **配伍** 古方大多仅数味组成，药分君臣佐使，均有法度准绳可循，通过配伍发挥药物综合作用，有加强（协同）或抑制（拮抗）作用，亦可监制个别药物之弊性。《伤寒论》诸方，配伍严谨，方简效宏。如“四逆汤”之附子合干姜，伍以甘草，增其温里以救逆；“大承气汤”之大黄配芒硝，伍以枳实、厚朴，推荡实积。治疗小儿虫积，选用乌梅配花椒以伏虫，再加川黄连为末和饴糖为丸，缓攻杀虫；以乌梅、花椒、川黄连合槟榔、使君子等煎汤，冲入大黄汁，则急攻杀虫，均是通过长期实践，自乌梅丸衍变，改组成显效简方，分缓急用之。故组方不能芜杂，配伍不当，反令掣肘。

8. **适量** 药宜适量，若病重药轻，则药不及病，延误病机；病轻药重，则药过病所，诛伐太过，反能益疾。又同一药因其用量多少，而呈不同作用，如附子有强心镇痛作用，在“桂枝加附子汤”中，附子只用 1 枚，主治汗漏恶风，以其强心成分加强桂枝之振兴功能；而在“桂枝附子汤”中附子用量是 3 枚，乃发挥其镇痛作用，以治风湿烦疼。幼儿弱质，用量宜轻，中病即止，以毋犯胃气为诫。如婴儿巨结肠症，大便不能自通，初生嫩芽，若用苦寒攻下，大便虽通，则胃气先戕，况通而又秘，因思用玄明粉 6 g、白蜜 1 匙，开水冲服，即能润下，药简量轻，效不伤正。

9. **知变** 疾病之发生发展，有常有变，小儿阴阳两稚，病则易虚易实，易寒易热，传变多端，病变则法也当随之变。陆九芝云："书本不载接方，以接方之无定也。然医则全在接方上见本领。"医者应严密观察，灵活应变，选方用药才能丝丝入扣，巧思妙用而中的。九诀之中，知变之术乃是经验之精华所在，应变又有四策：一是注意同一疾病，在不同个体、不同时节、不同环境、不同治疗阶段都会有不同的转归，亦应因时、因地、因人而巧思灵变，区别对待，出入变化，随证施治。二是同一症状出现，却有不同的病因，涉及不同脏腑，故欲正确治疗，必须辨析症状，探求病因，明了病理机制，方能不流于见症治症之弊。三是症之表现并非单纯的寒热虚实，有虚实互夹、寒热兼见，更有真寒假热、真热假寒，疑似之间，辨之不真，危殆立至；尤于小儿稚阴稚阳之体，易虚易实，易寒易热，又不能自诉病苦，病中邪正消长，虚实互转，刻刻变化，医者更须细致辨析，明理识病，知常达变，若"大实有羸状，误补益疾；至虚之盛候，反泻含冤"，在儿科尤应警惕。四是小儿嫩芽之质，脏气清灵，随拨随转，药石治病，用量宜轻，中病即止，峻烈之剂不可罔投，以免损伤胃气。

以上九诀，乃董师数十年临床精撷之经验，昔钱仲阳氏曰："医之为艺诚难矣，而治小儿为尤难。"今作小儿医者，是必先精读苦研前辈珍留下的卷帙浩繁的经典医籍，揣摩其中科学性所在，临证又须详慎细察，掌握九诀，明理识病，辨证求因，见微知著，方不致误人儿矣。设若"书不熟则理不明，理不明则识不清，临证游移，漫无定见，药证不合，难以奏效"。

三、中医的"神似"与"形似"

中医之道，欲"形似"易，求"神似"难。"形似"者照抄照转，机械搬用;"神似"则须认真领会病因实质,分析研究,灵活变化,合理施治。

病种的分类和不同的病型,以及先后不同的变化,一般来说,粗看尚能知晓,但邪有浅深,病有久暂,体有强弱,年有长幼,时有四季,都须临证制宜,探微索赜,妙悟通神。如果按图索骥、一病一方、呆板套用,则只是"形似"而不能"神似",往往事与愿违,难获功效。这些虽然不是什么新问题,但我们却时时都会碰到。

医生治病,重在疗效,要把诊病建立在疗效的基础之上,就需要抱着实事求是的科学态度,对每个患者、每个病种深入分析,正确处理,做出成绩,否则不切实际,于病无济,也只能有其"形似"而不能达到"神似"。

人类在与大自然的斗争中,就当然会形成相异甚远的自然观。中医传统的气化论,古人屡多停留于对自然界笼统模糊的认识,又因缺乏实验科学的根据,所以在精确性上黯然失色,并有些神秘色彩,同时难免有牵强附会的成分,而导致在近代科学中落后的一面。气化论为中医理论基础,所以对人体生命活动和疾病本质,疾病的发生、发展、转归,对药性、药理作用等的认识,都贯穿在系统的矛盾统一的整体观中。西医是利用原子论的间断性、结构性、层次性观点,偏重于解剖,从不同的层次来研究人的生理活动和疾病的具体细节,对疾病的诊断较为细致。

但是我们注意到目前国际医学界许多有识人士把中医看作为西医的重要补充和学习,对人体疾病开始认识到既分析又综合,既见局部又考虑整体,使许多西医无法解决的问题获得令人满意的解决。不妨说,中国古代哲学中已具备了系统论思想。中医学历来就是有这样的辩证思想,并逐渐通过实践检验而发展的。所以说,中医学是一门带有哲学性的科学,既有理论,又有实践,且有成果。实践证明，几千年来，中医学总结了秦汉以前的医疗经验，并且把医疗和保健的原则提高到古代唯物主义哲学的高度，从而把中医学奠定在较为坚实可靠的理论基础上。后世医家的许多著作都是在这样的基础上而逐渐丰富、发挥，以臻于完善的。

现在经常有报道，有一些在西方受过训练的医生和科学家，已经开始研究和使用中国传统医学，他们希望它作为替代性医疗方法能治重症和难治之症。但在这些研究中，往往只看到中医中药的疗效，仅从某药可治某病，或某病可用某方来治疗等，殊不知这样机械地研究并不能体现中医治病的特色，也就肯定不能达到预期的效果。

如一小孩5岁，患肺脓肿，数月不愈，病房医生除予体位引流术外，每天注射青霉素300万单位，还用其他药物，两月来热度虽退，肺脓肿基本控制，但数次胸透，右上肺空洞不见愈合，因体弱不宜手术。请中医会诊，开始仍是见病治病，用治肺痈的药物治疗，服药2周，胸透结果依然如故。再经仔细诊察探求，见到患儿面色萎黄，毛发稀落，拔之即起，口馋嗜食零食，舌腻口臭，便泄不化，腹部膨满，追问之下，方知病前有此现象，因此诊断其疳积在先，肺痈在后，始悟脾运不健，土虚不能生金也。其次，肺痈本属阳证，而疳积则是阴证，阴阳莫辨，治必无效，则脾更虚，肺更弱矣，毋怪肺部空洞久不吸收也。以后着重于消疳健脾，并针四缝穴，使脾健胃和，水谷精微上输于肺，肺得其养，2周以后，右上肺空洞完全愈合，体渐丰腴。

现代医学是先进科学，而且日新月异，随着时代的发展而发展。但其因未能登峰造极，在治疗上和药物研究中出现了许多不可克服的困难，西方传统的原子论在近代发生了危机，纷纷向东方寻找理论智慧，业已从中医对生理、病理、药理都从整体出发来考虑中得到启发。人体脏与脏之间、腑与腑之间、脏与腑之间绝不是单独存在，而是互相关联，互相依赖，因此在病理上、治疗上和药理上就必须从上下、左右、前后、进退以周密思考，甚至与气候的影响联系起来，以及深入到阴阳五行学说的探求中。

近年来医学领域中，为了创新，运用电子计算机，把每一病种的病理、药理结合四诊，很详细地把可以储存的尽量储存起来，进行临床诊疗处方。这是新生事物，看起来殊有可取的一面，但由于内容繁重，要做到全面，确实不是容易的工作。简单来说：① 慢性病变化较少，可以储存，而急性病则变化仓促，病情有多复杂，这不是电子计算机所掌握应付的。② 不管有多少储存资料，只能辨病，而不能辨出不同的病因和病机。譬如二人患同一病，而彼此年龄、病程、兼症各不相同，则其处理上就不可能是一成不变了，计算机是否能够做得到？③ 计算机对一两种慢性病储存详细材料需花费大量人力物力，而且尚难做到完备，如果把所有慢性病做储存，则如许人才何处找寻，同时这项工作一定要理论基础扎扎实实、临床有经验丰富者方能胜任，否则，也只能是“形似”的肤浅不实而已。

诚然，随着时代的进步和发展，我们不能墨守成规。可以预料，随着中西方文化、科学和哲学的进一步交融，形成统一的世界哲学的步伐会比以往更快，而在这当中中西自然观的合流将尤其会走在前面，中西方在科学上的交流，无论在广度上和深度上都大大超过其他领域，因而中西自然观定会更多地互取长处，弥补不足，使传统自然观焕发出新的生命力。

四、四诊重望

（一）面诊分部色诊

1. 五脏分部，五色配五脏 董师明示：儿为哑科，望诊为要。

一望形神动态，以获整体印象；二望面色舌苔，兼视涕、痰、二便，以辨阴阳表里、寒热虚实，而于分部面诊尤有精邃意义。秉承《内经》之旨，面部以五脏分部，常以额配心，鼻配脾，颐配肾，左颊属肝，右颊属肺。又《灵枢·五色》云："青为肝，赤为心，黄为脾，白为肺，黑为肾。"此皆五脏所主之常色，太过即是邪色，故曰："青黑为痛，黄赤为热，白为寒。"董师精研自钱乙创建小儿面诊五脏分证起之历代儿科医家之论说，经自身八十余年临床大量实践识辨，更有进一步发挥。他概括为山根属脾肺，印堂属心，太阳属肝胆，上下睑及唇四白皆隶属于脾胃，下颏属肾。又以五色配五脏，若面部淡黄或萎黄，乃脾虚之候；鼻准色黄明显，则从湿痰滞脾；印堂、面颊红赤，心肺病热为多；颧红经常见于痰热阻肺之咳喘、发热，治拟清解泻肺；颧赤甚或紫暗，则常见于先天性心脏病或风湿性心脏病，《灵枢·五阅五使》"心病者，舌卷短，颧赤"，辨证心血瘀滞，投血府逐瘀汤合清养之剂，每能缓解；而麻疹逆证常现两颧青白，内合脏腑为左肝右肺，肝主血，肺主气，今两颧青白，即是气血郁滞，疹透不畅，邪毒不解，迅即转发肺炎、脑炎等危证，急用解毒活血汤抢救，多可获效。

小儿面颊红赤，为临床常见病色之一，其间有一颊红赤较甚，或仅一侧红赤者；同时其色之分布，也有偏于两颧或两腮之别。从病种上看，以上呼吸道感染、气管炎、哮喘，或伴发热者居多，临床亦可见风湿性及先天性心脏病等疾患的小儿，两颧红赤，甚则紫暗。面部淡黄、萎黄或棕黄，在粗略望诊时都属面黄，然若加细察，则以见布于鼻，兼及二颊为多。因鼻属脾，有"脾风……诊在鼻上，其色黄"(《素问·风论》)之论，《金匮要略》又以"鼻头……色黄青，胸上有寒"论之，故鼻准色黄可从湿痰、从脾胃认证，基本符合临床。例如，孙某，男，3 岁，呛嗽 2 个月，阵发咳逆，痰黏不爽，低热多汗，纳呆，大便艰涩，舌苔薄腻。面诊鼻准、眉间及二颊色黄明润。辨证属痰浊蕴结不化，治当燥湿化痰。药予陈皮、半夏、茯苓、甘草、竹茹、紫菀、象贝母、杏仁、百部、白术、神曲之类。1周后咳松热净，黄色亦退。

颜面部之青白或暗黑，就其分布言，除已提及的山根外，比较常见的部位尚有前额、上下眼胞及唇周。按经旨，前额为肺心所主的部位。如《素问·风论》曰："肺风……诊在眉上，其色白。"例如，严某，男，1岁，时发昏厥，来诊前的周日厥作3次，但脑电图检查正常。厥时眼翻痰鸣，平常气促声嘶，时有低热，大便干量多，唇紫红，舌苔薄白。面诊左侧额上青蓝成片，其下筋脉见布。辨证属痰厥，风痰蒙窍，治拟豁痰息风。药用钩藤、天麻、陈皮、竹沥、半夏、天竺黄、天将壳、胆南星、白附子、石菖蒲、丝瓜络等，7剂。药后其厥不发，前方加减连服4周后复诊，见额上青蓝色已淡。

望人中，从经旨言"面王以下者，膀胱子处也"，见于囟填（囟门高突）患婴，是属阳虚水逆。例如，杨某，男，7个月，泄泻尿闭、腹胀足肿已有月余，以后又复发小便癃闭不通，囟门高突，泛恶呕吐，现纳呆作呕，面萎神淡，两目少神，小溲短少，大便较干，囟门高突而软，舌苔淡白。面诊面色晦暗，人中部尤见青暗。辨证属下元阳虚，水饮上逆，治以温化渗利。投以桂枝、白术、茯苓、猪苓、泽泻、附子、通草、谷芽，5剂。药后泛恶呕吐已止，囟门平复，再予调治2周而安，视其色面润神活，人中青暗亦退。

2. **山根青筋，木横侮土，脾胃多病** 董师认为婴幼儿山根色诊，更有特征，平时山根青筋隐隐或连及鼻梁、眉心者，都为禀赋薄弱，肺虚脾弱，易罹疾患之体弱儿，常谓："山根青黑，体弱多病。"当患病时，山根青筋横截或成团，其他如外眉梢、太阳穴、上眼睑等处亦常显青筋，此又为小儿分部面诊重要内容之一。山根青筋从部位辨证，当以脾胃受邪或脾胃不足为主，如中焦积滞或脾胃虚寒。又青为肝色，是脾虚木乘侮土，小儿多因乳食过度或胃气抑郁，邪客中焦，常见厌食、疳积、腹痛、泄泻等病证。如《幼幼集成》有“山根，足阳明胃脉所起……倘乳食过度，胃气抑郁，则青黑之纹，横截于山根之位”，常采用保和丸、胃苓汤，以及董氏消疳类方药主治，消积化滞，抑木扶土；属脾胃虚寒者，治用理中汤、钱氏益黄散之类温运中阳，辄获良效。例如小儿肠套叠复发时山根青筋深蓝，辨为肠道瘀阻、肝气郁滞，选用少腹逐瘀汤化裁，活血利气而复肠套。例如，吴某，男，5 个月，经常腹泻，近日又作，日 5～7 次，小溲短少，未发热，眠中时惊，舌苔薄白。面诊山根及左眉梢外青筋显露。辨证属肠胃有滞，分利失司。拟四苓散合消滞药品治之，药用苍术、猪苓、赤芍、泽泻、神曲、山楂、麦芽、车前子、葛根、益元散，连服 10 剂，其泻即和而青筋隐淡。以上均是望色生克而知逆顺，由此辨证施治，药中窍机，症情向愈，异色自隐，临诊屡试屡验。故曰：诊视儿疾，当有“望而知之”，方谓之神。

3. **睡中露睛，脾气亦伤** 董师临诊常常询问患儿睡中是否露睛，认为素体脾虚之小儿必有此症。昔夏禹铸辨小儿惊风之虚实，曰：“上胞属脾，肿则脾伤也；下胞属胃，青色胃有寒也；肿而露睛者，脾胃虚极也。”指出眼胞属脾，脾虚故眼不能合。董师指出睡时露睛乃脾胃气虚之指征，于儿科临床诊断有参考价值。质薄脾虚之儿，病中尚见睡时露睛之症，因其脾胃中气暗伤，是为信号，常用益气健脾之剂取效；又常兼见自汗盗汗、面淡白、脉细弱、苔薄润等症，此乃脾胃先虚，营卫失和，选用桂枝汤加防风、炒白术、黄芪、谷芽而能健脾苏胃、益气敛汗，是为调整脾胃虚弱患儿之良方。

（二）望舌辨苔，探寒热虚实

董师常论望舌辨苔之重要性，辨舌苔为望诊的重要内容之一。

章虚谷曰:“观舌质可验其阴阳虚实,审舌苔即知邪之寒热深浅。”即所谓“有诸内者,必形诸外”。董师认为小儿3岁以内,脉气未充,脉象不足为凭,故望舌更显重要。病之本元虚实,须视舌质;邪之重轻,当辨舌苔;其病浅深,又须按胸腹,问饮食二便,综合分析。

白苔:苔白为寒。苔白浮润薄,示寒邪在表,拟辛温散寒;全舌白苔浮腻微厚,刮而不脱者,此寒邪欲化热也;苔白薄呈燥刺者,或舌质红,此温病伏邪感寒而发,则肺津伤,卫闭而营气被遏,是为寒闭热郁,仍需辛温疏解,散发阳气,卫气开则营气通,白苔退而舌红亦减,所谓“火郁发之”是也。苔白黏腻,兼有伤食积滞;白滑而厚,为痰湿阻遏,需于解表中佐入消导化滞或升降痰浊之品。满口生白花于新生儿,则为鹅口疮,近有因过用抗生素而滋生霉苔者,属湿热,可用导赤散泻心火利湿热为治。也有曰卫分之病现于舌苔,营分之病现于舌质。

黄苔:苔黄为热,黄深热亦甚。黄而滑者,湿热熏蒸也;黄而干燥,邪热伤津也。苔浮薄、色浅黄者,其热在肺;苔厚黄深者,邪热入胃;苔薄黄、舌色赤者,邪热渐入营分也;苔黄白相间而舌绛红,此气分遏郁之热烁灼津液,非血分病也,仍宜辛润达邪、轻清泻热之法,最忌苦寒阴柔之剂;邪热内陷,舌质纯绛鲜泽,神昏者乃邪传心包,宜清营解热、通窍开闭;苔黄垢腻、口气臭秽者,常因伤食积滞,湿郁化热,阻于肠胃,于清降里热中合化浊导滞兼泄腑热。

黑苔:有寒热虚实之异。黑而滑者,内有寒痰,身无大热大渴者,需辛温通阳化浊;黑苔薄润或灰色,舌质淡白,此为阳虚寒凝,急需以姜附温阳、桂苓化饮为法;苔黑而燥,或起芒刺,舌质红赤,乃邪实热甚,若腹满痛而拒按,为腑实热结,急需三承气汤功泄实热;若苔黑干燥但腹不胀满,则里无实结,是津液耗竭,又宜大剂凉润滋阴。临证时寒热虚实当须明辨,毋犯虚虚实实之弊。又有食酸而色黑，称“染苔”，与病无关，不可混淆。

小儿舌质淡白者，为心脾虚寒，气血不足，正虚为本，至其变化，必当参合脉证。舌质淡白，脉神尚可，虽有邪热病证，宜轻清邪热，忌用苦寒削伐，免伤气血耳。幼儿体弱，每见热盛伤阴，或阴损及阳，常见舌红倏忽转淡，此时急需扶阳，几微之间，辨之须清。而吐泻烦渴，舌淡白者，非用温补不可也。上述仅举望舌经验之大纲，临床变化虽多，若能明理，撮其大纲而随证应变，自可类推隅反也。

五、小儿用药六字诀

育儿诚难，医之治小儿病为尤难，以呱呱襁褓，啼哭无端，疾病疴恙，不能自白，且脏腑柔弱，易虚、易寒、易热，用药抑或不当，最易变起于仓促之间。昔阎孝忠有“五难”之叹，张景岳则曰“宁治十男妇，莫治一小儿”，于此可见业儿科医者之不易也。然而天下之为父母者，孰不爱其子女，偶有疾患，必求诸医。则医者之责，不亦重且巨乎。董师操斯业，已久矣，以幼吾幼之心，兢兢业业，不敢自怠。因之施方用药，勤求古训，博采众法，尤以芽嫩之质，脏气清灵，随拨随转，峻烈之剂，未敢轻投，况且一有药误，即祸患无穷也。有鉴于斯，历经琢砺，爰拟儿科“用药六字诀”，为后学者敬告以做参考。

一曰“轻”。轻有两端，一为处方应轻，如外感风寒，表实麻黄汤，表虚桂枝汤，一以散寒，一以和营，则邪祛表和，其热自解。如是感受风温风热，则用桑叶、薄荷、荆芥、防风、连翘之类清凉解肌，疏化即可退热。此均轻可去实之轻也。常见寒闭热盛而惊厥者，此因高热不能胜任也。不可遽投镇惊之品，否则反能引邪入里；因其病在太阳，必须解表，方为正治。当然，乙脑、脑膜炎则须另法治之。另为用量应轻，小儿胃肠娇嫩，金石重镇之药需慎重考虑。即使药量过重，亦犯胃气。小儿之生长发育全赖脾胃生化之源，况百病以胃气为本。如胃气一耗，能使胃不受药；病既不利，抑且伤正。然必根据其病情，以不能影响其胃气为要。

二曰“巧”。巧者，巧妙之谓也。古人治病每多巧思，往往于众人所用方中加药一味即可获效。如《冷庐医话》记述，宋徽宗食冰太过，患脾疾（即腹泻），杨吉老进大理中丸。上曰，服之屡矣。杨曰，疾因食冰，请以冰煎，此治受病之源也。果愈。实质上此即仲师白通汤加胆汁、人尿方之变法也。又，徐灵胎治一人患呕吐，医曾用二妙散不效，徐加茶子四两煮汤服之遂愈，因其病茶积，故用此为引经药也。近人程门雪氏，为一代名家，早年治一慢性腹泻患者，用调理脾胃法医治，久而无效。后病者带程氏之方到沪上名医王仲奇处诊治，王氏索阅程方，凝思片刻，在原方上提笔批曰：此方可服，再加蛇含石四钱。挥之使去，病者未便多问，照方服用。不料这张屡服不效的药方，仅增一味后，只服数剂，多年宿疾竟告痊愈。匠心巧裁，令人叹服。董师临床尝治顽固之婴儿腹泻，中西药无效，遂从母乳方面考虑，对乳母做了蹲踞、踝膝反射试验，测知有隐性脚气病存在，致使患儿缺乏维生素 B_1 而久泻不愈。停服母乳，调治即愈。此亦法外之法也。这类病儿临床很多，寻索巧思，明其病因，才可见效如神。

三曰“简”。简者，精简之谓也。医之治病，用药切忌芜杂。芜杂则药力分散，反会影响疗效。常见医家以为病之不痊也是因药量不足而倍之，或药味不敷而增之，此舍本逐末，诚如宋人拔苗助长之蠢举也。医者能明其理，熟其法，则处方也简，选药也精。前辈名哲，每多三五七味成方，对证发药，虽危重之候，获效也迅速。董师临床实践，用药精练，味少效佳，确是如此。

四曰“活”。中医治病，首重灵活。同一病也，既有一般，又有特殊。如果见病治病，不分主次，不知变化，笼统胶着，甚或按图索骥，对号入座，慢性病或可过去，急性病必误时机。尤以幼儿弱质，病证变化更多，朝虽轻而暮可重，或粗看尚轻而危机已伏；反之，貌似重而已得生机，比比皆是。凡此种种，医者当见微知著，病变药也变，灵活变通则可减少事故，而操必胜之券也。

五曰“廉”。董师本慈悲之心悯惜患者，用药简廉，但求疗效，从不滥施昂贵之品。董师处方之价廉，常使病家初多疑之，终则奇之。事实上人之患病，以草本之偏性来补救人身之偏胜，但求疗疾，毋论贵贱。而价廉效高，反能取信于广大病家也。

六曰“效”。患者对医生的要求，主要是望其病之速愈。医生对患者之治疾，最重要的是要有高度的责任感和慈善心，要处处有推己及人的想法，所谓急患者之所急，痛患者之所痛。轻症患者则驾轻就熟，较易见效；重患者则因其变化多端，而需思索周详，尽情关切，以望其治愈，这是董师平生业医之宗旨和愿望。然“效”之一字，不是唾手可得，必须谙之于医理，娴之于实践，更需有仁者之心、灵变之术，方可无负于人民赋予你的崇高职责。

又曰：“轻”可去实有古训，“巧”夺天工效更宏。“简”化用药须求精，“活”泼泼地建奇勋。“廉”价处方大众化，“效”高何须药贵重。

六、调治儿病，重在脾胃

董师调治儿科病证每从脾胃生化升降着手，常谓小儿体禀稚阴稚阳而有生机蓬勃，营阴精微常呈不足，其生长发育全仗脾胃营养供奉。强调小儿先天强者不可恃，若脾胃失调，仍易多病；先天弱者毋庸过忧，适当调摄脾胃，使后天化源充分，亦能转弱为强。

就病机而言，小儿患病多自外感或伤食，每见损及脾胃，诊治时必先察脾胃之厚薄，处方遣药亦须刻刻顾护胃气脾阴，一见不足，及时救护，强调"百病以胃气为本""治病莫忘脾胃"，推崇仲景、钱乙之方，认为白虎之配粳米、小柴胡之配姜枣、补肺散之伍糯米、泻白散之佐粳米均含有护胃和中之意。他在"小儿用药六字诀"中列"轻"字于首位，意即告诫用药勿使过剂，毋犯胃气，贵在清灵，要在和平。

然调补脾胃方面，又忌呆补、蛮补，应掌握通补、润燥之配合，在益气滋阴时每佐以通利运脾之品。常用参苓白术散，认为补养脾阴的山药、薏苡仁、扁豆等均属谷物类，气味甘淡，深合脾胃本性，而在养胃法中，每以石斛、天花粉、扁豆、谷芽、枳壳、佛手、香橼等润燥之品相伍，相得益彰。故对任何病证的善后调理，均以健运脾胃为主，若生化有源，则不难康复。

董师深谙东垣之《脾胃论》"脾胃既虚，不能升浮……清气不升，浊阴不降"之旨，十分重视脾胃升降枢机的作用。治小儿泄泻除辨寒热虚实外，亦应注意清浊相干、升降失调，善用葛根、扁豆衣、扁豆花、荷叶等药参入方中，取其轻灵升清，宣发清阳，便泄自和；更有顽固便秘之因脾胃气机升降失调者，用通润之剂中反佐一味升麻，旋转气机，升发清气，浊阴自降而得结开便通。

对痰咳久延，包括迁延性肺炎、肺脓肿等重症，肺脾两虚，痰浊内生，久久不愈，则采用培土生金法以绝生痰之源，善用星附六君汤加味，培土生金，健脾土荣肺金，复其清肃之令。哮喘缠绵复发之因肺脾阳虚，寒饮内伏者，辄选苓桂术甘汤通阳健脾化饮，此为崇土利饮法。尚可合二陈汤、三子养亲汤同用，温化痰饮，为一预防哮喘复发的根治之剂。以上均是董师对脾胃学说的融会贯通而延伸拓展。

董师曾治一11月龄儿，系先天性溶血性贫血、黄疸之危重儿，经常高热达40℃，咳嗽频作，面如黄蜡。本病系溶血危象，红细胞异常，每易破坏而呈高热身疼，随时有衰竭死亡之虑。董师审患儿病本乃先天不足，元气大虚，脾之统血失职，阴血大耗，为里虚感邪之重症。治疗本病当从脾胃考虑，此脾胃乃气血生化之源，然“有形之血难以速生，无形之气所当急固”，亟须补气健脾复其统摄之权，选用东垣麻黄人参芍药汤加味治疗，退热止咳，转危为安。考本方出自东垣《脾胃论》，主治“脾胃虚弱，气促憔悴”而又表有大寒，里邪耗血之症，是后世治疗虚人感冒之名方，旨在健脾胃益中气以顾病本。应用全方，充分考虑到患儿元气大虚，阴血亏耗的本质，以及卫弱易感外寒之标象，人参、黄芪、甘草补气益脾，托邪外出，配麻黄、桂枝以解表邪，当归、白芍养血和营，麦冬、五味子清热养肺，元气振，阴血生，外邪解而气血资生，从而使重危症获得救治。

七、外感热病，“开门逐盗”

热病是儿科最常见的病症，急性热病，必自外感始，中医治外感热病理法有二，一是为病邪找出路，一是给病儿存津液。病邪初入，当汗时而汗之；邪热传里，当下时而下之；湿热阻滞，当渗利时而渗利之，都是给邪以出路，使邪毒排除后，表里得和，津液自保。救治小儿多种热病急症，既从伤寒六经分辨，又自温病三焦论治，识病有定法，疗疾有主方。感证高热，邪自外入，当病邪尚在浅表时，《内经》有“因其轻而扬之”之法，如“其高者因越之”（涌吐法）、“其有邪者渍形以为汗”（蒸熏法）、“皮者汗而发之”（表散法）、“开鬼门，洁净府”等等，皆给病邪以出路，诸如高热惊厥、麻疹、乙脑等不同热病以发汗、攻下、利尿、涌吐，甚至发疹、布痧，痘疹引浆等不同方法都是为给邪毒以出路也。

如果治不及时，邪热传里。“伤寒”传至阳明经腑，“温病”传至营血，热入中、下焦，病势已重。《内经》有“因其重而减之”之法，如“其下者引而竭之”（涤荡法）、“中满者泻之于内”（消导法）、“血实者宜决之”（活血散瘀法）等，此泻实、消导、活血之法，皆根据不同病程采用不同措施，给邪以出路，使邪去正安也。

近人在注疏钱乙《小儿药证直诀》时指出：“病邪不可令其深入。如盗至人家，近大门则驱从大门出，近后门则驱从后门出，正不使其深入寝室耳。若盗未至后门，必欲直驱之使入；及已在后门，再欲驱从大门出，皆非自完之道也。所以伤寒之邪入内，有传脏传腑之不同，而传腑复有浅深之不同。胃之腑，外主肌肉而近大门，故可施解肌之法；内通大小腹而近后门，故间有可下之法。至胆之腑则深藏肝叶，乃寝室之内，离前后门俱远，故汗下两不宜，但从和解而已。若传至三阴，则已舍大门而逼近寝室，设无他证牵制，唯有大开后门，极力攻之使从大便出，此即三阴可下之证也。”

董师以为，热病的“开门逐盗”是不令病邪深入也，若祛贼不给出路，关门与之斗，即或贼败，能不损及脏气或正气？设或不胜，必两败俱伤，甚或反被贼害，祸莫大焉！清代夏禹铸《幼科铁镜》曰：“治病不可关门杀贼，脏腑之病，必有贼邪，或自外出，或自内成。祛贼不寻去路，以致内伏，是为关门杀贼。如伤寒贼由外入，法宜表散；心火贼自内成，清利为先……是知降心火而不利小便、除肺热而不行大肠、治风热而不以清解、夹食而不消导、痢初起而不通利、疟始发而遽用截方，凡此皆关门之弊，不但不能杀贼，而五脏六腑，无地不受其蹂躏，其为害可胜道哉。”故曰“治热病不可关门杀贼”。

八、中阴溜腑，下法宜慎

《灵枢》："中于阴则溜于腑，中于阳则溜于经。""邪入于阴经，则其脏气实，邪气入而不能客，故还之于腑。"提示邪伤阴经后，若脏气充实，不向里传而流入于腑。伤寒学派更明晰"阴经之邪，而能复归阳明之腑者，即……中阴溜腑"；柯韵伯则认为，三阴皆有可下证，乃是热邪还腑，"阳明又是三阴经实邪之出路也"；陆九芝强调，"病苟入胃，得为下证，即无死证，而自阴溜腑之更为可贵也"。后世医家进一步阐明了阴证转阳、邪结阳明而成可下之证，乃病势逆转，出险入夷之征，此乃"脏气实则还之腑"矣。故曰，"阳明无死证"。

"中阳溜经"已知其为邪中三阳，但辨其三阳何证，因证施治可也；而"中阴溜腑"为热邪还腑，则为三阴之可下证矣。而其下法又大有研究，仲圣立少阴三急下，柯氏以"三阴皆得从阳明而下"，其理法均未离乎承气；恽铁樵氏虽有黄龙汤扶正攻下、半硫丸辛润温下之发挥，而于临证之际，尚不可拘泥胶着。阴证转阳，其阳气之来复有微盛之异，盛者转阳明热实燥结，可选仲圣峻攻开结之三承气、泻热润燥之脾约麻仁、润肠导下之蜜煎导法；微者元阳尚弱，腑气寒涩，唯宜辛通温润，除半硫丸外，尚有大黄附子、千金温脾、东垣通幽、景岳济川等，要在有是证用是药，切忌误下峻攻。

"中阴溜府"源于《内经》，法于仲景，而发挥于伤寒学派诸贤。经旨要义可引申概括为四点：① 伤寒三阴证由于阳气来复，证势转归阳明而成可下之证，是为狭义的"中阴溜腑"；② 根据六经辨证，阴证而见阳气渐振，出现便秘之候，是为广义的"中阴溜腑"；③ "溜腑"运用下法当辨虚实寒热，或峻或缓，或温或润，不可偏执；④ "溜腑"之误治因于峻攻涤肠，阳气暴脱，故重在回阳固元。

第三章 临床验案

第一节 肺系疾病

一、感冒

1. 风寒在表

毛某,男,8个月。

初诊:感冒风寒,身热咳嗽,鼻流清涕,微似有汗,二便尚调,舌苔薄白。拟辛温和表,桂枝汤主之。

桂枝2.4g　白芍6g　清甘草2.4g　橘红3g
防风4.6g　紫苏梗4.5g　桔梗3g　生姜2片
红枣3枚

2剂。

二诊:汗出热减,咳嗽仍多,舌苔薄白,再以疏解和表。

桂枝2.4g　白芍6g　清甘草2.4g　防风4.5g
桔梗3g　杏仁6g　生姜2片　红枣3枚

3剂而愈。

按：感冒俗称伤风，由四时气候不正，寒暖失调，风邪侵袭所致。其病机因邪从皮毛侵入而首先犯肺；肺合皮毛，故初起即见肺卫表证，治疗亦不离乎宣肺解表。本例感冒属风寒，以表虚有汗，桂枝汤主之。若轻者可用杏苏散，而表实无汗则须麻黄汤了。

2. 风热上受

施某，女，9岁。

初诊：外感发热，体温 39.5℃，咳嗽咽痛，便通溲赤，舌红苔薄，脉象浮数。病属风热，治以辛凉疏解。

淡豆豉 9 g　黑栀子 9 g　连翘 9 g　荆芥 4.5 g
桑叶 9 g　鸡苏散 9 g(包)　前胡 4.5 g　带叶紫苏梗 4.5 g
桔梗 3 g

2剂。

二诊：邪化热退，咳嗽尚多，咽喉作痒，舌润苔薄。兹拟宣肺止咳。

橘红 4.5 g　姜半夏 9 g　紫菀 6 g　百部 9 g
白前 4.5 g　杏仁 6 g　桔梗 3 g　象贝母 6 g
生甘草 2.4 g

2剂而愈。

按：风热感冒，应以辛凉解表，主用桑菊饮、银翘散。该二方被称为辛凉轻剂与平剂，虽前者偏于清解，后者稍重温散，然就其清热解毒而言，殊无轩轻之别。临床之际，往往二方加减而施。本例即是如此，二诊而安。

3. 表寒夹食

鲍某，女，2岁。

初诊：外感夹食，发热2天，鼻流清涕，纳呆作呕，舌苔厚腻。治以疏消。

淡豆豉 9 g　荆芥 4.5 g　防风 4.5 g　陈皮 3 g
采芸曲 9 g　带叶紫苏梗 4.5 g　炒山楂 9 g　炒枳壳 4.5 g
桔梗 3 g

2 剂即安。

按：小儿感冒，常见兼夹食滞，治宜疏解、消导并用，亦即表里双解法之一。上例即是，2 剂而愈。

4. 表热夹惊

戎某，女，2 岁。

初诊：感冒发热，咳嗽痰多，惊惕不安，舌红苔薄。拟疏解，兼以息风。

钩藤 4.5 g　益元散 12 g(包)　连翘 9 g　橘红 3 g
蝉蜕 4.5 g　象贝母 6 g　杏仁 6 g　前胡 4.5 g
桑叶 9 g　黑栀子 9 g　炒僵蚕 9 g

2 剂。

二诊：邪化热退，咳痰尚多，胃纳不佳，舌红苔薄。兹拟宣肺化痰。

橘红 3 g　象贝母 6 g　杏仁 6 g　桑叶 9 g
枇杷叶 9 g　桔梗 3 g　牛蒡子 9 g　生甘草 2.4 g

2 剂而愈。

按：部分小儿发热中易生惊惕，当于清解之中配以钩藤、蝉蜕、僵蚕等疏风镇惊之药。若有风痰壅塞，咳嗽便闭者，疏解中加炒莱菔子及保赤散，使痰得上涌下泄，可获速效。

5. 邪结咽喉

姚某，男，1 岁。

1981 年 7 月 8 日初诊：感冒发热，咽喉红肿，腹满便通，小溲色黄，胃纳不开，舌苔厚腻。风热外邪壅于咽喉，兼有里滞。治以清邪热，利咽喉，疏气滞。

射干 6 g　马勃 3 g　山豆根 3 g　碧玉散 10 g(包)
大腹皮 6 g　山楂 9 g　青皮 6 g　川厚朴 4.5 g
黄芩 4.5 g　香橼 4.5 g

3 剂。

二诊：热清咽和，腹软溲长，舌苔化薄，纳食亦增，但夜睡不安，体尚软弱。拟予调扶宁神。

太子参 6 g　茯苓 9 g　钩藤 6 g　远志 4.5 g
炒谷芽 9 g　广木香 3 g　生扁豆 9 g　佛手 4.5 g
龙齿 9 g　甘草 3 g

4 剂即平。

按：上例患儿，感冒发热，以咽喉红肿为主症，且又兼夹里滞，乃予解毒利咽法，佐以理气化滞。二诊时则以调理为主。此亦小儿感冒之常用变法也。

6. 气虚外感

王某，男，2 岁。

1981 年 6 月 9 日初诊：质薄体弱，昨又新感，微有发热，咳嗽流涕，纳食稍减，形神较软，舌苔薄润，脉弱而数。当以益气解表法。

党参 6 g　紫苏梗 9 g　防风 4.5 g　陈皮 3 g
生草 3 g　谷芽 9 g　扁豆 9 g　赤茯苓 9 g
象贝母 6 g　苦杏仁 6 g

3 剂。

二诊：感冒已净，面润神振，但表虚多汗，大便较稀，应予调养。

米炒党参 9 g　焦白术 9 g　茯苓 9 g　清甘草 3 g

炒谷芽 9 g　　薏苡仁 10 g　　怀山药 9 g　　五味子 3 g

浮小麦 9 g　　糯稻根须 10 g

5 剂而安。

按：质薄气虚之小儿，感邪之后，不可只顾祛邪，宜以参苏饮、人参败毒散之类，于解表之中增入益气。本例之治，即取此意，5 剂乃安。

7. 外感太阳少阳并病

应某，男，14 岁。

1995 年 4 月 22 日初诊：高热 2 周（体温 38～40℃），先寒后热，并有恶风，汗出淋多，舌苔薄白，脉浮而数。住院检查无阳性发现，以往有类似史。辨证属感受外邪，太阳少阳并病。先拟柴胡桂枝汤主之。

柴胡 4.5 g　　黄芩 5 g　　半夏 9 g　　甘草 3 g

太子参 6 g　　桂枝 3 g　　炒白芍 6 g　　生姜 3 片

大枣 5 枚

4 剂。

4 月 27 日二诊：服上方，太少两经外邪已解，热退恶寒除，苔薄白，治予和解。

柴胡 4.5 g　　炒白芍 6 g　　枳实 6 g　　甘草 3 g

黄芩 5 g　　竹叶 6 g　　青蒿 6 g　　陈皮 6 g

生姜 3 片　　大枣 5 枚

3 剂。

4 月 29 日三诊：太少二邪已解，热净，舌红苔润，唯胃口不开，治拟调理。

桂枝 3 g　　炒白芍 6 g　　甘草 3 g　　太子参 6 g

石斛 9 g　　炒谷芽 9 g　　陈皮 5 g　　生姜 2 片

大枣5枚

7剂。

按:本例小儿发热2周,辨证属外感、太阳少阳并病。初诊遵经旨用柴胡桂枝汤。二诊热退,予四逆散加黄芩、青蒿等,意在疏肝和营、清透郁热,以防发热反复。三诊时邪解,仅胃纳差,用桂枝汤加味,和营养胃,以此善后。

二、热病

1. 伏热发疹

徐某,女,15个月。

病史摘要:患儿于1980年2月20日见咳嗽、痰多、气喘,咳甚呕吐,在外院诊治,应用庆大霉素、青霉素、磺胺类,咳喘不愈。3月5日起发热高达39℃以上,咳喘加剧,本院门诊化验白细胞9.9×10^9/L,中性粒细胞0.55,淋巴细胞0.43,两肺哮鸣音、湿啰音,咽红。诊断为哮喘性支气管肺炎入院治疗,经用新型青霉素、氨茶碱及泼尼松等逐渐好转,热退咳减。3月27日身热又起,达39.2℃,阵发咳喘,两肺干、湿啰音,应用庆大霉素、先锋霉素、地塞米松及输血、补液等,并注射复方柴胡。于3月31日全身突发红色疹点,并逐渐增多,密布成片,经用利福平、泼尼松、扑尔敏、海拉明等无效,遂停西药,请中医会诊。

4月1日初诊:患儿反复高热,咳喘有痰,前次发热曾退,5天前身热又起。昨现全身皮疹,今见焮红密布,咳嗽多痰,二便尚通,舌红苔薄。证系温邪内伏,热在气分,郁久发疹,亟须清化。

桑叶6g	连翘9g	金银花9g	薄荷3g(后下)
生甘草3g	桔梗6g	鲜芦根30g	紫菀6g
陈皮3g	杏仁6g	荆芥4.5g	

3剂。

4月4日二诊：高热虽退，咳嗽不多，皮疹遍布，焮红色鲜，口唇燥裂，牙龈溃烂，大便转干，小溲短赤。胃热炽盛，拟清降泻火。

知母6g	石膏15g(先煎)	川黄连1.8g	黄芩4.5g
淡竹叶6g	青黛3g(包)	连翘9g	荆芥4.5g
制大黄6g	木通4.5g		

4剂。

4月8日三诊：皮疹初有脱皮，口腔溃烂腐烂，大便干钻，小溲短数。重在里热腑壅，再予泻火清热。

川黄连2.4g	黄芩4.5g	黄柏6g	栀子9g
生大黄6g(浸汁冲入)	知母6g	石膏30g(先煎)	连翘9g
淡竹叶6g	碧玉散9g(包)		

3剂，另搽冰硼散于口腔内。

4月11日四诊：药后大便溏利，次数不多，今大便又结，小溲尚赤，热度已净，疹淡脱屑，咳嗽不爽，口疮未敛。里火尚重，仍宗原法。

知母6g	石膏30g(先煎)	川黄连2.4g	黄芩4.5g
生大黄6g(浸汁冲入)	青黛6g(包)	六一散9g(包)	竹叶6g
木通4.5g	生地黄12g		

4剂。

药后病情日轻，出院继续服药治疗，仍以清降余火而愈。

按：本例发热咳嗽，曾用抗生素而缓解，讵料后又身热，咳喘不止，且突发皮疹，焮红密布。章虚谷言，"疹为太阴风热"；西医虽云药物皮疹，中医辨证则为肺胃伏热，郁而发疹。故初诊治以清化宣透。药后皮疹遍布，而高热渐退，乃伏热有外泄之象；但唇裂龈烂、二便秘涩，是心胃里热，愈显炽盛，遂与辛凉疏化，兼以苦寒清泄。三诊时皮疹已见脱屑，而伏火犹然壅盛，乃取苦寒泻下之法，直折其火。此后病入坦途，宗原法而渐得痊安。综观此症，是心胃伏火在里，肺热皮疹在表的复杂病候；近人所谓春温之病，热壅于胃，上迫于肺，熬痰成咳之类，治忌发散、化痰。同时，在发疹兼见胃实者，亦忌大下。吴氏云："斑疹，阳明症悉具，外出不快，内壅特甚者，调胃承气汤微和之；得通则已，不可令大泄，大泄则内陷。"本例即用生大黄浸汁，是遵其"得通则已"之法度也。但石膏用至30 g，盖赖其两清肺胃、解肌宣郁，与翘、竹、荆、栀等配合，是宗叶氏之"入营犹可透热转气"之旨。凡此均为得前贤之真诠而师其法也。

2. 虚热

2.1　元虚阳浮

周某，男，1个半月。

1972年4月19日初诊：初生之后即发高热，持续不退，已40余天，最高时达40.9℃，西医诊断为肺炎。近日透视肺部正常，但高热未退，今日体温39.7℃，无咳嗽气促，能食神静，便下亦和，有少量不消化物，小溲清长，舌淡而润。其症颇属特殊，发育似无影响，乃气阳不足，姑予冯氏全真一气汤加减扶阳益元，以观其效。

移山参6 g(另炖)　黑附片3 g　麦冬6 g　五味子2.4 g
熟地黄12 g　焦白术6 g　生草2.4 g

2剂。

4月21日二诊：药后高热初和，体温37.8℃，形神亦安，大便如常，小溲仍长，纳可腹软，舌淡而稍见薄苔。气阳初复，仍须培本，调燮阴阳。原方加谷芽9 g、川石斛6 g，2剂。

4月24日三诊：昨、今体温略有升高，曾达39℃，大便尚调，小溲通长，但腹部胀气，矢气较多，审其舌转淡红，苔中心呈腻状。

当为病中脾弱而哺食稍多之故，治以培本兼化湿滞。

移山参 4.5 g（另炖） 白术 6 g 茯苓 9 g 生甘草 2.4 g
青皮 4.5 g 陈皮 4.5 g 木香 1.8 g 青蒿 9 g
淡竹叶 6 g 荷叶 9 g 楂肉 6 g

2 剂。

4 月 26 日四诊：热势已缓，约 38℃，形神安静，便下通调，腹部柔软，舌苔已化，其质淡红。病得粗安，健脾清热以冀收功。

太子参 6 g 白术 6 g 茯苓 9 g 清甘草 1.8 g
白芍 6 g 扁豆衣 9 g 青蒿 9 g 淡竹叶 6 g
谷芽 9 g 荷叶 9 g 天花粉 9 g

2 剂。此后热退便畅，再经调理而愈。

按：本例为初生婴儿，症见高热不退，颇属特殊。盖新生小儿体质稚阴稚阳，其症易寒易热，而尤须察其属实属虚。张氏谓："但见虚象，便不可妄行攻击，任意消耗，若见之不真，不可谓姑去其邪，谅亦无害。"（《景岳全书》）而小儿虚热就有多种类型，张氏提出气血不足者可予五福饮，里寒格阳者可予六味回阳饮等，即与本例接近。本例初诊之时，全是虚象，当属本元亏弱，阳气外张之高热，投以全真一气汤加减，兼顾脾肾阴阳，乃深思熟虑之举，至稳至当；迨三诊时确见伤食湿滞之候，始予调中行滞之方，其热渐平，终获痊安。同一病中的发热，前后病机不同，全赖临证细审而灵活应变也。

2.2 少阳里急

李某，男，7 岁。

1974 年 8 月 22 日初诊：曾患脘腹疼痛，久治无效。后以小建中汤治之，腹痛始解。近日低热阵发，脘腹又见疼痛，出汗较多，纳少作呕，脉细带弦，舌苔薄白。原属土虚里寒，今则邪达少阳，故拟小建中小柴胡合方以温健中土、和解少阳。

桂枝 2.4 g　白芍 9 g　生姜 2 片　红枣 3 枚
清甘草 2.4 g　饴糖 30 g(冲)　党参 4.5 g　柴胡 4.5 g
黄芩 4.5 g　半贝丸 9 g(包)

4 剂。

8 月 26 日二诊：低热已平，腹痛大减，原法既效，仍予前方，7 剂。

药后诸症均愈，随访再未复发。

按：《伤寒论》云："伤寒阳脉涩，阴脉弦，法当腹中急痛，先与小建中汤；不差者，小柴胡汤主之。"是少阳病兼夹虚寒里痛之证，且后者似尤为急，故先与小建中，痛止后少阳证未罢，再以小柴胡治之。本例之病可与此条相参。初起仅见虚寒腹痛，曾用小建中而痛解；以后出现低热阵作、脉弦欲呕等少阳症状，同时伴有脘腹疼痛，在病情发展上应是太阴寒邪从里达外，而少阳枢机转运不利，致成少阳病兼夹虚寒里急之证。但与经文有所不同，本例似难分出轻重主次，故没有泥于古法，而予两汤之合方，既温中止痛，又和解少阳，应手而得良效。此遵于仲师而又活泼机动之灵变也。

3. 低热

3.1　卫虚邪伏

张某，男，2 岁。

1986 年 8 月 25 日初诊：低热二旬，最高肛温 38.2℃，起于暑季高热之后，体弱汗多，纳少便通，口干喜饮，舌淡苔润，脉濡。卫表已虚，里邪未尽，治以加味桂枝汤。

桂枝 3 g　炒白芍 6 g　甘草 3 g　生姜 2 片
大枣 3 枚　淡附片 4.5 g　青蒿 9 g　白薇 9 g
地骨皮 9 g　天花粉 9 g

5剂。患儿服药3剂，热度退净，予上方去青蒿、白薇、地骨皮，加川石斛9 g、炒谷芽9 g，5剂，调理而安。

按：本例小儿低热缠身，由表卫已虚，里邪不清而致。方用桂枝汤调和营卫，青蒿、白薇、地骨皮领邪外出，清退虚热，天花粉养阴生津。又因汗多、舌淡，呈现气阳不足之征，故加附片温阳扶正。

3.2 阳气虚衰

郁某，男，17岁。

1993年12月9日初诊：低热经久，易感冒，面白光少华，形寒怕冷，流涕多痰，舌淡苔白，脉沉细。阳气虚衰，治拟温阳退热。

淡附片3 g　肉桂3 g(后下)　熟地黄15 g　山药9 g
山茱萸6 g　牡丹皮6 g　泽泻9 g　茯苓9 g
怀牛膝9 g　车前子9 g(包)

7剂。

12月16日二诊：患者自诉药后较舒适，但畏寒严重，四肢清冷，胃口不开，舌仍淡白，此中阳不复。上方去牡丹皮、车前子、泽泻，加桂枝3 g、淫羊藿9 g、干姜3 g，7剂。

12月23日三诊：服上方，低热退净，胃口渐动，恶寒递减，面色转润，再予原法。上方加党参9 g、炒白术9 g，7剂。

12月30日四诊：阳气渐复，面色渐润，四肢欠温，背仍怕冷，舌淡白。再守原法巩固。

淡附片3 g　肉桂3 g(后下)　熟地黄15 g　干姜3 g
山茱萸6 g　桂枝5 g　淫羊藿9 g　炒白芍9 g
怀牛膝9 g　党参9 g　炒白术9 g

7剂。医嘱：体质羸弱，不宜过劳，劳则低热。

按：本例患者低热日久，又见形寒怕冷，面白光，舌淡，脉沉细，由于阳气虚衰，拟温补肾阳之法。二诊，药后尚安，畏寒肢冷，纳少，是中阳未复，方中减牡丹皮、泽泻、车前子，加桂枝、淫羊藿、干姜以温中回阳。三诊，低热退净，加用党参、白术培补中气。四诊，续前法巩固治疗，而获康复。

4. 长期发热

少阴阳虚

郭某，女，6 岁。

1994 年 11 月 17 日初诊：患儿自今年 5 月起间歇性弛张发热，每次 4～7 日，最高体温达 40.4℃，发热时神萎，乏力，纳呆，并伴有寒战。曾做血培养、胸片、B 超、心脏扫描、肝脾 CT，以及查找疟原虫、红斑狼疮细胞、肥达氏反应、骨髓细胞学等各项检查，均无阳性发现，唯红细胞沉降率 30 mm/h。经各种西药治疗，发热依然如故，转请中医治疗。曾有人作少阳证治，用小柴胡汤而无功，仍常寒战发热，热甚时 40℃以上，汗出淋漓，肢冷。来诊时精神萎靡，面色无华，舌淡苔薄，神安不躁，脉微细，但重按尚有弹力。根据上述情况，久病深入少阴，又根据形神、脉象，则为内有郁阳，故治以附子汤，甘温和少阴之热，加桂枝以通阳。

桂枝 3 g　　淡附片 5 g　　炒白芍 6 g　　太子参 6 g
茯苓 9 g　　青蒿 9 g　　白薇 9 g　　天花粉 9 g
炙甘草 3 g

5 剂。

11 月 24 日二诊：服上药 2 剂后，热已不作，舌净无苔，胃纳正常，便下通调，再以附子汤加味。

太子参 9 g　　淡附片 4 g　　炒白芍 6 g　　焦白术 9 g
茯苓 9 g　　青蒿 9 g　　白薇 9 g　　川石斛 9 g
炙甘草 3 g

5 剂。

11月29日三诊：病情稳定，下方调理之。

白参须6g（另炖代茶）　焦白术9g　茯苓9g　生扁豆9g

炒谷芽9g　炒麦芽9g　清甘草3g

5剂。

按：患儿间歇发热已7个月，辨证首先从“久”字着眼，以久病必“虚”也。又经细察详辨，患儿精神萎靡，面色无华，脉息微细，但重按有力，此乃病邪虽已深入少阴，而形体尚有实处，且中有郁阳，其发热乃假象也。少阴病主症为脉微细，但欲寐，“寐”字应作活看，亦可作“静而不躁”解。本例患儿的脉证符合少阴证，故治以从少阴，方用仲景附子汤主之，甘温退大热，热病用热药，为反治之法。方中附子温阳扶正；白芍和血；太子参、茯苓、甘草益气健脾；天花粉补虚安中；用桂枝一药者，因内有郁阳，取其通阳，以制寒战高热，且使有汗能止也；配以青蒿、白薇，可治阳气浮越热盛。前贤云：白薇为治血虚液衰、阳气浮越热盛之要药，故有热者倍之。辨证精确，投药中的，故2剂而热退。复诊再予上方化裁，发热已平，疗效巩固。再经调理，康复而安。

三、咳嗽

1. 风寒束肺

姚某，男，6个月。

1974年5月30日初诊：咳嗽月余，西医诊断为气管炎。痰阻不爽，二便尚调，舌苔薄白。此风寒在表，治以宣肺化痰。

麻黄2.4g　杏仁6g　清甘草2.4g　陈皮3g

姜半夏9g　紫菀6g　牛蒡子9g　白芥子4.5g

炙紫苏子6g　竹茹6g

2剂。

6月1日二诊：咳嗽痰活，二便均调，舌苔白腻。治以化痰。

陈皮3 g　　姜半夏9 g　　茯苓9 g　　清甘草2.4 g
杏仁6 g　　川厚朴2.4 g　紫菀6 g　　竹茹9 g
3剂。

6月4日三诊：咳痰皆少，夜睡欠佳，纳谷一般，舌苔薄润。治以原法。

陈皮3 g　　姜半夏9 g　　茯苓9 g　　清甘草2.4 g
杏仁6 g　　川贝母3 g　　竹茹6 g　　枇杷叶9 g
炒谷芽9 g　远志6 g
5剂。药后痊愈出院。

按：该例患儿因咳嗽发热收入病房，经用西药后热度退净。但患儿咳痰不爽，因其痰湿素盛，复感风寒，然迭用化痰之剂，竟无寸效，原因在于风寒未化，肺失宣肃，治当宣肺散寒、化痰止咳并进之，故以三拗汤、三子养亲汤、二陈汤三方加减运用。2剂后风寒散，痰咳松；其舌苔转腻，乃痰湿外化之征，再投以二陈汤加味燥湿化痰。3剂后咳痰减少，舌苔化净，最后以原意增损5剂而获痊愈。

2. 风痰壅肺

唐某，女，9个月。

1975年12月7日初诊：患儿经常吐恶，近则咳嗽气促，痰鸣辘辘，叫吵不安，小溲短少，大便干结，汗多舌白。痰涎上壅，治以豁痰润下。

钩藤4.5 g　胆南星2.4 g　陈皮3 g　　竹节白附子4.5 g
姜半夏9 g　瓜蒌霜9 g　　姜竹茹4.5 g　杏仁6 g
淡竹沥1支（分2次，姜汁2滴冲）
3剂。

12月10日二诊：药后吐痰下痰，气促已缓，咳痰仍多，便下又结，纳动舌白。再以原法。

陈皮3 g　姜半夏9 g　竹茹4.5 g　杏仁6 g

川贝母4.5 g　瓜蒌霜9 g　胆南星2.4 g　竹节白附子4.5 g

礞石滚痰丸9 g(包)

3剂。药后下痰不少，咳痰转瘥，舌净便通，遂予星附六君汤加麦芽5剂，调胃杜痰，其病即安。

按：患儿诸症为风痰闭肺，气实痰盛所致，乃用气痰互治之法。以陈皮、胆南星、白附子、杏仁宣肺化风痰，竹沥、瓜蒌霜引痰下行，又加钩藤除烦而防发痉。3剂后虽吐痰下痰，但痰咳仍多，大便又结，拟用保赤散，因无货故易滚痰丸代之。药后痰去大半，气促亦和，再以星附六君汤调和脾胃而化余痰。

3. 风热犯肺

陈某，男，3岁。

1980年4月5日初诊：风热犯肺，发热咳嗽(体温39℃)，舌苔薄黄，脉数汗少，口干咽红，便闭尿赤，发病3天，热在气分。亟须辛凉轻清。

淡豆豉9 g　桑叶6 g　连翘9 g　牛蒡子9 g

薄荷3 g(后下)　鲜芦根30 g　桔梗4.5 g　生甘草3 g

蝉蜕3 g　射干6 g

2剂。

4月7日二诊：得汗热松，体温38℃，咳嗽较爽，咽红口燥，便通一次，小溲通赤。气热未清，再以清解。

桑叶6 g　连翘9 g　薄荷3 g(后下)　枇杷叶6 g(包)

黄芩4.5 g　桔梗4.5 g　生甘草3 g　鲜芦根20 g

天花粉9 g　杏仁6 g

2剂。

4月12日三诊：邪化热清，咳嗽亦爽，舌润口滋，纳动便调。兹拟清养。

桑叶6g　杏仁6g　枇杷叶6g(包)　竹茹6g
橘红3g　生甘草3g　象贝母6g　紫菀6g
炒谷芽9g　川石斛9g

3剂，其症即安。

按：风热咳嗽，及时清解，热退易安。本例病期较短，邪热尚浅，辛凉清解，迅速痊愈。

4. 痰热阻肺

杨某，女，2岁。

1981年1月9日初诊：发热以后，咳嗽不爽，咯痰色黄，纳少作呕，二便尚通，舌红苔黄。痰热蕴肺，失于宣肃，治以清宣化痰。

麻黄3g　杏仁6g　生石膏15g　生草3g
竹茹6g　前胡6g　象贝母9g　桑叶9g
冬瓜子9g　枇杷叶9g

3剂。

1月12日二诊：药后吐痰不少，咳嗽转松，作呕已无，二便均调，纳谷欠香，舌苔薄净。宜续以清肃和胃。

桑白皮9g　桑叶9g　杏仁6g　枇杷叶9g
竹茹6g　冬瓜子9g　象贝母9g　陈皮3g
姜半夏9g　茯苓9g　炒谷芽9g

5剂。

按：该例患儿于感邪以后咳嗽不爽，痰黄作呕，舌红苔黄，是痰热阻于气道，肺失宣肃。故治以清热宣肺，方用麻杏石甘汤加肃肺化痰之品。药后吐出黄痰，咳松呕止，乃肺气已宣，余痰未清也，再以清肃和胃之剂而愈。

5. 肺热气逆

赵某，女，12岁。

1980年10月28日初诊：咳嗽阵作，痰吐黄稠，已有2月，夜间较剧，二便尚通，唇朱口干，舌红苔黄，脉数。肺热久郁，以清热泻肺为先。

黛蛤散12g(包)　桑白皮9g　葶苈子9g　黄芩6g
百部6g　杏仁6g　款冬花9g　炙紫苏子6g
紫菀6g　清气化痰丸9g(包)

5剂。

11月2日二诊：肺热已松，咳痰大减，二便仍调，但纳谷不香，舌红苔薄。续以原法加减。

北沙参9g　桑白皮9g　甜葶苈子9g　赤茯苓9g
车前草9g　款冬花9g　黛蛤散12g(包)　紫菀6g
百部9g　川石斛9g　生谷芽9g

5剂，服后诸症均安。

按：患儿咳嗽阵作，痰黄脉数，唇朱口干，舌红苔黄，为热邪灼肺，清肃失司，日久痰气蕴结，上逆而咳。故以清宁散《幼幼集成》方：桑白皮、葶苈子、赤茯苓、车前草、炙甘草合清气化痰丸以清热泻肺，使肺气清肃，痰热得除。药证相符，5剂之后，2月咳嗽，顿见大减，黄苔亦化。由于痰热久恋，必致耗津损胃，故增入滋养之品而调治收功。

6. 痰浊阻中

沈某，男，7个月。

1974年2月26日初诊：经抗生素治疗后发热已退，但咳嗽痰多，胃纳不佳，便下间隔，舌苔薄腻。是痰浊阻结，故用中药化痰和中。

陈皮 3 g　　姜半夏 9 g　　茯苓 9 g　　清甘草 3 g

竹茹 6 g　　炙紫苏子 9 g　　白芥子 9 g　　枳壳 4.5 g

炒莱菔子 9 g　　紫菀 6 g

2 剂。

2 月 28 日二诊：咳嗽已瘥，纳谷稍动，便仍间隔，舌苔薄白。再以原法，上方加炒谷芽 9 g，3 剂，服后病痊而出院。

按：小儿肺脏娇嫩，脾常不足，故感邪以后易于夹痰夹滞。本例在西医治疗热退之后，仍咳嗽多痰，苔腻纳呆，此因脾虚生痰，上聚于肺。故方用温胆汤合三子养亲汤治之，其中枳壳、莱菔子既可化痰，又能消食。2 剂后痰浊已去大半，苔化咳瘥，纳谷初动，再以原法加炒谷芽以和胃气而愈。

7. 阴虚肺燥

徐某，男，3 岁。

1980 年 10 月 18 日初诊：咳嗽痰阻，不易咯出，已历 4 月。曾用中西药物治疗，效果不显。纳少喜饮，汗多尿数，大便尚调，舌红苔薄。是久咳肺耗，气痰不顺，治拟钱氏补肺阿胶散加味。

阿胶 9 g(烊冲)　　马兜铃 9 g　　杏仁 6 g　　甘草 3 g

牛蒡子 6 g　　糯米 30 g(包)　　南沙参 9 g　　川贝母 4.5 g

款冬花 9 g　　菟丝子 9 g

4 剂。

10 月 22 日二诊：药后吐痰不少，咳嗽减轻，小溲转长，口渴已瘥，舌红苔薄，原法加生地黄 12 g，4 剂。

三诊时咳嗽基本已和，再以调补肺肾而收全功。

按：本例因久咳耗肺，肾虚尿数，故咳嗽不爽，痰难咯出；且喜饮多汗，痰热灼津，则金水两耗，致使历时 4 月而咳嗽未愈。治以补肺阿胶汤，滋阴润燥，借马兜铃吐涌胶痰，因内有糯米可保胃气；再加沙参、川贝母、款冬花清养止咳，菟丝子补肾和尿。在痰去气清之下，咳嗽减少，小溲转长，津液渐复，再加生地黄调补肺肾以善其后。

8. 风寒表虚

刘某，女，8个月。

1974年1月7日初诊：感邪以后，余热不清，体温38℃，色㿠汗多，咳嗽多痰，四肢不温，便下溏薄，小溲通长，舌苔淡白。卫虚邪恋，治以和表化痰。

桂枝2.4 g　白芍9 g　葛根6 g　陈皮3 g
姜半夏9 g　清甘草2.4 g　前胡4.5 g　象贝母6 g
生姜2片　红枣3枚

2剂。

1月9日二诊：热和便调，咳痰减少，四肢稍温，舌苔薄润。再以原法。

桂枝1.8 g　白芍6 g　生姜2片　红枣3枚
清甘草2.4 g　陈皮3 g　姜半夏9 g　茯苓9 g
象贝母6 g　炒谷芽9 g

3剂，服后病愈出院。

按：患儿初为上感高热，经西医治疗后，热势下降，但余热不清。症见色㿠多汗，舌白肢凉，咳痰便溏。分析病机，系表寒未尽，卫气不固。且见太阳初传阳明，故以桂枝汤加葛根以和表解肌散寒，佐以二陈化痰。二诊时热和便调，咳痰减少，再以桂枝汤合二陈汤调理数剂而安。

9. 气阴两虚

侯某，女，5岁。

1980年10月12日初诊：晨起作咳，延至5个月。平素易受感冒，口干喜饮，纳谷一般，二便尚调，舌红苔薄。肺阴不足，卫分较弱，治宜养阴固肺。

南沙参9 g　麦冬9 g　五味子3 g　款冬花9 g
紫菀6 g　百合9 g　玉蝴蝶3 g　陈皮3 g
炙甘草3 g

5剂。

10月17日二诊：咳嗽已和，渴饮亦解，再以原法，上方5剂。

10月29日三诊：咳嗽已安，纳谷也佳，舌苔薄净，原法增益气之品。

太子参6 g　麦冬9 g　五味子3 g　黄芪9 g
款冬花9 g　玉蝴蝶3 g　百合9 g　紫菀6 g
炙甘草3 g

6剂，药后其疾如失。

按：患儿肺卫素弱，时易感邪。此次咳嗽5个月不愈，近且晨起作咳，尤为肺气不足之征。又舌红口干，可见阴分耗损。前医迭进宣肺、泻白诸剂，宜其罔效。现拟生脉散为主，佐以养阴润肺之品，则药证相当，迅即告痊。

10. 脾虚痰湿

何某，男，2岁。

1974年11月23日初诊：咳嗽痰多已有半月，纳谷不香，便下溏泄，夜睡不安，汗多淋漓，舌苔薄润。脾肺两虚，痰湿不化，治拟扶脾杜痰。

党参6 g　焦白术9 g　茯苓9 g　清甘草3 g
陈皮3 g　炮姜2.4 g　姜半夏9 g　胆南星2.4 g
煨诃子6 g　竹节白附子4.5 g

3剂。

11月26日二诊：咳痰稍减，汗出仍多，纳少便溏，舌净。原法宗之。

党参6 g 焦白术9 g 茯苓9 g 清甘草3 g
陈皮3 g 麻黄根6 g 姜半夏9 g 煨肉豆蔻6 g
煨诃子6 g 胆南星2.4 g 竹节白附子4.5 g

5剂。服后咳痰均和，汗出减少，胃纳转佳，大便成形，即予原方5剂以资巩固。

按："脾为生痰之源，肺为贮痰之器。"脾失健运，水谷不化精微，反而凝聚成痰，上壅于肺。本例见症，即为脾虚所致。故治以扶脾健运，痰湿自消，并杜绝生痰之源。方用星附六君汤加诃子、干姜，3剂即有好转；仍汗多便溏，再加麻黄根、煨肉豆蔻固表温脾，5剂之后其恙遂平。

11. 肺气不宣久咳

孙某，女，4岁。

1992年12月3日初诊：咳嗽2月余，痰阻不爽，舌苔花剥，屡用抗生素等药无效。肺气不宣，亟须宣肺。

桔梗6 g 前胡6 g 牛蒡子9 g 象贝母6 g
杏仁9 g 紫菀6 g 炙百部9 g 防风5 g
桑叶6 g 枇杷叶9 g(包)

7剂。

12月10日二诊：咳嗽得减，痰声亦活，舌苔花剥。治以清肺化痰。

川贝母4.5 g 杏仁6 g 紫菀6 g 款冬花9 g
陈皮3 g 冬瓜子9 g 桑叶6 g 枇杷叶9 g(包)
竹茹6 g 炙百部6 g

7剂。

按：本例患儿久咳，因不适当地应用抗生素等药，以致邪郁于肺，肺气不宣，痰浊内阻，治疗亟须宣肺止嗽。药用桔梗、前胡、牛蒡子、象贝母、杏仁、紫菀、百部宣肺化痰止咳，并以防风、桑叶、枇杷叶疏风清肺。药后肺气得宣，咳减痰松，再予清肺化痰之剂治疗而愈。宣肺法是董师治疗小儿久咳的一个重要法则。辨证中闻听患儿咳声十分重要，小儿久咳闻得咳声不爽，痰声不松，示肺气不宣，痰浊内阻，宜用宣肺法。宣肺法常用麻黄、桔梗、前胡、牛蒡子等药。药后肺气开，痰声活，咳嗽易愈。本例患儿舌苔花剥，有阴伤之象，故不用辛温之麻黄，则无伤阴之虞。

12. 风寒表实

史某，女，6岁。

1981年5月20日初诊：常易咳逆，近又受凉，畏寒无汗，发热不高，咳嗽气促，痰稀不爽，舌苔白腻，脉浮带紧。风寒表实之证，兼夹里饮。治拟麻黄汤加味，散寒发表为主。

麻黄 2.4 g	杏仁 6 g	桂枝 3 g	清甘草 2.4 g
川厚朴 4.5 g	陈皮 4.5 g	半夏 6 g	生姜 3 片
紫苏子 6 g			

4剂。

5月27日二诊：寒邪初化，热已退净，咳嗽未平，痰黏量多，胃纳尚和，舌根白腻，脉滑而紧。里饮未去，再以温化。上方去厚朴、紫苏子、生姜，加细辛1.5 g、五味子1.5 g、干姜1.5 g、茯苓9 g，4剂。药后仅有微咳，舌苔薄腻，乃以二陈汤加味服之乃安。

按：患者诸症，系风寒束表，兼有里饮。故用麻黄汤开腠发汗，加半夏、陈皮、生姜化痰止咳，紫苏子、川厚朴下气降逆。表邪去后，寒饮仍结，原法增损，加细辛、干姜、茯苓、五味子温化寒饮，其症遂平。

四、肺炎喘嗽

1. 风热犯肺

翁某，女，2岁。

病史摘要：咳嗽旬日，发热6天，近日体温持续在39～41℃之间，急诊入院。听诊：两肺有湿啰音。诊断：支气管肺炎。用抗生素后发现口腔溃烂及厌食，故停用西药而由中医治疗。

初诊：高热不退，已近旬日，汗出不彻，咳嗽气急，口舌糜烂，不思纳食，便闭2天，小溲短赤，脉数，舌红苔黄。证系风热犯肺，法当清凉轻解。

淡豆豉9 g　黑栀子9 g　桑叶9 g　连翘9 g
牛蒡子9 g　生黄芩4.5 g　枇杷叶9 g　瓜蒌子9 g
杏仁9 g　鲜芦根30 g

2剂。

二诊：服上药后，得汗热和，咳嗽亦爽，舌红苔薄，便通溲长，肺热初解，再以清疏。

桑叶9 g　枇杷叶9 g　牛蒡子9 g　连翘9 g
杏仁6 g　前胡4.5 g　竹茹6 g　鲜芦根30 g
橘红3 g　桔梗3 g

2剂。此后热平咳减，口糜亦瘥，再进止嗽和胃之剂而愈。

按：此例病情虽重，然据中医辨证，风热尚在气分，犹未入里，当可清热透表，故投以清凉轻剂栀子豉汤加味。药后得汗热解，再予清肺化痰之剂调治之。

2. 风痰阻肺

万某，男，9个月。

病史摘要：患儿发热咳嗽3天，气急一夜，于1961年7月31日入院。听诊：两肺有细小的湿啰音。透视：支气管肺炎征象。体温38.5℃。

初诊：风痰阻肺，气急喘咳，痰壅喉间，鸣声辘辘，发热汗少，便闭不通，舌苔薄腻，二脉滑数。证属肺风痰喘，亟须宣肺豁痰。

麻黄 2.4 g	杏仁 6 g	炙紫苏子 6 g	白芥子 4.5 g
生莱菔子 9 g	胆南星 2.4 g	天竹黄 6 g	瓜蒌子 9 g
橘红 3 g	橘络 3 g	保赤散 0.3 g(分2次化服)	

1剂。

二诊：服上药后，上涌下利，痰去大半，气较缓而咳亦爽，虽身热如昨，但病势已挫。前方甚合，仍步原法。上方去保赤散，1剂。

三诊：热度退净，胃气亦动，哭声响亮，二便均通，唯咳嗽不止，痰声尚多，治以化痰为主。

橘红 3 g	竹沥半夏 9 g	川贝母 3 g	百部 6 g
紫菀 4.5 g	款冬花 6 g	竹茹 6 g	杏仁 6 g
清气化痰丸 9 g(包)			

2剂。服后咳痰均瘥，再经调理肺脾而愈。

按：本例为实邪闭肺，风痰壅盛。根据李士材"治病先攻其甚，若气实而喘，则气反为本，痰反为标"，标本俱病，气痰互治，采用了气痰互治之法。以麻黄、杏仁、紫苏子、白芥子、莱菔子宣肺而定喘咳，橘红、橘络、胆南星、天竹黄通结而祛风痰，因其便闭而加瓜蒌子，且以保赤散引痰下行。升降互施，遂得涌利，使痰去气顺。二诊时，因痰已去大半，故除保赤散，继用原法，其症旋平。

3. 肺阴大伤

袁某，男，2岁。

病史摘要：患儿咳嗽5天，高热4天(40.5℃)，气逆喘急，

1962年2月29日入院。听诊：两肺呼吸音粗糙。胸透提示：二侧支气管肺炎。

3月1日初诊：患儿常有发热咳喘，因而反复住院，前后8次，其肺气素虚可知。近因风温侵袭而高热不退，四肢厥逆，烦躁不安，干咳气促，口燥少津，脉象细数，舌绛无苔，便溏腹软，小溲尚通，面部有细小紫斑。其证温邪鸱张，阴分大耗。亟须清肺救阴。

鲜沙参12g　麦冬9g　玄参9g　鲜生地黄15g
生甘草3g　天花粉9g　生石膏30g　鲜竹叶50片
桑叶9g　枇杷叶9g

2剂。

3月3日二诊：服上药后，四肢已温，舌绛较润，咳嗽稍松，唯热度仍高，达40.3～40.7℃，时有呕恶，神识尚清，但昏沉喜睡，溲通，便黏而次少量多，泪汗均无，脉细急数，温热内炽，肺阴不复。再以清燥救肺加减。

桑叶9g　枇杷叶9g　鲜沙参12g　生石膏30g
鲜生地黄30g　天花粉9g　川黄连2.4g　鲜石菖蒲4.5g
生黄芩4.5g　川贝母4.5g　紫雪丹3g(分2次化服)

1剂。

3月4日三诊：温邪鸱张，热势炽盛，迭进救阴解毒、清热生津之品，病情初平。但正气耗伤，故神倦露睛，舌绛津干，涕泪均无。再以扶正救阴，兼清余热。

西洋参4.5g　移山参9g　鲜生地黄30g　鲜石斛12g
麦冬9g　鲜芦根30g　生甘草2.4g　桑叶9g
枇杷叶9g　白茅根30g　羚羊角粉1.8g

1剂。

3月5日四诊：昨服扶正救阴之剂，颈部见汗，四肢潮润，形神较振，目中隐隐有泪，胃能受食，舌绛滋润，咳嗽有痰，面部斑点已淡，便下一次，小溲通调。正气渐复，阴津初回。原方合辙，续进前法。

玄参 24 g　鲜生地黄 15 g　麦冬 9 g　移山参 9 g
生甘草 2.4 g　桑叶 9 g　枇杷叶 9 g　鲜石斛 12 g
天花粉 9 g　羚羊角粉 1.2 g

1 剂。药后神振津回，气和思食，哭声洪亮，脉证均平；唯气阴尚虚，继以养阴扶正调治而愈。

按：此例肺气素虚，感温以后，热势鸱张，燔灼伤液，肺阴大耗，故与大量清热救阴之剂。服 4 剂后颈部见汗，是卫气渐苏，阴津初回，已得生机。正如叶天士所谓："救阴不在血，而在津与汗也。"

4. 阳虚欲脱

王某，女，2 岁。

病史摘要：患儿因咳嗽 3 天，气急发热 1 天，于 1962 年 1 月 20 日入院。听诊：两肺有湿啰音，以左侧为多。胸透显示：支气管肺炎。

1 月 20 日初诊：素体羸弱，近日发热（现 38℃），咳逆喘促，鼻煽面青，痰声辘辘，自汗淋漓，眼眶凹陷，大便泄利，四末厥冷，舌苔白腻，脉沉细数。显系阴盛于内，阳亡于外，正虚欲脱。亟拟麻附辛合真武以救其逆。

麻黄 4.5 g（带根节）　淡附片 4.5 g　细辛 2.4 g　茯苓 9 g
淡干姜 3 g　五味子 2.4 g　焦白术 9 g

1 剂。

1 月 21 日二诊：药后阳气渐回，面色稍润，二目见泪，自汗亦减，舌苔转腻，里寒有温化之机也。唯发热未除（38.3℃），咳逆尚有，便泄五六次，小溲短少，四肢不温，脉象细数。病情虽有转机，仍未出于险境。再宗原法出入。

淡附片3 g　桂枝2.4 g　淡干姜2.4 g　细辛2.4 g
五味子2.4 g　陈皮3 g　姜半夏9 g　茯苓9 g
焦白术9 g　川贝母粉3 g

1剂。

1月22日三诊：里寒已化，阳回肢温，面色滋润，泄利亦瘥，唯虚汗尚多，痰咳气逆，舌苔薄腻，脉象滑数。乃肾不纳气，水饮不化也。兹拟蠲痰化饮。

竹节白附子4.5 g　川贝母粉4.5 g　紫苏子6 g　炒莱菔子9 g
白芥子4.5 g　橘红3 g　姜半夏9 g　紫菀6 g
远志6 g　黑锡丹9 g(包)

2剂。药后苔化舌净，发热亦退，胃动思食，气平痰少，脉软汗多，便下转厚，续以六君子汤调治而愈。

按：本例症情比较复杂，既见少阴之里(脉沉细)，又见太阳之表(身热而脉数、舌苔白腻)。以其咳逆气急，鼻煽面青，自汗淋漓，热微肢厥，故用麻黄宣肺，附子回阳，细辛温经。但汗多眶陷，四末厥冷，虚痰上壅，津液越出，微阳外亡，已呈虚脱之势，故合真武同救其中外虚寒，以制水气上逆。又以汗多，故麻黄带根节，使发中有收；因其下利，故去芍药易五味子以酸收，生姜易干姜以守中阳。服药1剂即见好转，故去麻黄易桂枝以安表，续服1剂阳回肢温，进步较大。尚有痰多气逆，乃水饮不化、肾不纳气，故除用温化痰浊之剂外，加黑锡丹以镇纳之，其症遂平。

5. 阴阳两虚

周某，女，4个月。

病史摘要：患儿咳已2个月，伴有便泄，近3天发热，且曾痰厥一次，于1961年1月9日入院。精神略萎靡，面色苍白，口唇青紫。听诊：两肺干、湿啰音。胸透示：右上肺片状模糊阴影。诊断：支气管肺炎，心力衰竭。

1月9日初诊：先天不足之体，久咳已有2个月，肺气素弱，睡时露睛。感邪发热(38℃)，咳逆气急，痰稠不爽，鼻煽面青，大便泄利，小溲通长，舌红而淡，二脉细弱。乃阴阳两虚，元气亏弱。证势已急，亟拟救阴扶阳。

移山参6 g　黄厚附片9 g　炒阿胶9 g　炒牛蒡子9 g

川贝母3 g　杏仁4.5 g　炙甘草2.4 g　百部6 g

陈糯米15 g(包)

1剂。

1月10日二诊：服上药后，症情略缓，然面色皖白，咳嗽气促，虽舌红有津，有出险入夷趋势，终因病久正虚，尚虑有变。上方续服2剂。

1月12日三诊：阳气已回，面色红润，但形体软弱，痰稠而咳不爽，便泄日十余次，小溲仍多，舌红唇裂。久病未复，宜肺肾同治，兼顾脾胃。

移山参6 g　五味子2.4 g　煨诃子9 g　海蛤粉9 g

炒罂粟壳3.6 g　炒阿胶6 g　马兜铃9 g　川贝母9 g

炒白术4.5 g　生扁豆9 g　糯米15 g(包)

2剂。

1月14日四诊：形神已振，咳嗽痰爽，舌色红润，二目泪多，小溲清长，唯大便仍见泄利。原方已合，不宜更张。上方去阿胶、海蛤粉，加炮姜2.4 g，5剂。药后诸症悉平，痊愈出院。

按：本例初见，乃阴阳俱虚之候；虽有新邪，并不鸱张，只因正虚无力御邪，而呈一派衰惫欲脱之象。故用人参补肺阴，附子救心阳，合钱氏阿胶散以治肺虚而定喘逆，加川贝母、百部以除久咳，冀使正复邪去。二诊时虽有缓和之势，然体虚症重，仍虑有变，故续进原方2剂。药后阳气得回，肺阴未复，肾气仍虚，乃拟肺肾同治，兼调脾胃，终克痊安。

6. **中毒性肺炎**

6.1 风温犯肺

邵某，男，9岁。

病史摘要：患儿因腹痛、腹胀伴发热3天，曾用青霉素、红霉素及四环素未见好转而于1972年3月22日入院。检查：重病容，气急鼻煽，两肺呼吸音粗，腹胀，全腹压痛。拟诊：① 败血症；② 腹膜炎(阑尾穿孔?)；③ 肺炎？入院后曾请外科会诊，拟剖腹探查，后因注阿托品后腹软而未成。回病房后予大剂量青霉素、红霉素、庆大霉素，热度不退(39～40℃)。血常规：红细胞 2.32×10^{12}/L，血红蛋白74 g/L，白细胞 1.6×10^{9}/L，中性粒细胞0.75，嗜酸性粒细胞0.01，淋巴细胞0.17。胸片：两中下肺有散在片状阴影，内有数个圆形透光阴影，两中下肺肺炎有肺气肿形成，右侧胸膜积液。诊断：中毒性肺炎。请中医会诊。

7月25日初诊：患者由于邪积内滞，始发腹痛高热，迄今7天，积滞已下，痛和腹软，但高热起伏不退，气促鼻煽，咳逆痰阻，脉数，舌苔薄黄。为风温犯肺，尚未化燥，拟清气分之热。

桑叶9 g　枇杷叶9 g(包)　薄荷2.4 g(后下)　黑栀子9 g
清水豆卷12 g　桔梗3 g　鲜芦根30 g　黄芩6 g
连翘9 g　炒莱菔子9 g(研)

3剂。

7月28日二诊：高热持续不退，咳少不爽，气促尚和，腹软，便下溏黏量少，脉数，舌苔薄润。热邪仍在气分，仍拟清透气分之热。

桑叶 9 g　青蒿 9 g　天花粉 9 g　川贝母 4.5 g
杏仁 6 g　鲜芦根 30 g　清水豆卷 12 g　淡竹叶 6 g
竹茹 6 g　黄芩 4.5 g　鸡苏散 12 g(包)

2 剂。

7 月 30 日三诊：迭进辛凉清气，热仍鸱张，持续不退，舌红苔薄黄，脉数气促，咳嗽不爽，便下溏黏，小溲通赤。肺热不清，势防化燥。药以羚羊角粉为主，清肺气而逐邪热。

羚羊角粉 1.5 g　生石膏 30 g(先煎)　黄芩 6 g　生甘草 2.4 g
葛根 6 g　桑叶 9 g　枇杷叶 9 g(包)　青蒿 9 g
天花粉 9 g　连翘 9 g

2 剂。

8 月 1 日四诊：服上药后，肺气清而热下降，神情即安，咳爽痰滑，气平便调，脉象缓和，舌红润，中有薄黄苔。病情已见好转，再拟清肺化痰。

羚羊角粉 0.9 g　川贝母 4.5 g　桑叶 9 g　枇杷叶 9 g(包)
竹茹 6 g　青蒿 9 g　橘红 3 g　生甘草 2.4 g
生扁豆 9 g　杏仁 6 g

3 剂(第 3 剂时去羚羊角粉)。

8 月 4 日五诊：高热已退，余热未清，舌心光剥，两脉软弱，形体疲倦，咳松有痰，胃纳已和，便下亦调。病后阴津亏耗，再以清养肺胃。

南沙参 9 g　北沙参 9 g　桑叶 9 g　枇杷叶 9 g(包)
地骨皮 9 g　青蒿 9 g　竹茹 6 g　白薇 9 g
川贝母 4.5 g　生甘草 2.4 g　陈粳米 30 g(包)

3 剂。

8 月 7 日六诊：病后气阴两虚，舌净而润，纳和便调，时有低热。兹须调扶，兼清余邪。

太子参 9 g	桑白皮 9 g	地骨皮 9 g	生甘草 3 g
炒白芍 9 g	枇杷叶 9 g(包)	白薇 9 g	百合 9 g
陈粳米 30 g(包)			

3 剂。药后病愈出院。

按：小儿肺炎，属中医风温范畴。该儿初复二诊，热势虽盛但未传里，邪在气分，故予辛凉清气、透邪泻热。5 剂后热仍鸱张，病势不衰；然察其邪热，仍在气分，遂改用羚羊白虎汤（因便黏而不入知母），再从清泄肺热，步步追踪，以使邪不深传。2 剂后，肺气清而热下降，神情安而痰咳爽；原法去石膏加清肺化痰之品，3 剂大热已退。虽时有余热，再进调扶而愈。

羚羊角为天生木胎，其性凉而解毒，且有发表之力，善退热而不甚凉，为清肺肝炽热之要药。生石膏质重气轻，凉而能散，有透表解肌之能。本经谓其微寒，则非大寒可知，其功善解肺肝之实热。在施用辛凉清气轻剂无效时改投羚羊白虎，热势迎刃而解。然风温之邪，传变较速，辨证当须正确，且应严密观察，以求及时防范；否则药不及病，势成燎原，往往易致偾事耳。

6.2 肺闭夹滞

石某，男，2 岁。

病史摘要：患儿发热起伏已有半月，咳嗽嗜睡，气促神萎，于 1961 年 1 月 31 日入院。听诊：两肺满布湿啰音。诊断：中毒型肺炎并发心力衰竭。

2 月 1 日初诊：高热半月，近日更剧（40℃），神志昏糊，四肢不温，咳逆气急，全身无汗，腹部胀满，便闭 3 天，小溲短赤，舌红苔黄腻。其为邪积内滞，热壅肺胃；闭脱之势，证情危急。亟须宣肺泻热，下积泻火。

麻黄 2.4 g 石膏 30 g 杏仁 9 g 清水豆卷 12 g
瓜蒌子 12 g 枳实 6 g 炒莱菔子 9 g 黑栀子 9 g
连翘 9 g 鲜石菖蒲 4.5 g 凉膈散 12 g(包)

2 剂。

2 月 3 日二诊：服上药后，腑气已行，下秽浊粪便甚多，而胃气即苏，热势略和(39.5℃)，神志已清，咳减气缓，舌红苔薄黄；唯腹部尚满，乃宿滞未清，热聚阳明也。兹拟辛凉清气，佐以下热。

知母 6 g 石膏 30 g 生甘草 2.4 g 粳米 15 g(包)
黄芩 4.5 g 鲜竹叶 50 片 天花粉 9 g 炒莱菔子 9 g
瓜蒌子 9 g 凉膈散 12 g(包)

2 剂。

2 月 5 日三诊：药后便通一次，小溲亦长，津津得汗，今已热平(37℃)，舌苔薄黄，脉尚滑数，腹部虽软，邪滞未尽。法宜清化疏解。

清水豆卷 12 g 连翘 9 g 川厚朴 2.4 g 黑栀子 9 g
佩兰叶 9 g 陈皮 3 g 大腹皮 9 g 枳壳 4.5 g
炒莱菔子 9 g 竹茹 6 g 陈青蒿 9 g

3 剂。服后热净胃开，舌洁脉静，形神活泼，二便通调；再进六君子汤加竹茹、谷芽、石斛等调扶而愈。

按：此例乃邪积化热，阳明里实，肺气郁闭，秽浊熏心，故以麻杏石甘汤清肺热而发郁阳。以其腹部胀满，故去甘草，加瓜蒌子、枳实、莱菔子、凉膈散通其腑气，更以豆卷、连翘、栀子清化湿热，石菖蒲辟浊开窍。2 剂后腑气得通，神清胃苏。以其尚有宿滞，热仍未清，改用白虎加凉膈散清热导滞，终于热平而安。

7. 腺病毒肺炎

7.1 温毒痰热化风

陈某，男，11 个月。

病史摘要：患儿因发热4天，咳嗽气急2天，于1961年2月17日入院。检查：体温39.2℃，气急烦躁，面色苍白，两肺湿啰音明显，右侧有管性呼吸音，心率180次/分，肝于肋下4 cm。血常规检查：白细胞7.6×10^9/L，中性粒细胞0.68，淋巴细胞0.26，中性杆状核粒细胞0.03。血培养阴性。因病情危急，未予胸透。诊断：支气管肺炎合并中毒性心肌炎。入院予四环素和氯霉素、红霉素及可的松、毒毛旋花素、可拉明等抢救措施，病情未见好转，请中医会诊。

2月19日初诊：风痰阻肺，咳逆气急，高热一周，面色苍白，惊厥抽搐，角弓反张，便下黏滑，小溲短赤，舌红，苔厚腻干燥。痰热化风，病势危急。姑拟豁痰制惊。

钩藤4.5 g(后下) 明天麻3 g 天竹黄6 g 鲜石菖蒲4.5 g
胆南星3 g 连翘9 g 白附子4.5 g 炙紫苏子6 g
桔梗3 g 橘红3 g 橘络4.5 g 琥珀抱龙丸1粒(化服)
1剂。

2月20日二诊：项强较柔，腹部亦软，唯热度尚高(39℃)，痰阻气急，肢搐神糊，形色不振，溲少便黏，舌苔垢腻。痰热秽浊，壅阻未化。仍以豁痰开窍，以制其惊。上方去连翘、橘红，加葛根6 g、姜炒川黄连2.4 g、黄郁金9 g，另至宝丹1粒化服。1剂。

2月21日三诊：高热不退，而四肢厥冷，更见昏沉嗜睡，便下泄利，痰多咳嗽，气逆急促，舌红苔薄，口腔发糜。温毒内扰膻中，已成闭脱之势。证情危重，亟须清火解毒开窍。

葛根9 g 生黄芩6 g 川黄连2.4 g 生石膏30 g(先煎)
金银花9 g 生甘草3 g 钩藤4.5 g(后下) 橘红3 g
天花粉9 g 熊胆1.5 g(研末化服) 麝香0.09 g(研末化服)
1剂。

2月22日四诊：昨加服熊胆、麝香后，毒从便下，热势稍和。项脊较软，四肢转温，神志已清，气促亦缓。虽温毒未曾尽撤，病势已由险化夷。拟原法主之，白虎汤加黄芩、黄连、竹叶、天花粉，另加熊胆0.9 g、麝香0.03 g化服，1剂。此后诸恙均和，唯肺气未复，先后以补肺阿胶汤及六君子汤以收全功。

按：本例西医诊断为腺病毒肺炎。初以清热豁痰、镇痉开窍之法，未见缓和。三诊时改用熊麝合葛根芩连汤加石膏主之，一剂其热即退，症象由险化夷。考抱龙、至宝亦为清热解毒、凉心豁痰之品。但本病乃因温毒犯肺，痰热壅盛，蒙蔽心窍，化风抽搐，则其病在心肝肺胃。故以熊胆凉心平肝，麝香开结解毒，合汤剂清其肺胃实热。药证既合，即获良效。此后清肺调元而得痊愈。

7.2 温毒犯肺热闭

朱某，男，9个月。

病史摘要：患儿因发热咳嗽气急2天，于1962年6月30日入院。体温30.5℃，两肺散在性湿啰音。胸透：右上肺片状阴影，合并右上后段不张。血常规检查：白细胞6.9×10^9/L，中性粒细胞0.56，淋巴细胞0.42。入院后予土霉素、链霉素，体温更趋上升，出现烦躁气急、面色苍白、唇口青紫，改予四环素加激素、氨茶碱、毒毛旋花素等，热度持续不退，请中医会诊。

7月4日初诊：9月小儿，咳嗽日久，发热5天(39.5℃)，汗出而喘，痰阻不畅，烦吵不安，面白唇青，哭则无泪，便溏溲少，舌红苔润，二脉浮数，指纹青紫，直通三关。温毒犯肺，里热郁闭。麻杏石甘加熊胆、麝香主之。

麻黄2.4 g　生石膏24 g(先煎)　杏仁6 g　生甘草2.4 g

生黄芩6 g　熊胆1.5 g(研末化服)　麝香0.09 g(研末化服)

1剂。

7月5日二诊：今热较平(38.5℃)，津津汗出，气急较缓，咳嗽尚多，胃气稍动，大便溏黏，舌红润，脉滑数。病势顿挫，温毒未尽，清火解毒，再以原法。

葛根6g	川黄连2.4g	黄芩6g	麻黄2.4g
橘红3g	生石膏15g(先煎)	生甘草2.4g	杏仁6g
竹茹6g	熊胆1.5g(研末化服)	麝香0.06g(研末化服)	

1剂。

7月6日三诊：昨曾大汗，形体较软，今晨已呈活泼，热度稍有升降(今38.2℃)，痰稠不活，便溏黏黄，舌红，苔灰薄黄。证势已缓，病入坦途。兹须清肺化痰。

桑叶9g	枇杷叶9g(包)	川贝母3g	竹茹6g
麦冬6g	紫菀6g	生甘草2.4g	橘红3g
杏仁6g	百部6g	熊胆0.9g(研末化服)	
麝香0.03g(研末化服)			

1剂。此后经清肺化痰养阴之剂调治而愈。

按：患儿高热5天，汗出而喘，烦躁不安，是为温毒犯肺，邪热壅闭。故用麻杏石甘汤发越郁热，加熊胆、麝香解毒泻火、清心豁痰，1剂后热即渐降。后因大便溏黏，气急较缓，续予前方合葛根芩连汤，3天后诸症渐平，体温迅即复常，肺啰音消失，透视复查炎症已无，住院17天痊愈出院。

8. 迁延性肺炎

8.1 肺津不足

林某，男，2岁。

初诊：患儿咳嗽月余，发热迁延，西医诊断为支气管肺炎，经治后高热虽退，肺炎尚未吸收。现咳嗽不断，痰多不畅，食便尚可，稍感口渴，舌洁光润，脉象滑数。是属肺热津虚，治以养肺化痰。

南沙参 9 g　川贝母 4.5 g　麦冬 6 g　杏仁 9 g
紫菀 6 g　桑白皮 9 g　马兜铃 9 g　生甘草 2.4 g
橘红 3 g　竹茹 6 g

2 剂。

二诊：服润肺药后，痰消咳瘥（听诊啰音消失），纳和便调，舌洁红润。前法有效，宜予续进。

北沙参 9 g　川贝母 4.5 g　麦冬 6 g　生甘草 2.4 g
杏仁 6 g　紫菀 6 g　桑白皮 9　竹茹 6 g
川石斛 9 g　橘红 3 g

3 剂。嗣后仍连服上药，去紫菀，加五味子，6 剂后症状消失，胸透复查显示肺部正常，痊愈而出院。

按：本例为肺津不足的迁延性肺炎，故治疗时着重在清养肺津上，佐以化痰润降之品，效果颇佳。

8.2　土不生金

张某，女，2 岁半。

初诊：患儿咳嗽低热已有 2 个月，西医诊断为肺炎，佝偻病。症见咳嗽不爽，痰多黏浊，胃纳不佳，发热未清，形神萎倦，体质薄弱，舌苔白腻，脉象濡滑。先拟化痰止咳，再议调扶。

橘红 3 g　姜半夏 9 g　赤茯苓 9 g　清甘草 2.4 g
枳壳 4.5 g　竹茹 6 g　杏仁 6 g　桔梗 3 g
牛蒡子 9 g　白前 4.5 g

2 剂。

二诊：咳嗽较爽，痰浊尚多，舌苔化薄，热度未净。方已应手，原法追踪。

陈皮 3 g　紫菀 6 g　款冬花 9 g　炙甘草 2.4 g
竹茹 6 g　杏仁 6 g　茯苓 9 g　姜半夏 9 g

炒谷芽 9 g

2 剂。

三诊：舌苔淡白，脉象虚软，咳嗽尚有，胃口不开，形色不华，毛发焦枯，针四缝穴黏液多。脾虚肺弱之象，法须健脾以养肺。

党参 4.5 g　土炒白术 9 g　茯苓 9 g　清甘草 2.4 g
姜半夏 9 g　小青皮 4.5 g　陈皮 3 g　怀山药 9 g
煨木香 1.8 g　醋炒五谷虫 6 g

3 剂。后即以上方去五谷虫，加胆南星、竹节白附子等，服 9 剂，复查肺炎痊愈而出院。

按：此例乃因脾胃虚弱致肺气不复，肺炎迁延不愈。其初复诊时痰浊未清，予化痰止咳；然终以理气渗湿、培土生金法收功。盖脾运一健，痰源自绝也。

8.3　痰浊恋肺

陈某，女，3 岁。

初诊：痧后 3 周，新感发热，咳嗽气急，发为肺炎。今热虽退，仍咳嗽痰多，胃纳不佳，二便尚通，舌苔厚腻，脉象弦滑。是痰浊内阻，治以清肃化痰。

陈皮 3 g　姜半夏 9 g　茯苓 9 g　清甘草 2.4 g
竹茹 6 g　象贝母 9 g　杏仁 6 g　枳壳 4.5 g
川厚朴 2.4 g

2 剂。

二诊：舌苔已薄，咳嗽亦瘥，痰声尚有，胃纳初动。前法奏效，再以止嗽。

橘红 3 g　竹沥半夏 9 g　茯苓 9 g　清甘草 2.4 g
竹茹 6 g　杏仁 6 g　象贝母 9 g　紫菀 4.5 g
竹节白附子 4.5 g

3剂。

三诊：舌苔薄腻，胃纳尚佳，咳瘥痰少，大便欠畅，唯听诊啰音尚有，兹拟调扶。

太子参4.5g　茯苓9g　焦白术9g　炙甘草2.4g
竹茹6g　橘红3g　瓜蒌子9g　仙半夏6g
杏仁6g

3剂。嗣后症状消失，咳痰均愈，胃和便调，肺炎基本吸收，遂出院调理。

按：本例属痰浊内恋。患儿为痧后继发肺炎，经西医治后热退，但咳嗽痰多，肺炎迁延不愈。此因痧后肺弱，感邪较深，又未尽外泄，致痰浊内恋不清。病程已久，不宜疏散，故治以清肃肺气、祛化痰浊。三诊时症状显见改善，但咳痰、啰音尚未消失，乃参入扶脾之品，俾中焦实而杜生痰之源。药后肺炎基本吸收，续以调理而安。

五、哮喘

1. 外寒里饮

张某，男，11岁。

1962年5月23日初诊：哮喘7年，时常发作，近日感寒，咳喘剧甚，涕清恶寒，面色苍萎，舌苔薄润，脉象细数。寒饮内伏，感邪引动。内外阴霾，法须辛温。

炙麻黄2.4g　桂枝3g　细辛2.4g　淡干姜2g
炙甘草3g　姜半夏9g　白芍6g　炙紫苏子9g
生姜2片　红枣3枚

3剂。

二诊：恶寒已无，痰如稀沫，哮喘夜剧，咳尚不利，胃纳一般，大便亦稠，舌苔薄腻，二脉滑数。宿饮不化，仍以辛温化饮。

炙麻黄 2.4 g　桂枝 2.4 g　细辛 1.5 g　紫菀 6 g
杏仁 6 g　旋覆花 9 g　橘红 3 g　川厚朴 3 g
姜半夏 9 g　款冬花 9 g

3 剂。

三诊：哮喘已和，咳嗽尚有，胃和便调，舌苔白腻。通阳利饮。

桂枝 2.4 g　焦白术 9 g　茯苓 9 g　清甘草 2.4 g
橘红 3 g　旋覆花 9 g　姜半夏 9 g　杏仁 6 g
细辛 1.5 g　川厚朴 3 g

4 剂而安。

按：本例哮喘，宿疾 7 年，面色苍萎，涕清恶寒，显系饮邪久伏，感寒引发。故初复二诊皆以加减小青龙汤辛温散寒，化饮平喘。三诊时哮喘已和，但尚咳嗽，舌苔白腻，乃饮浊未清，故以苓桂术甘汤合二陈汤加杏仁、厚朴等健脾蠲饮，顺气化痰，4 剂告平。

2. 痰热内蕴

朱某，男，9 岁。

1963 年 9 月 13 日初诊：患哮喘已 5 年，经常发作，近又感邪，引起宿哮复发，喘咳甚剧，痰多而黏，舌红苔薄白，脉浮数。为肺热兼有表邪，治拟疏解清热。

麻黄 3g　杏仁 6 g　桑白皮 6 g　生白果 7 枚
紫苏子 6 g　紫菀 6 g　款冬花 9 g　姜半夏 9 g
橘红 3 g　清甘草 2.4 g　黄芩 4.5 g

3 剂而喘平。

按：本例属外感风寒、内蕴痰热之哮病，治以千金定喘汤。方中麻黄、杏仁、紫苏子、半夏疏表化痰，紫菀、款冬花、桑白皮、黄芩清热润肺，白果降气定喘，橘红、甘草和中顺气。服 3 剂后，其喘即止。若无痰热者，则桑白皮、黄芩之类宜慎用。

3. 肺热郁闭

赵某，男，11 岁。

1963 年 9 月 30 日初诊：宿哮时发时止，已有 3 年。昨因新感，身热喘剧，咳痰不利，脉象滑数，舌质红，苔薄白。客寒包火，法须清宣。

麻黄 2.4 g　生石膏 15 g(先煎)　杏仁 9 g　炙甘草 3 g
生黄芩 4.5 g　细辛 2.4 g　姜半夏 9 g　紫菀 6 g
紫苏子 9 g　生白果 7 枚

3 剂。

二诊：哮喘已瘥，咳痰亦减，舌苔薄白，二脉带浮，热虽平，尚有表邪，再以宣化。

麻黄 2.4 g　桂枝 2.4 g　紫苏子 6 g　杏仁 6 g
桑白皮 9 g　紫菀 6 g　细辛 1.5 g　款冬花 9 g
姜半夏 9 g

3 剂而安。

按：身热喘剧，舌质红苔薄白，乃因寒新感，郁热壅闭，客寒包火之证也，故治以叶氏五虎饮之意，表里双解。2 剂后喘平但咳，舌苔薄白，是表邪未尽，再予疏表化痰，遂得安和。

4. 饮停上焦

武某，男，8 岁。

1981 年 5 月 20 日初诊：宿哮时发，近 2 周来每夜喘作不止，已服麻黄汤、小青龙等药效不显。胸脘满闷，痰吐清稀，舌苔白润，脉弱而弦。为饮邪盘踞胸中，治以通阳化饮，苓桂术甘汤加味。

茯苓 9 g　桂枝尖 4.5 g　焦白术 9 g　清甘草 3 g
鹅管石 12 g　白芥子 9 g　黄芪 6 g　川厚朴 4.5 g
干姜 1.5 g　杏仁 6 g

5剂。

二诊：喘咳已平，舌苔亦化，纳食稍增，面色较润。宿饮深踞，前法追踪。上方去川厚朴，加紫苏子9g，干姜用至6g，5剂。其后病情稳定，二月不发，嘱服款冬花、冰糖各12g，隔水炖服，每日一剂。连日服用，既巩固，又防治。

按：仲景苓桂术甘汤，《金匮要略》治痰饮以温药和之，即以本方为主。近贤张锡纯在本方的基础上创制理饮汤，并对寒饮之治法颇多阐发。本例患儿，喘咳反复发作不止，以其脉症确系胸阳不振，饮停上焦，故予苓桂术甘温经化饮，加干姜、川厚朴温通胸阳，杏仁、白芥子化痰止咳，鹅管石温肺降逆，黄芪益气扶阳，遂使剧喘得以控制，此王旭高所谓温化寒饮"不越苓桂术甘之制"也。

5. 客寒包火

陈某，男，12岁。

1996年4月6日初诊：哮喘4年，反复发作，近日加剧，每由外感引发。目前咳嗽气急痰多，舌质红苔薄白，脉滑数。证属外寒包火，治以表里双解。

水炙麻黄3g	杏仁9g	生石膏15g(先煎)	生甘草3g
细辛3g	炙紫苏子10g	紫菀6g	桑白皮9g
旋覆花9g(包)	鹅管石12g		

7剂。

4月13日二诊：哮喘已平，咳嗽亦和，胃纳不佳，再予上法，以防反复。上方去石膏、细辛，加黄芩4.5g、姜半夏9g，7剂。

4月20日三诊：喘咳均和，痰声仍有，胃纳一般，舌苔薄净治以二陈汤加味。

陈皮5g	姜半夏9g	茯苓9g	清甘草3g
杏仁9g	黄芩4.5g	紫菀6g	款冬花9g

紫苏子 10 g　旋覆花 9 g(包)

7 剂。

4 月 27 日四诊：喘咳均和，胃口不开，舌苔薄润，予上方出入。上方去杏仁、甘草，加神曲 10 g、炒谷芽 12 g，7 剂。

按：患儿哮喘反复发作，因饮邪内伏，感寒引发，根据辨证属外寒包火，治予表里双解、温清并用，方用五虎汤（五虎汤即麻杏石甘汤加细茶，本案去细茶，改用细辛）加味。方中麻黄、细辛疏表散寒、宣肺平喘，石膏、桑白皮清泄肺热，杏仁、紫苏子、旋覆花、紫菀、鹅管石降气化痰、止咳定喘。三诊后喘咳均和，痰浊尚有，方用二陈汤加味，化痰除引，巩固治疗，防喘复发。

6. 寒饮上逆

左某，男，14 岁。

初诊：哮喘 4 年，近日又作，咳吐稀涎，形寒畏冷，精神不振，面色萎黄，胃纳不佳，舌苔薄润，脉沉滑。胸阳不布，寒饮上泛。予苓桂术甘汤加味。

桂枝 3 g	焦白术 9 g	茯苓 9 g	清甘草 3 g
细辛 2 g	五味子 2 g	干姜 3 g	杏仁 6 g
鹅管石 9 g	陈皮 3 g		

7 剂。药后哮喘即平，乃继以调扶脾肾而安。

按：本例哮喘发作，据其脉证系胸阳不振，寒饮上逆，治法宗“痰饮者当以温药和之”，用苓桂术甘汤温化痰饮、健脾祛湿，干姜、细辛、五味子散寒化饮、平喘止咳，杏仁止咳定喘，陈皮理气化痰，鹅管石助阳温肺降逆。诸药合用，功专效显，遂使哮喘得以缓解，再经调治而安。

7. 风痰阻塞

龚某，男，12 岁。

1963年12月15日初诊：宿哮10年，屡发不止，近日复作，痰浊壅塞，胸肋牵痛，息高肩抬，目红齿燥，便秘数天，昨午突发抽搐，但惊定则神尚清，按脉洪大而滑，舌红苔甚垢腻。病根在痰，蒙蔽清窍，引动风木，病情危重。亟拟豁痰攻逐，开窍平惊。

炙麻黄 3 g	淡竹沥 30 g(姜汁3滴冲服)	鲜石菖蒲 4.5 g
细辛 1.5 g	炙紫苏子 9 g	白芥子 9 g
钩藤 9 g(后下)	瓜蒌子 12 g	橘皮 4.5 g
橘络 4.5 g	炒莱菔子 9 g(研)	生莱菔子 9 g(研)
礞石滚痰丸 12 g(包)		

1剂。

二诊：痰浊壅积，蒙阻清窍，引起抽搐，但无热度，昨进豁痰之品，因未能尽剂，痰喘甚重。神志虽苏，时有昏糊，脉象弦滑，舌苔腻浊。病因在痰，仍须豁痰开窍。

橘红 3 g	橘络 4.5 g	丝瓜络 9 g
竹沥 30 g(姜汁3滴冲服)	桔梗 3 g	钩藤 9 g(后下)
象贝母 9 g	鲜石菖蒲 4.5 g	杏仁 9 g
胆南星 3 g	天麻 6 g	瓜蒌皮 9 g
瓜蒌子 9 g	黄郁金 9 g	控涎丹 1.5 g(化服)

2剂。

三诊：药后下痰甚多，神志全清，饥而思食，喘咳大减，痰声亦少，唯胸膈仍痛，舌绛而燥，脉象软滑。察势胶痰尚留，津液受耗。兹拟润燥化痰。

天花粉 9 g	川贝母 4.5 g	杏仁 9 g
炒莱菔子 9 g	黄郁金 9 g	橘红 4.5 g
橘络 4.5 g	鲜石菖蒲 4.5 g	炙紫苏子 9 g
桑白皮 9 g	竹茹 6 g	全瓜蒌 12 g

3剂。以后病情日减，调理而安。

按：这一患儿的症情发展是十分严重的，经过详细诊察，抓住主因，合理施治，始于得到救治。其病机分析如下：以其宿哮10年，素体饮浊盘踞，已无异议；近日复发，痰浊壅塞，咳喘剧烈，肩抬息高；络道痰阻，故胸肋牵痛；随后痰浊蒙蔽清窍，引动肝风而抽搐神糊，亦势所必然。因此，可确定主因在痰，幸喜身无热度未成燎原，故亟用大剂攻逐豁痰之药，二诊后下痰甚多，神清搐定，喘咳大减，且饥而索食，是症情已化险为夷；但痰去而津液损耗，续予润燥化痰，再经调理乃平。

六、腺样体肥大

1. 冲气上逆

顾某，男，4岁。

1993年11月21日初诊：每于外感发热后，夜眠即感鼻塞气憋，吸气困难，发作时张口吸气，咳逆喘促，不能平卧，须高枕斜倚，反复发病已有2年。屡屡急诊，某院诊为"腺样体肥大"，手术切除后，上症停发4月余。继因入托哭吵，引发气憋唇紫，急送市某院，诊断同前，再行手术切除。本月12日感冒发热，应用抗生素后，高热虽退，旧疾复发，气憋难忍，深吸喷气，高枕倚座不得卧，痛苦不堪。审视患儿，面色苍白，形体羸弱，鼻塞张口，呼吸短促，唇微发绀，舌苔薄腻，二脉细弦小促。细察之下，此乃冲气上逆，气机失调，痰浊阻络，肺窍不利。亟须镇冲降逆，泻肺涤痰。

沉香粉3g(后下)　赭石20g(先煎)　桑白皮9g　甜葶苈子10g
杏仁6g　川贝母3g　陈皮5g　紫菀6g
川石斛9g　炒谷芽9g

5剂。

二诊：药后气促顿减，夜卧仍觉鼻塞气憋，吸气困难，尚有呃气，寐则汗出，苔化薄润。思之病已2年，中气虚耗，气机升降逆调，略辅补气之品以升清降逆。

沉香3g(后下)　赭石20g(先煎)　紫苏梗6g　陈皮5g

炙黄芪6g　太子参6g　焦白术9g　茯苓9g

防风5g　炒白芍6g　炙甘草3g

6剂。

三诊：自施补气降逆以来，呼吸明显改善，夜能平卧，入睡尚有轻度鼾声，病虽向愈，但未断根，体质虚耗。

炙黄芪9g　太子参9g　炙甘草3g　焦白术9g

沉香3g(后下)　赭石20g(先煎)　炒白芍6g　天花粉9g

调治半月，患儿呼吸恢复正常，虽有哭闹但也未引发气憋。今年又因他疾前来就诊，询之，其母云，一年来曾数次外感发热，而气逆喘憋未作，全家甚慰。

按：本病现代医学谓之"腺样体肥大"，患儿病发即见鼻塞吸难，张口呼吸，动则气促，睡有鼾声。患儿清瘦明显，精神萎靡，贫血貌，西医谓之"腺样体面容"，手术二次仍未根治。中医辨证，以其病发即气憋吸难不能卧，近似"喉风症"之喉部通气障碍，然喉风症来势迅猛，甚则窒息，危殆立至，患儿病程2年余，显然异于"喉风症"。董师谓此不可受前医诊断腺样体框囿，单从局部着眼见症治症，难收成效。病系外感发热后气机逆乱，冲气上逆，夹痰迫肺，肺窍失宣而胸满气憋，此喘逆迫促所由来也。病理既明，应从整体出发，当效法仲景"伤寒发汗，若吐若下，解后，心下痞硬，噫气不除者，旋覆代赭汤主之"之意。药选赭石，取其质重善以镇冲降逆；沉香，味辛体重，能升能降，气雄横行，有通天彻地之功，故《药品正义》谓其"若怪异诸病，以此佐攻痰药，能降气安神"。两味相合为君,益增其降逆平喘之力,再配以桑白皮、葶苈子、杏仁、川贝母泻肺化痰。药下痰浊虽化,但喘逆嗳气未平,因细思患儿病久,中气必已虚损,冲气乘虚上干,填塞胸膺,排挤胸中大气,使之下陷而吸难,应从“虚”字着眼。忆张锡纯组参赭镇气汤,人参、赭石同用治阴阳两虚之喘逆迫促,能纳气归原,亦治冲气上干、填塞胸臆之满闷,而仲景旋覆代赭汤本有人参,也因元气之虚也。故于次诊加人参、白术、黄芪以补下陷之元气,佐以沉香、赭石,调气升清以降逆,上宣肺窍,下平冲逆。病理药理契合,气机调畅,则喘促气憋终获痊愈。

第二节 脾系疾病

一、厌食

1. 胃气不振

吴某,女,5 岁。

1987 年 11 月 12 日初诊:患儿胃口不开,已有数月,因摄纳较差,并有口气臭浊,舌苔薄白,平时汗多,容易感冒,二便尚调,形体瘦弱,二脉细软,面色不华。消补无功,故以和营醒胃。

桂枝 3 g　炒白芍 6 g　生姜 2 片　红枣 3 枚
清甘草 3 g　糯稻根 10 g　浮小麦 9 g　陈皮 3 g
炒神曲 9 g　炒谷芽 9 g

7 剂。

11 月 19 日二诊:胃纳已动,汗出减少,口臭亦除,舌苔薄润,病情已瘥。前方既合,再拟原法。

桂枝 3 g　炒白芍 6 g　生姜 2 片　红枣 3 枚

太子参6 g　糯稻根10 g　浮小麦9 g　川石斛9 g
炒谷芽9 g

7剂。药后胃口正常，汗出已和，形神亦振，续以调扶着手。

按：目前流行的小儿厌食症，是由于家长对独生子女的溺爱，加上喂养不当，漫进滋补，久之生化功能失常。有的父母还要强喂、打骂，更造成小儿精神紧张，营养紊乱，出现形体更弱、腠虚汗多、面色不华等症状。经仔细观察，发现患儿大多舌净苔少，腹软无积，大便坚硬，容易感冒发热。凡此种种，都因食养不当，营养过剩之故。此症既无积可消，又胃不受补。

董师从中医“脾胃主一身之营卫，营卫主一身之气血”的理论考虑，分析此病是由脾胃不和而影响营卫失调，须采用鼓舞营卫的方法来振奋胃气，于是投以桂枝汤加味治疗，数剂后营卫和，胃口开，疗效满意。

董师在长期实践观察中，验明此方实为一个体质改善剂、强壮剂、神经安定剂，或里虚里寒，中焦化源不足，潜在虚质的一帖调节剂。尤在泾说：“此汤外证得之，能解肌去邪气，内证得之，能补虚调阴阳。”

此方能调和营卫，促醒胃气，使之能食，董师称此为“倒治法”。见有不同的兼证，须加味处理。如舌红花剥，阴液不足者，加养胃生津之品，玉竹、百合、石斛、麦冬、生扁豆、生地黄等斟酌选入；鼻衄加白茅花、藕节；便秘加生何首乌以润之，切忌泻剂；寝汗淋漓者，加麻黄根、糯稻根以止汗；舌淡阳虚，可入附子；虚寒腹痛，倍芍药加饴糖。至于新邪感袭，须辨其轻重而别作化裁。

2. 肝气犯胃

郭某，男，10岁。

1994年8月4日初诊：情志不舒，厌食已久，寝汗淋多，口渴多饮，舌红苔剥，脉弦细。肝气犯胃，胃阴受耗。治以疏肝养阴清热。

柴胡 3 g　炒白芍 6 g　瓜蒌皮 9 g　焦栀子 5 g
天花粉 9 g　黄芩 4.5 g　糯稻根 12 g　大枣 3 枚

7 剂。

8 月 11 日二诊：肝气较平，胃气转和，纳食稍增，渴饮，舌红苔中剥。上方去大枣，加广郁金 6 g、广陈皮 3 g、炒谷芽 9 g，7 剂。

9 月 8 日四诊：肝气已舒，胃口已开，寐欠安宁，舌净无苔，脉缓和。

柴胡 3 g　紫苏梗 6 g　瓜蒌皮 9 g　焦栀子 5 g
钩藤 9 g（后下）　龙齿 15 g（先煎）　鸡内金 6 g　朱茯苓 9 g
炒白芍 6 g

7 剂。

按：本例厌食，因情志不畅，肝气郁滞，横逆犯胃，胃阴受损，治以疏肝养阴，兼清郁热。初诊方用柴胡疏肝解郁，瓜蒌皮宽中理气，白芍、天花粉养阴生津，肝郁有化火之势，以焦栀子、黄芩清解郁热。二诊后又随证加入广郁金、陈皮、谷芽、紫苏梗、鸡内金行气健运开胃，钩藤、龙齿、朱茯苓安神宁心，疗效颇显。

二、疳积

1. 疳积初成

孙某，女，1 岁。

初诊：疳积腹满，口馋嗜食，毛发如穗，便下酸臭，舌苔薄腻，形色萎倦，针四缝穴有黏液。再延防深，治拟消疳和脾。

胡黄连 2.4 g　醋炒五谷虫 9 g　六神曲 9 g　焦白术 6 g
广木香 2.4 g　焦甘草 2.4 g　小青皮 4.5 g　陈皮 3 g

佛手 4.5 g　　炒扁豆 9 g

3 剂。

二诊：疳积渐化，腹部较软，口馋嗜食，叫吵不安，舌淡苔润，形色消瘦，大便散杂，针四缝穴有黏液，再拟消疳扶脾。

党参 4.5 g　　焦白术 6 g　　茯苓 9 g　　焦甘草 2.4 g

胡黄连 2.4 g　　醋炒五谷虫 9 g　　寒食曲 9 g　　陈皮 3 g

煨木香 2.4 g　　炒扁豆 9 g　　佛手 4.5 g

3 剂。

三诊：疳积已化，腹部亦软，形色转润，大便转调，针四缝穴黏液少，但口馋嗜食仍有，再以原法。

党参 4.5 g　　炒白术 6 g　　茯苓 9 g　　清甘草 3 g

陈皮 3 g　　怀山药 9 g　　寒食曲 9 g　　炒扁豆 9 g

广木香 2.4 g　　佛手 3 g

3 剂。嗣后胃纳如常，大便亦调，形神转活，舌淡苔薄，针四缝穴黏液少而见血。再以前法增损，9 剂而愈。

按：该患儿疳积虽成，但病属初起，故治之以消为主。3 剂后腹满较软，疳积渐化，故二诊时以消扶兼施。至三诊时疳积已化，大便转调，形色亦润，即以调补为主。本例乃先消后补法。

2. 疳积脾弱

苏某，男，2 岁。

初诊：疳积腹满，面色苍黄，口馋嗜食，二目羞明，发稀如穗，舌苔薄腻，针四缝穴有黏液。先以消疳和中。

胡黄连 2.4 g　　醋炒五谷虫 9 g　　寒食曲 9 g　　谷精珠 9 g

佛手 4.5 g　　茯苓 9 g　　清甘草 2.4 g　　怀山药 9 g

夜明砂 9 g

4 剂。

二诊：疳积未化，腹部仍满，便泄3次，二目多眵，口馋嗜食，针四缝穴有黏液。疳深脾虚，前法加减。

胡黄连2.4g　醋炒五谷虫9g　寒食曲9g　煨三棱4.5g
煨莪术4.5g　茯苓9g　焦甘草2.4g　焦白术9g
煨木香2.4g　佛手4.5g

3剂。

三诊：疳积渐化，腹部亦软，脾胃虚弱，大便散泄，舌苔已薄，二目时封，针四缝穴有少量黏液。再以消疳扶脾。

胡黄连2.4g　醋炒五谷虫6g　寒食曲9g　杭菊花6g
怀山药9g　焦白术9g　煨木香2.4g　煨肉豆蔻9g
炒扁豆9g

4剂。

四诊：疳积虽化，脾运未复，大便散泄，面色苍黄，胃纳尚和，舌苔淡白，针四缝穴已无黏液。兹拟健脾消疳。

党参4.5g　焦白术9g　茯苓9g　焦甘草2.4g
广木香2.4g　怀山药9g　炒扁豆9g　陈皮3g
寒食曲9g　醋炒五谷虫9g

4剂。

五诊：疳化腹软，胃和便调，形色转活。调扶善后。

党参4.5g　焦白术9g　茯苓9g　清甘草2.4g
陈皮3g　怀山药9g　炒谷芽9g　佛手柑4.5g

5剂。

按：本例患儿初诊时，疳积已成，脾胃亦虚，故以三补七消之法主之。四诊时疳化腹软，脾运未健，即侧重于补气益脾，调扶而愈。

3. 脾虚气弱

沈某，男，16个月。

初诊：疳久脾虚，面色苍黄，形消肉瘦，发稀如穗，拔之即起，大便溏泄，时常发热，舌淡苔薄，针四缝穴黏液多。病象已深，先予调和脾胃。

党参 4.5 g　焦白术 9 g　淡附片 3 g　炮姜 1.5 g
煨木香 2.4 g　佛手柑 4.5 g　炒青皮 3 g　陈皮 3 g
炒麦芽 3 g

3 剂。

二诊：疳积未化，腹满较软，面色稍润，胃纳一般，便利次少，针四缝穴有黏液。治以消扶兼施。

米炒党参 4.5 g　焦白术 9 g　茯苓 9 g　清甘草 3 g
佛手 4.5 g　青皮 3 g　陈皮 3 g　广木香 2.4 g
煨三棱 4.5 g　煨莪术 4.5 g　寒食曲 9 g　醋炒五谷虫 9 g

3 剂。

三诊：疳积渐化，腹部亦软，面色丰润，毛发渐泽，大便干实，针四缝穴黏液尚有，再以前法。

党参 4.5 g　焦白术 9 g　茯苓 9 g　清甘草 3 g
寒食曲 9 g　醋炒五谷虫 9 g　陈皮 3 g　佛手柑 3 g
怀山药 9 g　炒扁豆 9 g

4 剂以后疳化腹软，胃和便调，色润发泽，针四缝穴带血，继进调补而愈。

按：该患儿已是疳久脾虚，形消肉瘦，毛发稀枯，故初方即用温扶脾土之剂。二诊时元气略振，遂以消扶兼治。三诊时疳积渐化，方意即扶多消少。处方用药，各诊不同。

4. 土不生金

徐某，女，14 个月。

初诊：疳积已久，形销骨立，毛发焦枯。继因感染而发热咳嗽，迁延不愈，舌苔厚腻，便下酸泄，腹部胀满，针四缝穴有黏液。此为脾土不生肺金也。须消疳扶脾，使脾运得健，肺金自安。

米炒党参 4.5 g 土炒白术 9 g 茯苓 9 g 清甘草 2.4 g
陈皮 3 g 炒青皮 4.5 g 姜半夏 9 g 佛手柑 4.5 g
寒食曲 9 g 醋炒五谷虫 9 g

3 剂。

二诊：疳消腹软，热度退净，胃纳亦和，咳瘥有痰，大便泄利，形体仍瘦，神色转润，针四缝穴黏液少。兹拟调补为主。

党参 4.5 g 炒白术 6 g 茯苓 9 g 清甘草 2.4 g
陈皮 3 g 怀山药 9 g 煨肉豆蔻 6 g 煨木香 2.4 g
炒扁豆 9 g 佛手柑 4.5 g

3 剂。药后便和咳愈，针四缝穴见血，出院后仍以上方调扶。

按：本例因高热咳嗽而住院，西医诊断为支气管肺炎，佝偻病。曾用青霉素、链霉素、红霉素等抗生素治疗一周，高热虽降，低热不净，咳嗽仍频，请中医会诊。患儿原有疳积，脾土本弱，而致脾肺两虚，故新感后即成肺炎，且发热、咳嗽迁延不止。故须从本治疗，消疳扶脾，培土生金，使脾运一振，肺气自展。服 3 剂后即热退咳瘥，再 3 剂诸恙均平。此合乎“虚则补其母”“治病必求于本”之经旨也。

5. 疳积有虫

刘某，女，6 岁。

初诊：疳久虫积，面色萎黄，虫斑累累，形体消瘦，时常腹痛，胃纳较差，舌苔薄腻，针四缝穴有黏液。治拟消疳杀虫。

胡黄连 2.4 g 醋炒五谷虫 9 g 寒食曲 9 g 苦楝根皮 12 g
使君子 9 g 白芜荑 9 g 炒青皮 4.5 g 广木香 2.4 g
雄黄 1.8 g

3剂。

二诊：下虫数条，纳谷已动，腹痛不作，便下尚调，舌苔亦润，针四缝穴黏液少而见血。再进消扶之剂。

陈皮3g 青皮4.5g 广木香2.4g 寒食曲9g
炒党参4.5g 焦白术9g 醋炒五谷虫9g 茯苓9g
清甘草2.4g 佛手柑4.5g

4剂。药后纳和面润，疳积已化，续进调扶而平。

按：本例为虫疳，治疗上宜消疳杀虫或扶脾杀虫，须视病情浅深、体质强弱而灵活掌握。

三、呕吐

1. 胃气虚寒

何某，男，9岁。

1993年9月2日初诊：1989年起反复发作呕吐，发则连呕不纳，曾多次住院治疗，静脉滴注西药止吐。刻诊：胃脘胀痛不适，呕吐连作，舌苔薄白，脉弦细。辨证重在胃气虚寒。治以温中和胃降逆。

高良姜3g 砂仁3g(后下) 肉桂3g 藿香6g
陈皮5g 姜半夏9g 姜竹茹9g 广木香3g
左金丸3g(吞)

7剂。

9月9日二诊：药后呕吐未作，舌白已退，自诉口干，大便通调，再拟上法。

高良姜3g 砂仁3g(后下) 肉桂3g 茯苓9g
陈皮5g 姜半夏9g 姜竹茹9g 炒枳实5g
左金丸3g(吞)

7剂。

9月16日三诊：呕吐已止，胃脘也适，舌苔薄润，中寒已化，治拟和胃为主。

炒党参5g　焦白术9g　茯苓9g　姜半夏9g
陈皮5g　藿香梗9g　砂仁3g(后下)　姜竹茹9g
左金丸3g(吞)

7剂。

9月21日四诊：病情稳定，感冒以后，抗病能力增强，稍有咳嗽，治以兼顾。

炒党参5g　焦白术9g　茯苓9g　姜半夏9g
陈皮5g　甘草3g　杏仁9g　桔梗5g
象贝母9g　防风5g

7剂。

按：本例呕吐反复日久，辨证重在胃气虚寒。方中高良姜、肉桂、藿香、陈皮、半夏、砂仁、竹茹、木香皆温中和胃降逆之品。因患儿呕吐、脉弦，是肝胃不和之象，故加用左金丸(川黄连、吴茱萸)调和肝胃，止呕止痛。二诊时见效，再拟原法为治。三诊后，中寒化、呕吐止，方予六君子汤为主调治，数年顽吐遂愈。

2. 冲气上逆

刘某，男，4岁。

1983年10月8日初诊：药后即呕，状如喷吐，一日数次，已有月余。面色萎黄，脘腹柔软，大便通调，小溲亦长。西医检查无阳性发现拟诊为神经官能症。脉弦而弱，舌淡苔薄。中土虚寒，冲气上逆。治须温胃降逆。

淡干姜3g　赭石20g(先煎)　降香3g　姜半夏9g
生麦芽20g　姜竹茹6g　藿香梗6g

伏龙肝 60 g(先煎澄清,代水煎药)

5 剂。

10 月 13 日复诊：喷吐已止，尚有作呕，纳谷正常，二便均调，二脉濡弱，舌苔薄净。胃寒已化，再拟前法为主。

淡干姜 2 g	赭石 15 g	降香 1.5 g	姜半夏 9 g
生麦芽 10 g	姜竹茹 6 g	川石斛 9 g	炒谷芽 9 g

5 剂。药后其症痊愈。

按：患儿频呕剧作，月余不解，西医诊断其为神经官能症。据其脉舌，是脾胃阳虚，冲气上逆，故治当温中镇逆。药以干姜、伏龙肝温暖中土；赭石、降香平肝降逆；姜半夏、藿香梗、竹茹和胃止呕；更以生麦芽重用以疏理气机，调达肝木。药症相合，迅即获效。

四、泄泻

1. 积食

陶某，女，3 个月。

1974 年 10 月 22 日初诊：积滞泄泻，日四五次，腹痛胀满，矢气频多，啼哭不安，小溲尚通，舌苔厚腻。治以导积消滞。

陈皮 3 g	青皮 4.5 g	广木香 2.4 g	炒麦芽 9 g
佛手片 4.5 g	炒枳壳 4.5 g	赤茯苓 9 g	荷叶 9 g
煨葛根 6 g	炒山楂 9 g		

2 剂。

10 月 24 日二诊：腹软不满，泻利转和，矢气尚有，小溲通长，舌苔薄黄。兹拟消扶兼施。

党参 4.5 g	赤茯苓 9 g	扁豆衣 9 g	陈皮 3 g
广木香 2.4 g	青皮 4.5 g	炒山楂 9 g	焦白术 9 g
荷叶 9 g	炒麦芽 9 g		

2剂。药后诸症均愈。

按：该例患儿因乳食内滞，以致脾运失职，气机不畅，清浊不分，而作泄泻。故治以消食导滞，佐荷叶、葛根以升清降浊。2剂后积去泻和，再用异功散加味以调中助运。

2. 热利

周某，男，9个月。

1977年8月25日初诊：泄利1个月，近日发热（38.5℃），泻下溏绿酸臭，日六七次，腹软，小溲短少，舌苔薄黄。热邪扰中，治以清热和泻。

葛根 4.5 g　黄芩 4.5 g　川黄连 1.8 g　清甘草 2.4 g
荷叶 9 g　扁豆衣 9 g　怀山药 9 g　车前子 9 g（包）
炒山楂 9 g

2剂。

8月27日二诊：热度已退，便泄亦和，腹软溲通，舌苔薄净，兹须健运。

党参 4.5 g　茯苓 9 g　清甘草 3 g　扁豆衣 9 g
广木香 2.4 g　荷叶 9 g　怀山药 9 g　炒山楂 9 g

3剂。药后即安。

按：患儿泄泻1个月，脾胃已伤，来诊时复感暑热，致暑湿互夹而身热泻剧。投葛根芩连汤以清表里之热，加荷叶升清，车前子利湿，山楂消积，怀山药、扁豆衣调理脾胃。主次分明，配伍得当，2剂热净泻止，再以调中之剂而愈。

3. 湿热阻滞

钱某，男，2岁。

1978年4月1日初诊：患儿10天来连发高热，38.3～39.9℃，便下溏绿，日四五次，小溲短赤，舌红苔腻。曾用抗生素、退热剂、消化剂及车前液治疗均未见效。其证湿困热重，三石甘露饮加减主之。

生石膏 15 g(先煎) 寒水石 12 g 滑石 9 g(包) 茯苓 9 g
金银花 6 g 藿香 4.5 g 淡竹叶 4.5 g 陈皮 3 g
炒山楂 9 g

3 剂。

4 月 4 日二诊：药后热和，舌苔亦薄，纳谷一般，便溏次减，小溲较长，再进清利可愈。

淡竹叶 4.5 g 金银花 4.5 g 通草 2.4 g 茯苓 9 g
六一散 9 g(包) 泽泻 9 g 佩兰叶 9 g

3 剂。服后病痊。

按：三石甘露饮为治暑病暑湿方。此例发热泄泻，虽时非暑令，但其病机为湿热阻滞三焦，故以石膏、寒水石、滑石清三焦之热为主，茯苓、藿香化湿辟浊，金银花、竹叶宣透利尿，陈皮、山楂和胃消食，于此亦见古方今用之妙也。

4. 热结旁流

李某，女，19 个月。

初诊：麻疹退后，高热不退(40℃)，咳嗽尚爽，舌绛苔黄，满口白屑，精神较佳，腹满便利，稀水无粪，次数频多，已有 5 天，小溲短赤，二脉数实。虽服白虎加味，热势不减。吴鞠通谓：阳明温病，纯利稀水无粪者，为热结旁流也。法当调胃承气汤加味，希热从下解，其利可止。

生大黄 9 g(后下) 玄明粉 6 g 生甘草 2.4 g 连翘 9 g
金银花 9 g 桑叶 9 g 枇杷叶 9 g(包) 陈青蒿 9 g
鲜竹叶 50 片

1 剂。

二诊：药后便下臭杂，量多次减，体温下降，咽舌白屑未消。是热由下解，但须再予清养肺胃。

玄参 6 g　知母 6 g　生谷芽 9 g　钗石斛 12 g
竹茹 6 g　连翘 9 g　金银花 9 g　桑叶 9 g
枇杷叶 9 g(包)

2 剂。其后热净利和，汗多体虚，续进调扶而愈。

按：患儿来诊前曾用西药金霉素、红霉素等及磺胺类治疗，中医亦用过白虎汤清热，但病势未见好转。根据症情，身热不清，便稀如水，腹满溲少，二脉数实，此系热结旁流之阳明燥实证也。改用调胃承气汤，下其燥矢以除实热，才得热和津回，下利亦止。药证相符，一剂见功。

5. 暑湿淫脾

岑某，男，1 岁。

1978 年 8 月 12 日初诊：暑秽夹杂，泄利 5 天，泻臭呈放射状，日七八次，舌苔薄腻，小溲短少，腹部尚软。治以祛暑逐秽以和其泻：纯阳正气丸 3 g，日分 2 次服，服 2 日。

8 月 14 日二诊：暑秽一化，便泄即和，舌苔薄润，小溲转长，胃纳尚差，兹须调理脾胃。

陈皮 3 g　焦白术 9 g　广木香 2.4 g　炒山楂 9 g
炒谷芽 9 g　焦甘草 2.4 g　藿香 9 g　佩兰 9 g

3 剂。药后其病乃愈。

按：该例是暑天受寒，暑秽夹杂而致泄泻，故予纯阳正气丸以驱逐暑秽。邪浊一去，即得泄利自和。

6. 外寒夹食

吴某，女，1 岁。

1963 年 8 月 3 日初诊：伤食外感，身热，现 38.5℃，泛恶纳差，大便泄利，日四五次，臭杂不化，小溲短少，舌苔薄腻。治以疏消。

荆芥 4.5 g　防风 4.5 g　紫苏梗 4.5 g　陈皮 3 g
川厚朴 3 g　六一散 9 g(包)　神曲 9 g　炒山楂 9 g
车前子 9 g(包)　广木香 2.4 g　炒枳壳 4.5 g

2 剂。

8 月 5 日二诊：邪化热和，泻止溲长，再予调理而愈。

按：患儿外邪发热，夹食作呕，便泄臭杂，属外感兼夹积滞，故以荆防败毒散加减治之。方中荆芥、防风、紫苏梗以外解表邪，神曲、山楂以消积，陈皮、川厚朴、枳壳行气导滞，六一散、车前子渗湿利尿。2 剂后，表邪解，积滞清，再以调理脾胃以善后之。

7. 中寒

沈某，男，8 个月。

1963 年 9 月 9 日初诊：泄泻经月，日二三次，小溲清长，乳时作呕，舌淡苔薄，腹满按之尚软。消化不良，中寒久泄，法须温运，钱氏益黄散主之。

陈皮 3 g　青皮 4.5 g　紫丁香 1.5 g　炮姜 1.8 g
煨诃子 9 g　广木香 2.4 g　姜半夏 9 g　清甘草 2.4 g
炒麦芽 9 g

2 剂。

9 月 11 日二诊：药后泄泻好转，胃气亦和，但脾胃中寒，再以上方去姜半夏，加党参 4.5 g、焦白术 6 g，续服 5 剂而愈。

按：该例患儿舌淡作呕，便利不化，小溲清长，此系脾胃虚寒，升降失职，但症状较轻，故以益黄散以温和之，加半夏和胃降逆，炮姜、木香温中运脾，麦芽以消乳积。2 剂恶止利减，故去半夏加党参、白术以调扶脾胃，5 剂收功。

8. 寒湿中阻

陈某,男,9岁。

1993年10月21日初诊：素体虚弱,曾患遗尿。新感受寒后,呕恶泻利2天,胃脘作痛,舌苔白腻,脉细小弦。西医诊断：急性胃肠炎。证属质薄感邪,寒湿中滞。治以辛温散寒,芳香化湿。

藿香梗9g　川厚朴5g　制苍术9g　防风6g
生姜3片　陈皮3g　广木香3g　赤茯苓9g
神曲9g　姜川黄连3g

5剂。

10月28日二诊：药后吐泻已止,胃痛不作,稍有咳嗽,苔仍白腻,治以前法出入。

陈皮3g　姜半夏9g　砂仁3g(后下)　藿香梗9g
制苍术9g　佛手5g　杏仁6g　炒枳壳5g
大腹皮9g　炒莱菔子9g

7剂。

11月4日三诊：脘痛已舒,胃纳尚差,咳嗽有痰,舌苔薄腻,再拟温化。

陈皮3g　姜半夏9g　川厚朴花6g　藿香梗9g
佛手5g　杏仁6g　炒枳壳5g　大腹皮9g
炒莱菔子9g　通草3g

7剂。药后胃口已动,咳嗽痰活,便下通调,予化痰止嗽剂而愈。

按：患儿脾胃本虚,感受外邪,寒湿中阻,症见呕恶泻利,治以平胃散法,芳香辛温,化湿散寒,药后胃气自和,脾运亦健,吐利均止。姜制川黄连一味,寒性已减,乃取其止呕治利之功。

9. 脾虚中寒

王某,男,7个月。

1993年3月25日初诊：泄泻月余，小溲通长，舌净无苔，脉濡。脾虚中寒，治以温运中阳。

炒党参4.5g　炒白术6g　干姜3g　焦甘草3g
煨肉豆蔻6g　煨诃子6g　煨木香3g　陈皮3g
白扁豆6g　炒谷芽9g　焦神曲9g

7剂。

4月1日二诊：便下转调，小溲通长，乳时作恶，拟上方出入：上方去诃子，加姜半夏9g，7剂。

4月8日三诊：泄泻已止，气体不复，形神虚弱，腹软。病后阳虚，治拟温补脾肾。

炒党参4.5g　炒白术6g　煨肉豆蔻6g　补骨脂6g
白扁豆6g　淫羊藿6g　炮姜2g　焦甘草3g
茯苓6g

7剂。

4月15日四诊：大便调，气体渐复，胃气亦和。

炒党参4.5g　炒白术6g　茯苓6g　焦甘草3g
陈皮3g　怀山药9g　白扁豆6g　炒麦芽9g
炒谷芽9g

7剂。

按：本例久泻脾虚，健运失司，中阳不振。一诊用理中汤加味，温运中阳，兼用固涩。二诊泄泻好转，胃气不和，加用姜半夏和降。三诊泻后显示阳虚，予理中汤加肉豆蔻、补骨脂、淫羊藿温补脾肾。由于辨治精确，脾运得健，中阳恢复，久泻获愈。

10. 中焦虚寒

王某，男，11个月。

1963年2月21日初诊：泄泻旬日，舌苔淡白，形色苍瘦，胃口不开，腹软溲长，睡时露睛。脾胃虚寒，治以温运，理中加味主之。

米炒党参 4.5 g 炒白术 6 g 炮姜 1.5 g 陈皮 3 g

清甘草 2.5 g 煨木香 2.4 g 煨诃子 4.5 g 炒麦芽 9 g

炒神曲 9 g

2 剂。

2 月 23 日二诊：药后便已成形，再以原法巩固。原方 3 剂，服后即愈。

按：该例患儿亦为中焦虚寒，比较严重，其症舌淡色苍，睡时露睛，为脾土阳虚之象，故以理中汤温里，参以神曲、麦芽消运醒胃，数剂而效。

11. 脾虚烦渴

孙某，女，3 个月。

1974 年 10 月 15 日初诊：泄泻月余，近且发热，舌红苔黄，干渴，涕泪尚有，便利日六七次，小溲一般。三月小儿，再延防脱，亟须七味白术散以治烦渴而和泄泻。

党参 4.5 g 土炒白术 9 g 茯苓 9 g 清甘草 2.4 g

葛根 6 g 藿香 4.5 g 木香 2.4 g 炒谷芽 9 g

扁豆衣 9 g

2 剂。

10 月 17 日二诊：热净，泄泻转和，次数减少，化机不复，舌润纳和，汗出较多，小溲通长。兹须温扶脾胃，附子理中主之。

党参 6 g 焦白术 9 g 炮姜炭 2.4 g 焦甘草 3 g

淡附片 3 片 煨葛根 6 g 木香 2.4 g 陈皮 3 g

炒谷芽 9 g 炒扁豆 9 g

3 剂。

10 月 20 日三诊：大便成条，汗出减少。再以原方 3 剂以巩固之。

按：该例以其泄泻月余，微热苔黄，口渴，初看似有伤阴之象。但涕泪均有，小溲尚通，说明阴液未损，乃脾虚不能为胃行其津液而发口渴，故投以七味白术散以和脾胃。2剂后热净泄减，汗出较多，舌润溲长，为久泄脾阳衰耗，因以附子理中温运，加扁豆、木香、陈皮和胃气，葛根升清，不数剂即获痊愈。

12. 伤阴

游某，男，5个月。

1975年9月1日初诊：先天不足，形体瘦弱，泄利已近半月，自八月中旬起发热，逐渐增高至39℃以上。住院后，热未退，泄利亦多，症见形神萎羸，睡时露睛，舌红唇朱，涕泪较少，口渴引饮，小溲短少。阴液大耗，元气亦惫。病情严重，急宜救阴扶元。

珠儿参9 g　鲜石斛12 g　天花粉9 g　生扁豆9 g
乌梅6 g　鲜荷叶30 g　生甘草3 g　鲜生地黄30 g
陈粳米30 g(包)　皮尾参4.5 g(另炖)

2剂。

9月3日二诊：体温37.7℃，前进救阴扶元之剂，热势下降，形色较和，哭时见泪，小溲尚长，便泄稀薄，舌红润，唇色朱，睡仍露睛。病情稍得转机，仍未脱险，再以救阴扶元。

天花粉9 g　生扁豆9 g　乌梅6 g　鲜荷叶30 g
珠儿参9 g　陈粳米30 g(包)　鲜石斛9 g　生谷芽9 g
炒谷芽9 g　益元散12 g(包)　皮尾参4.5 g(另炖)

3剂。

9月6日三诊：热度退净，泄泻亦瘥，小溲通长，舌质红润。病情已得转机，但面晄形瘦，睡时露睛，体质太薄，亟须调养。兹拟扶脾和胃。

皮尾参 6 g(另炖) 焦白术 9 g 生扁豆 9 g 姜炭 2.4 g
陈粳米 30 g(包) 焦甘草 3 g 天花粉 9 g 乌梅 6 g
生谷芽(各) 9 g 炒谷芽 9 g 鲜荷叶 30 g

3 剂。药后利和，形神转振，续进调扶脾胃之剂而痊愈。

按：该患儿来诊时住某院已 10 天，西医诊断为中毒性消化不良，曾用链霉素、青霉素、庆大霉素、氨苄青霉素及维生素 B_{12} 等均未见效，经医院同意来我科诊治。患儿先天不足，体质素虚，加之久泄耗液，热盛烁津，使其元阴销竭，出现神萎露睛、舌红口渴、涕泪较少、小溲短少等危候。当务之急，应速以扶元生津固本。方中皮尾参扶助元气，珠儿参、鲜石斛、鲜生地黄、乌梅、粳米、天花粉、甘草、鲜荷叶、生扁豆等酸甘化阴，生津和胃，滋水退热。2 剂以后，病情初得转机，续进原意增损，终于获救。

13. **阴阳两伤**

马某，男，11 岁。

1995 年 3 月 30 日初诊：慢性泄泻 3 年，曾多次住某市级医院治疗。未检出沙门氏菌。胃镜示：慢性浅表性胃炎。结肠镜示：慢性结肠炎。粪检：少量脂肪颗粒。其他检查均正常。西医称为难治性腹泻，营养吸收不良，治疗未见好转。现症：每日泄利 2～3 次，面色苍白无华，形体羸瘦，毛发不泽，小溲通长，舌红无苔，二脉细弱。病久根深，肠胃较薄，治疗不易，姑拟温运和泻。

炒党参 9 g 焦白术 9 g 姜炭 1.5 g 焦甘草 3 g
淡附片 5 g 肉豆蔻 9 g 五倍子 9 g 儿茶 5 g
吴茱萸 3 g 龙骨 15 g(先煎)

6 剂。

4 月 6 日二诊：泄泻次数较前减少，面色萎黄，舌红绛。治拟上方损益。

炒党参 9 g　焦白术 9 g　姜炭 3 g　焦甘草 3 g
淡附片 3 g　珠儿参 9 g　石斛 9 g　粳米 30 g(包)
乌梅 6 g　龙骨 15 g(先煎)　牡蛎 15 g(先煎)

7 剂。

4 月 13 日三诊：泄泻渐瘥，小溲通长，舌红少津。元气虚惫，阴阳两伤，治拟扶元救阴和泻。

珠儿参 9 g　皮尾参 6 g　炒怀山药 10 g　炒扁豆 6 g
焦白术 9 g　炒石榴皮 9 g　粳米 30 g(包)　乌梅 6 g
龙骨 15 g(先煎)　牡蛎 15 g(先煎)　西洋参 3 g(炖服)

14 剂。

4 月 27 日四诊：药后久泄已和，面㿠少华，夜尿频多，舌红无苔，但不口渴。再拟上法。

珠儿参 9 g　皮尾参 6 g　炒怀山药 10 g　炒扁豆 9 g
焦白术 9 g　炒石榴皮 9 g　茯苓 9 g　粳米 30 g(包)
乌梅 6 g　五味子 3 g

7 剂。后服上方加减 2 月余，泄泻告愈。

按：本例久泻，由阳伤及阴，整个治疗着眼于温脾回阳，扶元救阴，补益脾胃，固涩止泻。一诊用附子理中汤加味，温运脾胃，涩肠和泻。二诊泄泻次减，见舌红绛，是阴液受损，用附子理中汤温脾回阳，加珠儿参、石斛、乌梅、粳米育阴养胃，龙骨、牡蛎固涩止泻。三诊泄泻虽瘥，但元气虚惫，阴阳两伤，投以扶元救阴、补脾固涩之剂。四诊泄泻已和，为巩固疗效，防其病情反复，续用前方加减。调治 2 月余，难治性久泻获得痊愈。

14. 伤阳

张某，男，8 个月。

初诊：禀体素弱，泄泻旬日，日 10 次左右，形体瘦羸，胃口不开,腹胀溲长,睡时露睛,四肢清冷,舌淡苔白。证属脾胃阳虚,病情不轻,非参附殊难济急。

高丽参 4.5 g(另炖) 淡附片 6 g 炮姜 2.4 g 清甘草 3 g
炒麦芽 9 g 煨木香 3 g 煨肉豆蔻 6 g

3 剂。

二诊:药后便下成形,四肢稍温,小溲清长,面色不华,舌仍淡白,仍须原法巩固。

按:本例患儿禀体素虚,泄利以后,又呈一派阳衰症状;且睡时露睛,四肢清冷,已有亡阳趋势,故急用参附重剂以挽救之。3 剂以后,病得转机,泄和肢温。但其体质太弱,尚须继续调补,方获康复。

15. 阴阳两伤

朱某,男,5 个月。

1961 年 5 月 2 日初诊:便下秘利,次数频多,小溲尚通,腹满胀气,按之即哭,形色较萎,身热不高,舌红口炎。热利伤津,脾运不畅。治以清养运脾。

人参须 2.4 g 煨葛根 6 g 天花粉 9 g 扁豆衣 6 g
麸炒枳壳 4.5 g 青皮 3 g 炒白术 4.5 g 生甘草 2.4 g
香连丸 1.8 g(包)

2 剂。

5 月 4 日二诊:泄利仍剧,日有 10 余次,腹满而胀,舌光干而淡红,形神萎靡,汗出,纳少作呕,小溲尚有。元气大惫,伤阴耗液,阳虚之象。其势危殆,亟投益气扶元救之。

西洋参 2.4 g(另炖) 移山参 4.5 g 乌梅 4.5 g 钗石斛 9 g
煨诃子 9 g 天花粉 9 g 莲子 9 g 生谷芽 9 g
炒谷芽 9 g 土炒白术 4.5 g 怀山药 9 g 炮姜 1.5 g

生甘草2.4g

1剂。

5月5日三诊：泄泻次数虽减，但便下清谷，腹满有气，形神不振，舌光津少而质淡，体温反低。阴津已伤，阳气亦衰，幸胃气稍动，或有一线生机。兹拟救阴扶阳，以冀转机。

西洋参2.4g(另炖) 移山参4.5g 黄厚附片9g 炮姜1.8g
钗石斛9g 生扁豆9g 炒白术4.5g 生谷芽6g
炒谷芽6g 焦甘草2.4g 乌梅4.5g 茯苓9g

1剂。

5月6日四诊：服昨方今形神较振，泄利见粪，但有不化黏质，小溲尚通，胃气已动，腹部虽满，按之尚软。征象渐露生机，兹拟原法继之。

移山参4.5g 黄厚附片9g 肉桂1.2g 炒白术4.5g
炮姜1.5g 茯苓9g 焦甘草2.4g 乌梅4.5g
钗石斛9g 生谷芽9g 炒谷芽9g

3剂。

5月9日五诊：大便泄利，次数减少，小溲通长，腹部亦软，形神转振，胃气亦和，舌光淡红。症势由险化夷，仍以原法加减。

移山参4.5g 黄厚附片9g 炒白术4.5g 炮姜1.5g
乌梅4.5g 钗石斛9g 生谷芽9g 炒谷芽9g
怀山药9g 清甘草3g 煨木香2.4g

2剂。嗣后病情稳定，由于体质太弱，一直调治至6月1日痊愈出院。

按：本例西医诊断为中毒性消化不良，中医辨证为阴阳两伤，其病因是从热利转变而成。但本案病情错综复杂，非明察毫末，步步紧扣，则殊难见功。初诊时其症见舌红口炎，身热色萎，便下秘利次多，是热邪未清而又伤及阴分；腹满胀气，按之即哭，是脾运虽虚，气亦阻滞，乃系虚实互夹之证。如邪热不祛，气滞不畅，泄久必更亡津，因之用参须、白术、扁豆衣、天花粉、甘草以养阴生津，香连丸、葛根清热和泻，青皮、陈皮、枳壳理气运脾。2剂后泄利仍剧，舌光而干，形神萎靡，纳少作呕，是阴液亏少，胃气亦衰；其腹满而胀，但按之不哭，与前胀不同，和舌质淡红、汗出相参，是为阳虚之征。经曰脏寒生满病，此虽对水气而言，但其理相同。此是阴损及阳，而致火衰不能温煦肠胃，运化无权之虚胀腹满。这时邪热虽去，元阴亦由病久而随之虚衰，病情十分危重，当务之急在于扶元生津，保其胃气，所谓留得一分胃气，便有一线生机也。若妄用苦寒克伐，必致危殆。方中重用二参以扶元救阴，炮姜温运阳气，乌梅、石斛、天花粉、莲子、谷芽、山药、白术生津保胃。1剂后病情好转，体温反低(说明辨证阳衰虚胀是正确的)，再以原法增损，加入附片以温阳，病情日趋坦途，续予阴阳并扶加减运用，终克全功。

16. 脾虚肠滑

沈某，男，1岁。

1963年12月12日初诊：脾虚泄泻，已有旬余，面色萎黄，毛发稀枯，小溲尚通，舌质淡红。为脾阳受损，治以温中。

党参4.5g　炮姜2.4g　炒白术3g　焦甘草2.4g
煨木香2.4g　煨诃子6g　炒麦芽9g　炒山楂9g

2剂。

12月14日二诊：泄泻不和，昨曾12次，状若鹜溏，量少，腹满尚软，舌淡红苔洁。其证脾阳不振，泄久肠滑。治以温涩。

炮姜炭1.5g　石榴皮4.5g　炒白术4.5g　怀山药9g
扁豆衣9g　煨诃子6g　煨木香2.4g　陈皮3g
炒麦芽9g

2剂。

12月16日三诊：泄利仍多，形神较活，小溲通长，胃纳尚和，啼哭有泪，腹软无气，舌淡苔洁。久泄肠滑，重用止涩温里。

淡附片3g　炮姜1.8g　炒白术4.5g　煨木香2.4g

炒御米壳4.5g　煨诃子6g　石榴皮6g　扁豆衣9g

焦甘草2.4g　煅龙骨9g　赤石脂12g(包)

2剂。药后泄利次减，便亦转厚，泄久肠滑，仍须原法加党参续服，3剂后痊愈出院。

按：该例属脾阳不振，久泄而致肠滑，故初用理中不效，乃补可去弱，不能固脱也。经改为温阳固涩之剂，如石榴皮、御米壳、煅龙骨、赤石脂等，泄利旋见好转而获愈。

17. 湿困脾胃

孙某，女，2岁。

1962年7月20日初诊：暑邪夹湿，内困脾胃，纳食不佳，消化不良，大便溏泄，腹满略胀，身热4天，舌苔厚腻。当宜清化暑湿为主。

藿香9g　佩兰9g　川厚朴3g　青蒿9g

六一散9g(包)　赤茯苓9g　广木香3g　连翘9g

生扁豆9g　陈皮3g　神曲9g　焦白术6g

3剂。

7月23日二诊：药后热和，舌苔化薄，腹部转软，便下次减。诸症向愈，改以调理脾胃。

陈皮3g　焦白术9g　藿香6g　广木香3g

茯苓9g　清甘草3g　川厚朴3g　炒扁豆9g

3剂。药后舌净便调，再以调理3剂而愈。

按：本例由于湿困脾胃而致气滞不畅，腹见胀满，升降失职，故而泄泻。乃用太无神术散为主，以和中化湿，鼓动脾气。由于时值暑令，故温燥之剂加入芳化健脾和胃诸品，俾暑祛湿化，脾胃健复，清升浊降，其泄自愈。临床见湿困之腹胀者，需仔细辨别，灵活施治方能获效也。

18. 水湿内滞

沈某，男，7个月。

1974年8月9日初诊：泄利1周，小溲短少，舌苔白滑，咳少有痰。证系水邪中阻，治以分利。

桂枝1.8g　米泔浸茅苍术9g　赤茯苓9g　猪苓6g
泽泻9g　广木香2.4g　葛根6g　陈皮3g
车前子9g(包)

3剂。

8月12日二诊：舌净而淡，便泄已瘥，小溲转长，痰声尚有。还宜健运治之。

葛根6g　广木香3g　焦白术9g　茯苓9g
陈皮3g　炒谷芽9g　炒扁豆9g　炒山楂9g
车前子9g(包)

4剂。药后痰化便调，诸症均安。

按：本例泄利溲少、痰多、苔滑，乃是水湿内滞，致小肠泌别失职所致，故用五苓散以分利之，使水湿从小便而出，以达到实大便的目的。

19. 脾惫(肠麻痹)

陶某，男，11个月。

1965年9月24日初诊：泄利6天，而成虚胀，西医诊断为麻痹性肠梗阻。高热干渴，恶心呕吐，气促不舒，小溲短少，大便不畅，次多量少，腹部鼓胀，扣之鼟鼟舌红口燥，药入即吐。脾气虚惫，症属重危。姑拟外敷温脐法，希获转机。

公丁香 1.5 g　肉桂 1.5 g　广木香 1.5 g　麝香 0.15 g

上药共研细末，用熟鸡蛋去壳，对剖去黄，纳药末于半个鸡蛋的凹处，复敷脐上，外扎纱布。2 小时后肠鸣连连，矢气甚多，腹部稍软。上药续敷 1 次。

9 月 25 日二诊：外敷之后，气机舒缓，便下稀溏而通畅，腹部和软，形神较安，热度已净，舌质转淡，苔薄腻，泄利尚多，小溲短少，睡时露睛。证属阳气虚衰，附子理中主之。

米炒党参 4.5 g　土炒白术 6 g　炮姜 1.5 g　焦甘草 1.8 g
淡附片 4.5 g　广木香 1.8 g　茯苓 9 g　车前子 9 g(包)

2 剂。

9 月 27 日三诊：药后泄利已瘥，腹软溲长，唯便仍溏烂，舌淡而洁。中焦阳气未复，尚须温扶。

米炒党参 4.5 g　炒白术 6 g　炮姜 1.8 g　焦甘草 1.8 g
煨木香 3 g　石榴皮 4.5 g　黄厚附片 4.5 g　炒扁豆 9 g

3 剂。药后便即转厚，纳食亦香，形神已振，续予温扶而安。

按：本例病机是由于久泄脾惫，升降失常，中焦窒滞，则气阻于下而大便不畅，胃气上逆而呕恶吸促。在胃不受药的情势下，必须另觅途径，乃以外敷温脐散主治。中用温香诸药，借麝香的渗透之力，深入肠内，旋运气机，使其频转矢气而升降复常，然后再予附子理中调理而得到康复。

20. 脚气型泄泻

(1) 伍某，女，5 个月。

1995 年 4 月 6 日初诊：消化不良，大便泄利，睡眠不安，小溲通长，舌苔薄润。查乳母膝跳反射迟钝，嘱停母乳。治以消导和泻。

陈皮 3 g　炒麦芽 9 g　青皮 4.5 g　炒山楂 9 g

木香 3 g　防风 4.5 g　紫苏梗 3 g　葛根 6 g
藿香 3 g　煨诃子 6 g

5 剂。

4 月 13 日二诊：泄泻次减，大便成形，小溲通长，舌苔薄润。治以调扶脾胃。

炒党参 4.5 g　焦白术 9 g　炮姜 1.5 g　焦甘草 3 g
木香 3 g　煨诃子 6 g　陈皮 3 g　青皮 4.5 g
扁豆衣 6 g

5 剂。

4 月 20 日三诊：泄泻已和，化机未复，形神较活，小溲通长，再予前法。上方去诃子，6 剂。

(2) 徐某，女，10 个月。

1992 年 1 月 30 日初诊：出生 3 个月起泄泻，迄今不和，小溲短少伴有咳嗽，舌苔薄润。查乳母膝跳反射阳性，建议停服母乳，改服米汤。治拟消积化滞利尿。

陈皮 3 g　青皮 4.5 g　炒麦芽 9 g　炒山楂 9 g
广木香 3 g　防风 4.5 g　甘草 2 g　车前子 9 g(包)
桔梗 3 g　紫菀 6 g

3 剂。

2 月 2 日二诊：一断母乳，泄泻即和，稍有感冒，流涕，咳嗽。拟予疏化。

荆芥 5 g　防风 4.5 g　紫苏叶 5 g　蝉蜕 3 g
炒麦芽 9 g　甘草 2 g　葱白 3 枚　桔梗 3 g
紫菀 6 g

5 剂。

按：上二例为脚气型泄泻，是哺乳期婴儿的泄泻，乃“泻在儿身，因在母体”。敲击乳母两膝关节不能反跳（膝跳反射异常），由此确诊母乳中缺少维生素 B_1。嘱暂停母乳，改人工喂养，并用汤剂消积化滞，调扶脾胃，见效迅捷。

(3) 汪某，男，4 个月。

1975 年 3 月 18 日初诊：患儿生后不久即有泄泻，粪便稀薄，日 10 余次，形色萎羸，舌净无苔，小溲通长。检查乳母蹲踞、踝膝反射异常，乃“脚气型”泄泻也。嘱停母乳，代以米汤、奶糕等，药用温运消积。

炮姜 1.8 g　山楂炭 9 g　炒麦芽 9 g　煨木香 2.4 g
党参 4.5 g　清甘草 2.4 g　陈皮 3 g　青皮 4.5 g
焦白术 9 g

3 剂。

3 月 21 日二诊：停乳进药，便下成条，为 4 个月来所未有，舌苔薄净，形神亦振，小溲通长。再以理中加味，建议人工喂养。

党参 4.5 g　焦白术 9 g　炮姜 1.8 g　清甘草 2.4 g
炒麦芽 9 g　广木香 2.4 g　陈皮 3 g

3 剂。以后家属告知，不哺母乳，大便从此正常。

(4) 乔某，女，3 个月。

1975 年 3 月 29 日初诊：生后不久即持续泄泻，2 月余未愈。每天最多一二十次，状如蛋花，色绿夹有奶块，无脱水征，小溲亦通，形神较软，舌苔薄润。检查乳母蹲踞、踝反射、膝跳反射异常。此为“脚气型”泄泻。嘱停母乳，暂饮米汤。方以温运兼化乳积。

炮姜 1.8 g　山楂炭 9 g　炒麦芽 9 g　陈皮 3 g
焦白术 6 g　清甘草 2.4 g　木香 1.8 g　党参 4.5 g

2 剂。药后大便成形，次数减少，再进原方调理而愈。

按：该二例均生后不久即见泄泻，虽经中西药物治疗却不见效，但又未现脱水征象。根据检查乳母之蹲踞、踝反射、膝跳反射异常，乃知其为“脚气型”泄泻。故嘱停乳，改为人工喂养，同时予运脾消积之剂，见效迅速。

21. 升降失司

张某，男，1岁。

1981年3月9日初诊：患儿发热泄泻已近1个月，现症泄泻不止，发热未清（体温38℃左右），舌红少苔，唇朱口燥，食纳尚可，腹满胀气，肠鸣转矢，小溲不多，四肢清冷。通过补液，啼哭有泪。经西医按消化不良症治疗后，病势有所减轻，但仍缠绵。其证为虚中夹实，升降失职，当防病势反复。治以升清降浊，清热止泻，略扶其正。

煨葛根6 g　黄芩4.5 g　广木香3 g（后下）　怀山药10 g
米炒党参6 g　扁豆衣9 g　炒枳壳4.5 g　天花粉9 g
金银花9 g　干荷叶30 g

3剂。

3月12日二诊：热度已净，形神活泼，舌润口滋，四肢温和，腹满较软，矢气减少，大便成形，小溲通长，但胃纳不振，偶有呕吐。上方已合，病情好转，现当清养调扶，兼以升清理气。

皮尾参4.5 g（另炖）　生扁豆9 g　怀山药10 g　金银花6 g
清甘草3 g　煨葛根6 g　干荷叶30 g　川石斛9 g
广木香3 g（后下）　炒谷芽9 g

3剂。药后随之病愈出院。

按：患儿病发1个月，西医以补液等治疗，略见好转，但泄泻不瘥，腹满转矢，发热迁延，四肢不温。此乃“清气在下，则生飧泄；浊气在上，则生䐜胀”（《素问·阴阳应象大论》），虚实互见之证也。其中手足清冷，为清阳不布、气郁热厥之候。此时既不宜补脾以止泻，亦不可通下以泄满，唯升清降浊之法庶几相合。故初方即以荷叶、葛根、金银花、扁豆衣轻灵升清为主，使清阳宣发而浊阴自降；配以木香、枳壳理气宽中，黄芩、天花粉清热生津，党参、山药健脾扶中，病情即得初安。泄止、肢温、舌润，清升之象也；腹松、气减、溲长，浊降之征也。二诊时去黄芩、枳壳、天花粉、党参、扁豆衣，增以皮尾参、生扁豆、甘草、石斛、谷芽，意在清养调扶，3剂后其病遂愈。

22. 肝脾失调

吴某，男，11岁。

1993年7月1日初诊：自幼迄今，消化不良，大便散泄，日2～3次，时有腹痛，已10年余，舌质红苔白腻，脉细弦。证属肝脾失调，寒热夹杂，治以乌梅丸出入。

醋渍乌梅6g　川椒目3g(炒出汗)　细辛3g　吴茱萸2g
炒党参9g　淡附片3g　炒黄芩6g　姜川黄连2g
炒黄柏4.5g　五味子3g

7剂。

7月8日二诊：便泄次减，日行1次，转调，腹痛和，胃纳欠佳，舌苔薄润，上方颇合，再守原法。

醋渍乌梅6g　川椒目3g(炒出汗)　细辛3g　吴茱萸2g
炒党参6g　淡附片3g　炒黄芩6g　石斛9g
炒谷芽9g　陈皮5g

7剂。

7月15日三诊：大便调，腹痛不作，胃纳尚可。上方去黄芩、石斛，加姜川黄连2g、焦甘草3g，7剂。

8月5日四诊：便泄已和，腹痛亦和，胃纳正常，治以调补。

醋渍乌梅6g　炒党参9g　炒白术9g　茯苓9g

焦甘草 3 g　淡附片 3 g　黄芪 9 g　当归 6 g
炒白芍 6 g
7 剂。

按：本例久泻已十载，辨证属肝脾失调，寒热夹杂，符合厥阴久利。方用乌梅丸加减出入。二诊、三诊时便泄次减，腹痛和，再守原法，巩固疗效。四诊泄泻已和，予四君子汤加附子、乌梅、黄芪、当归、白芍，徐进调补，以善其后。据董师经验，乌梅丸不仅治慢性结肠炎有显效，对泄泻符合厥阴久利征象者也有卓效。

23. 厥阴久利

王某，男，10 岁。

1981 年 6 月 23 日初诊：6 年来反复腹痛、泄泻，迁延不愈。近日腹痛时作，脐左为甚，大便每日三四次，糊状夹有黏冻，面红唇朱，舌净苔少，脉象弦细。西医诊断：慢性非特异性结肠炎。证属厥阴风木为病，治宜乌梅丸汤剂。

醋渍乌梅 6 g　川椒目 3 g（炒出汗）　党参 6 g　淡附片 2 g
淡干姜 1.5 g　肉桂 1.5 g　川黄连 1.5 g　黄柏 4.5 g
当归 6 g　细辛 2 g
10 剂。

7 月 7 日二诊：腹痛已减，大便日一两次，时有成形，偶见黏冻，舌苔白腻，纳食如常。原法已合，无须更辙。上方去细辛、川黄连，加苍术 9 g、香连丸 3 g，7 剂。

7 月 14 日三诊：便下成形，每天 1 次，已无黏冻，腹痛不作，舌苔薄润，脉转濡细。脾胃尚弱，温中调补。

醋渍乌梅 6 g　川椒目 3 g（炒出汗）　党参 9 g　当归 9 g
干姜 2 g　肉桂 1.5 g　山药 9 g　焦白术 9 g
茯苓 9 g　清甘草 3 g

7剂。以后续以调补而愈。

按：仲景明言乌梅丸“又主久利”，前贤亦谓本方为“治久痢之圣药”。据临床经验，本方对慢性结肠炎殊有卓效。该患儿符合厥阴久利，故即予乌梅丸汤剂，药后症情日轻。二诊时见舌苔白腻，故加苍术，并以香连丸易川黄连；三诊时诸恙均和，即以温补健脾求其巩固。6年宿疾，迅即告痊。

五、腹痛

1. 中焦虚寒

唐某，女，4岁。

1995年5月4日初诊：经常腹痛已有2年，形体瘦弱，时有头昏，舌苔薄白，脉弱。中焦虚寒，治拟小建中汤加味。

桂枝3 g　炒白芍9 g　炙甘草3 g　生姜2片
高良姜3 g　藿香梗5 g　淡吴茱萸3 g　大枣3枚
饴糖30 g(冲)

7剂。

5月11日二诊：腹痛未作，偶有隐隐不舒，矢气多，大便先硬后软，舌苔薄白。上方加炒神曲9 g，7剂。

按：本例腹痛常作已2年，根据脉症，属中焦脾胃虚寒，用小建中汤温中补虚、缓急止痛，并加高良姜、藿香梗、吴茱萸以增温中散寒止痛作用，功效较之小建中汤更进一层，是治疗虚寒腹痛之效方。患儿服药10余剂，腹痛告愈。

2. 脘腹痛

2.1 中焦寒湿

吴某，女，6岁。

1981年11月4日初诊：患儿自今年初，时发脘痛，西医摄片诊断为胃窦炎、十二指肠溃疡。其脘痛日作，纳食不香，由于夏月及平时恣啖冷饮之故也。且大便稀软，日三四次，此累及太阴为病。面色萎黄，寝则汗出，脉沉而缓，舌润苔白。中焦积寒沉凝，治宜重剂温化。

肉桂 1.5 g　黑附子 3 g　吴茱萸 3 g　干姜 1.5 g
桂枝 3 g　白芍 6 g　炙甘草 3 g　煨木香 3 g
陈皮 3 g　姜半夏 6 g

7 剂。

11 月 11 日二诊：服温化脘痛已减，便日 3 次仍稀，寝汗少见，舌淡苔润。是中寒久凝，不易即解，原法扩充之。

肉桂 1.5 g　黑附子 3 g　炮姜 1.5 g　桂枝 3 g
煨姜 9 g　炙甘草 3 g　煨木香 3 g　陈皮 3 g
姜半夏 6 g　煨肉豆蔻 6 g

14 剂。

11 月 25 日四诊：大便成形，日一两次，脘痛亦仅偶发，食纳转和，脉见缓软，舌苔白腻。寒湿虽化未尽，续以温燥追踪。

草果 6 g　川厚朴 3 g　吴茱萸 3 g　煨姜 9 g
煨木香 3 g　肉桂 1.5 g　陈皮 3 g　姜半夏 6 g
赤茯苓 9 g　白豆蔻 1.5 g

7 剂。此后痛止纳开，大便正常，舌苔亦化，继以温中和胃调治而安。

按：患儿因恣啖冰饮，寒湿凝聚，致脘痛不止，大便糖稀。治当温中散寒，选用附子、肉桂、吴茱萸、干姜大辛大热之品，温胃暖下，除寒止痛；桂枝、白芍，和营止汗；陈皮、半夏、木香、甘草，调中理气。二诊时增肉豆蔻、煨姜温中止泄。嗣后之治，悉步原法进退。四诊时更以草果、川厚朴燥湿辟浊，于是诸症均平。

2.2 中宫虚寒

许某，男，7岁。

1981年5月13日初诊：1年多来脘腹疼痛时作，进食冷饮更剧；不思纳食，便下间隔，其脉沉弱，舌淡无苔。证属中土阳虚有寒，小建中汤主之。

桂心2g	炙甘草3g	白芍12g	生姜2片
红枣3枚	淡附片6g	饴糖30g(冲)	

5剂。

5月20日二诊：腹痛已瘥，大便通下，纳食初动，舌苔薄润，方已应手，无须更辙。上方去附子，加木香3g，5剂。

6月17日三诊：前次药后诸恙均平。昨因啖冰，腹痛又作，大便糖稀，舌苔薄润。仍宗原法，小建中加味。

桂心2g	白芍12g	煨姜2片	红枣3枚
炙甘草3g	饴糖30g(冲)	吴茱萸6g	木香3g
焦白术9g			

5剂。服后旋安。

按：小建中汤为一温中祛寒、调和阴阳之良方。患儿腹痛反复发作，而饮冷尤剧，参之脉舌，确为阳虚中寒之证，故以本方主之。以后腹痛又作，仍予本方加味。以药中窾窍，故投之即效。

3. 虫积阻结

王某，男，9岁。

病史摘要：患儿已腹痛3天，阵发剧痛，伴有呕吐而急诊入院。体检：一般情况较弱，脱水，精神萎软，腹部膨胀，时有肠型可见。叩之呈鼓音，肠鸣音存在。诊断为机械性肠梗阻（蛔虫型）。因其腹痛无固定之压痛点，不宜手术，服西药枸橼酸哌嗪2次，未见下虫，腹痛依旧。故请中医会诊。

1975年6月5日初诊：素有蛔虫，感寒腹痛，日夜阵作，痛且拒按，腹部膨胀，吵扰不安，食入即呕，便下秘结，形瘦神软，舌质淡润。此属虫积中阻，亟须安蛔杀虫，温里下积。

乌梅6g　川椒目3g(炒出汗)　胡黄连3g　雷丸9g
淡干姜3g　榧子肉9g　使君子9g　白芍9g
白芜荑9g　党参6g　生大黄9g(绞汁冲入)

2剂。因不能受食，药液由胃管灌入。服上药头汁后30小时左右，下蛔虫16条；38小时左右，又下蛔虫百余条。腹痛缓解而诸症悉平，第3天即出院回家。

按：本例虫积腹痛，故用乌梅丸之变法。因虫得酸则伏，乃以乌梅大酸伏之；虫得苦则安，乃以胡黄连大苦安之。白芍缓急止痛，干姜、椒目温中散寒。使君子、雷丸、芜荑、榧子并力杀虫。以生大黄绞汁冲入，即能通利腑气，下其虫积。由于患儿体弱，恐其攻伐太过，加党参益气健脾。诸药合用，终于收得预期功效。

4. 癫痫性腹痛

中焦虚寒

陶某，女，10岁。

1996年10月4日初诊：腹痛反复发作，已有7年余。患儿面色萎黄，腹痛隐隐，日夜时作，舌苔薄润，脉沉细。西医诊断为癫痫性腹痛，服用西药无效。中医辨证属虚寒性腹痛，予小建中汤合失笑散治之。

炙桂枝5g　炒白芍9g　煨生姜9g　红枣5枚
炙甘草5g　饴糖30g(冲)　乌药9g　醋炒五灵脂9g
炒枳壳6g

7剂。

10月19日二诊：腹痛不作，面色欠华，胃纳尚可，便下坚硬，久病血耗。上方加当归 9 g,7 剂。

10 月 26 日三诊：药后腹痛已和,纳增便调,体质尚虚,再拟小建中法。上方去乌药、五灵脂、枳壳,加党参 4.5 g、陈皮 3 g,7 剂。

四诊至六诊续予小建中汤为主,酌加黄芪、党参、白术、当归、陈皮、谷芽诸品调补之,服药 20 余剂痊愈。

按：本例虚寒腹痛,以小建中汤加失笑散温中补虚、和血止痛为治。然患儿久病体虚,失笑散中蒲黄一药,性能破血,于病不宜,故以乌药易蒲黄;乌药辛温,为气中血药,能治气和血以止痛。方合病机,7 年腹痛痼疾得以根除。

5. 肠套叠

5.1 寒滞瘀结

徐某,男,9 个月。

1978 年 1 月 5 日初诊：3 个月来已 2 次肠套,近日腹痛又作,纳呆泛恶,便下泄利,四肢不温,舌苔薄白,面青唇暗。病因在于肠部血行瘀滞,论法当以活血为主。少腹逐瘀汤加减。

当归尾 6 g　醋炒五灵脂 6 g　小茴香 4.5 g　广木香 2.4 g
肉桂 1.8 g　红花 4.5 g　青皮 4.5 g　乳香 3 g
没药 3 g　延胡索 4.5 g

4 剂。

1 月 9 日二诊：疼痛已解,腹部柔软,纳和便实,面润肢温,舌净无苔,再拟前法。

当归尾 6 g　醋炒五灵脂 6 g　小茴香 4.5 g　枳壳 4.5 g
木香 2.4 g　青皮 6 g　红花 4.5 g　乳香 3 g
没药 3 g　赤芍 6 g

5 剂。以后连续数次随访,未再复发。

按：患儿接连发作肠套腹痛,同时伴有四肢不温、面青唇暗,苔白泄利，故辨证为下焦寒凝瘀滞。经云："寒气入经而稽迟，泣而不行……客于脉中则气不通，故卒然而痛。"(《素问·举痛论》)宜拟王氏少腹逐瘀汤温经散寒，行瘀定痛。药以肉桂、小茴香温下逐寒，木香、青皮理气行滞，当归、红花、五灵脂活血祛瘀通络，乳香、没药、延胡索行瘀利气定痛。二诊后其病即安。

5.2 血瘀阻络

陈某，男，3岁。

1974年2月12日初诊：肠套反复发作已有9次，经常腹痛，胃口不开，舌红苔剥，形色萎羸，口唇青暗。症属络脉瘀结，治以活血通络。

当归尾 9 g	赤芍 6 g	白芍 6 g	红花 4.5 g
桃仁泥 9 g	柴胡 4.5 g	延胡索 4.5 g	枳壳 4.5 g
生地黄 15 g	醋炒五灵脂 9 g	生蒲黄 9 g	

4剂。

2月16日二诊：药后腹痛即和，便溏2～3次，与络通血活、肠蠕动增加有关。舌苔花剥，面萎唇青，还需活血调气。

陈皮 3 g	木香 2.4 g	当归 6 g	赤芍 6 g
白芍 6 g	红花 4.5 g	桃仁泥 9 g	青皮 4.5 g
柴胡 2.4 g	延胡索 4.5 g	枳壳 3 g	

4剂。

2月20日三诊：腹痛已止，便下亦调，胃纳不香，舌苔花剥，面色不华，仍以和血为主。

当归尾 6 g	赤芍 3 g	白芍 6 g	红花 4.5 g
桃仁泥 9 g	枳壳 4.5 g	木香 2.4 g	柴胡 2.4 g
生地黄 12 g	川石斛 9 g	醋炒五灵脂 6 g	

4剂。

2月24日四诊：腹痛不作，面色较泽，便下通调，舌苔转润，再以调气活血和胃。上方去地黄、柴胡，加陈皮3g、炒谷芽9g，6剂。后恢复正常，根据随访，未见复发。

按：本例肠套叠发作频繁，其形色征候显系络脉瘀阻，故取少腹逐瘀之意，用活血利气法。药以当归、地黄、赤芍、白芍行血和营，桃红、蒲黄、五灵脂祛瘀止痛，柴胡、枳壳疏气开结。服后即痛和，续以原法，其症渐平而根治。

六、胎黄

1. 胎湿阻结

潘某，女，3个月。

1971年12月4日初诊：胎黄腹满肝肿，目黄肤黄，粪色淡白，小溲短赤，舌苔薄润，脉濡。西医诊断阻塞性黄疸。证由胎湿内阻，治以通利为主。

当归4.5g　赤芍4.5g　茵陈12g　青皮4.5g
陈皮3g　广木香2.4g　赤茯苓9g　炒枳壳4.5g
生甘草1.8g

3剂。

12月7日二诊：黄疸见退，便转溏黄，小溲短赤，腹部仍满，舌苔黄腻。兹拟分利湿热。

赤茯苓9g　制茅苍术9g　猪苓6g　泽泻9g
茵陈12g　广木香3g　炒麦芽9g　青皮4.5g
陈皮3g　滑石9g(包)　生甘草1.8g

3剂。

12月10日三诊：黄疸渐淡，腹部亦软，舌苔薄润，胃纳亦和，唯便仍溏泄，小溲尚赤，且喉有痰声。是湿虽化而脾运不健也，兹须健脾化湿法。

党参 6 g　焦白术 9 g　茯苓 9 g　清甘草 3 g
陈皮 3 g　姜半夏 9 g　煨木香 3 g　炒薏苡仁 9 g
猪苓 6 g　泽泻 9 g

7 剂而愈。

2. 湿热蕴伏

杜某，女，2 个月。

1972 年 12 月 22 日初诊：胎黄二旬，面目黄染不显，但粪如陶土，小溲黄赤，腹满，肝脾大，舌红，根部苔腻，脉弦。是为胎湿阻滞，治以渗利湿热。

川厚朴 1.8 g　茵陈 12 g　赤茯苓 9 g　连翘 9 g
黄芩 6 g　广木香 1.8 g　青皮 4.5 g　陈皮 3 g
生甘草 1.8 g　川楝子 6 g

3 剂。

12 月 25 日二诊：便下溏黄，小溲清淡，舌根苔薄，腹部转软，黄疸渐退。是湿热通利，病情松化，续进原法加减。

茵陈 9 g　焦白术 9 g　广木香 1.8 g　赤茯苓 9 g
黄芩 4.5 g　生扁豆 6 g　青皮 4.5 g　陈皮 3 g
川楝子 6 g　赤茯苓 4.5 g

4 剂。

12 月 29 日三诊：黄疸完全退清，肝脾亦见缩小，大便通黄，小溲清长，乳食亦和，唯稍有痰咳，再进调理。

陈皮 3 g　姜半夏 6 g　茯苓 9 g　生甘草 2.4 g
焦白术 6 g　茵陈 9 g　广木香 2.4 g　赤茯苓 3 g
炒麦芽 9 g

5 剂服后而愈。

3. 湿热熏蒸

林某,男,2个月。

1973年7月6日初诊:初生胎黄,目睛黄深,肤黄如金,大便色白而不畅,溺如柏汁而短少,舌苔黄腻,脉弦数,胃纳不佳,腹满,按之尚软。西医诊断为阻塞性黄疸。来势属重,询之孕时酒肉炙煿不节,湿热瘀蕴内伏,亟须茵陈蒿汤加味主之。

茵陈12 g　栀子9 g　大黄3 g　赤茯苓6 g
猪苓4.5 g　泽泻6 g　生甘草1.8 g　川黄柏4.5 g
黄芩4.5 g

3剂。

7月9日二诊:药后便下通畅,粪色稍黄,小溲通赤,黄疸较退,舌苔薄腻,能进乳食,续进渗利湿热。原方去大黄,加滑石9 g(包)、青皮3 g、陈皮3 g,4剂。

7月13日三诊:湿热下渗,病情迅速好转,黄疸基本消退,小溲淡黄,大便时有白色,日三二次,腹软纳和,兹拟健脾以运余湿。

陈皮3 g　焦白术9 g　赤茯苓9 g　茵陈9 g
煨木香3 g　炮姜1.5 g　清甘草2.4 g　山楂炭9 g
炒薏苡仁9 g　泽泻9 g

5剂。

7月18日四诊:黄疸已退,面色转润,乳食正常,小溲清长,便下色黄,日有三次。是病后脾虚,治宜调扶,以善其后。上方去茵陈、山楂、泽泻,加党参6 g、怀山药9 g,7剂。药后病即告痊。

按:以上3例都是新生儿黄疸,但症情有所不同,其黄疸程度亦有浅深。第1、2例均为胎湿阻滞,但例1肤目均黄,湿热较浅,仅用茵陈四苓加味,重在渗利湿邪;例2黄染不显,湿热深固,根据症状乃以疏肝理气使湿热松化,得到外泄;例3由于胎孕时酒肉熏蒸，蕴毒更重，深黄如金，瘀热内郁，故以茵陈汤合栀子柏皮汤以泻实火，使湿热蕴毒下达，病乃得愈。但本病在湿祛黄退之后，每现脾虚便泄，此时应注意调扶脾胃，以促进后天生化之源，这一善后之法不可不知。

4. 阳虚寒湿

邬某，男，3个月。

1973年10月17日初诊：生后即现黄疸，肤目暗黄，粪如陶土，小溲黄赤，不欲吮乳，舌淡苔腻，肝大。送经某医院治疗，诊断为阻塞性黄疸。其证为寒湿阴黄，治宜温中为主。

茵陈 9 g　炒白术 6 g　淡干姜 1.5 g　茯苓 6 g
生草 1.5 g　广木香 1.8 g　当归 3 g　炒麦芽 6 g

5剂。

10月22日二诊：黄疸稍退，黄色转润，腹虽软而肝仍肿，粪色尚白，小溲淡黄，舌淡苔腻，胃纳不佳。寒湿阻滞，再以温通。

当归尾 3 g　赤芍 1.5 g　茵陈 9 g　淡干姜 1.5 g
茯苓 6 g　焦白术 6 g　生甘草 1.5 g　陈皮 3 g
青皮 4.5 g　淡附片 1.8 g

4剂。

10月26日三诊：肤黄已退，目黄亦淡，面色转润，肝小腹软，唯粪色仍白，小溲淡黄，胃气已动。方既合辙，再宗原法。上方去陈皮、青皮，加炒谷芽 9 g，4剂。

10月30日四诊：胃纳如常，黄疸基本消退，便色转黄，日二三次，小溲淡黄，其舌质尚淡。病后脾阳未复，兹拟温扶。

党参 3 g　焦白术 4.5 g　干姜 1.5 g　清甘草 1.5 g
茯苓 6 g　淡附片 1.8 g　陈皮 3 g　怀山药 6 g

5剂服后痊愈。

5. 阴寒湿滞

陆某，男，2个月。

1974年3月5日初诊：胎黄，目黄肤黄，其色不泽，肝脾肿大，腹满吐乳，舌淡苔润，两脉濡弱，小溲深黄，粪如陶土。西医诊断为阻塞性黄疸。证属寒湿久滞，病势非轻，治拟温通化湿。

茵陈 9 g　　当归 3 g　　赤芍 3 g　　淡干姜 1.5 g
姜半夏 6 g　　赤茯苓 9 g　　青皮 3 g　　广木香 1.8 g
生甘草 1.8 g

3剂。

3月8日二诊：药后肤目黄减，能食不吐，腹部胀满，小溲仍黄，便泄色淡。阴寒湿滞于中，再以上法加减。

陈皮 3 g　　焦白术 6 g　　茯苓 6 g　　清甘草 1 g
淡干姜 1.5 g　　煨木香 1.8 g　　茵陈 6 g　　淡附片 1.5 g
青皮 3 g　　川楝子 6 g

3剂。

3月11日三诊：寒得温而散，湿得温而化，故黄疸渐淡，胃和能食，粪色转黄，但泄不化，腹满而软，尿赤而长，舌质淡白。仍属脾运不健，温阳和中主之。

陈皮 3 g　　焦白术 6 g　　茯苓 6 g　　生甘草 1 g
炮姜 1.5 g　　煨木香 1.8 g　　茵陈 9 g　　熟薏苡仁 9 g
淡附片 1.5 g

4剂。

3月15日四诊：黄疸全退，舌净纳和，便调色黄，溲淡次多。病后以扶脾为重，再进调补以善其后。方用参苓白术加减，7剂而愈。

按：阴黄，由于寒湿内阻，阳气不振，黄疸晦暗，舌质多淡，精神萎靡；除与阳黄同属阻塞性而大便多见灰白色外，阴黄则粪便溏泄居多。因此辨证须明，用药亦有出入，但最后还需调补脾胃，则虽殊途而终同归也。

6. **血络受阻**

罗某，男，1岁。

1993年12月29日初诊：患儿全身皮肤、巩膜黄染，由外地来沪门诊。诊断为“婴肝综合征”，于7月1日收治住院治疗。B超示：脾厚42 mm，肋下20 mm，肝肋下54 mm，肝上下径76 mm，前后径58 mm，右叶95 mm，肝光点较粗。同位素检查示：① 肝大；② 肝脏摄取清除功能受损；③ 胆道排泄功能通畅。结合临床提示肝炎综合征。给予保肝清胆、抗病毒、支持疗法等治疗，黄疸未退，症状日益加重。全市大会诊，结论为肝内存在两种病毒感染，以CMY病毒为主，有活动性肝炎和局限性肝硬化现象。考虑保守治疗，予以阿昔洛韦，加大剂量，丙种球蛋白、肝素、6－542调整微循环、门冬氨酸、钾、镁抗代谢紊乱。经上述治疗，仍无效，家属要求自动出院，改请中医治疗。

患儿周身皮肤深黄，两眼巩膜黄染，肝脾肿大，腹部硬满，形体瘦弱，精神委顿，小便通黄，大便通利，苔白腻。病属阴黄，治以活血调气退黄。

茵陈 15 g	大腹皮 9 g	煨三棱 3 g	煨莪术 3 g
党参 5 g	生白术 9 g	茯苓 9 g	青皮 9 g
陈皮 5 g	干蟾皮 9 g	人参鳖甲煎丸 1 瓶(分7次包煎)	

7剂。

1994年1月5日二诊：服药后呕吐，腹部较软，小便通赤，皮肤、巩膜黄染未退，肝脾略缩小，原法治之。

茵陈 15 g	赤茯苓 10 g	制苍术 5 g	猪苓 9 g

泽泻 9 g　　煨三棱 3 g　　煨莪术 3 g　　大腹皮 9 g

干蟾皮 9 g　　陈皮 3 g　　人参鳖甲煎丸 1 瓶（分7次包煎）

7 剂。

1 月 12 日三诊：皮肤黄疸减退，巩膜微黄，大便色黄，每日数次，小便仍黄，精神稍复，治以温运脾胃。

茵陈 20 g　　干姜 3 g　　附子 5 g　　煨木香 3 g

煨三棱 3 g　　煨莪术 3 g　　焦白术 9 g　　炒薏苡仁 15 g

干蟾皮 9 g　　党参 6 g　　人参鳖甲煎丸 1 瓶（分7次包煎）

7 剂。

1 月 26 日四诊：皮肤黄疸已退，巩膜黄染色淡，肝脾缩小，胃纳正常，大便正常，小便色微黄，形神较活，再以调补续治，因欲回乡，带药 14 剂回家服用。

党参 9 g　　焦白术 9 g　　姜炭 3 g　　煨木香 5 g

茵陈 9 g　　炒薏苡仁 9 g　　槟榔 3 g　　煨肉豆蔻 5 g

茯苓 9 g

14 剂。

按：本例黄疸，患儿才 1 岁，病程已半年，病情重笃。病由气分而达血分，且年龄幼小，脏腑幼嫩，尤为难治。董师根据四诊合参，认为患儿黄疸经久不退，乃湿热邪恋不去，以致肝脾气血不和，血络受阻，正虚邪恋，继发癥瘕，故首先用活血调气退黄而不用行气破瘀、消积软坚攻下之法，以免伐微弱之正气。用攻补兼施之法，顾护胃气，兼化瘀散结，俟正气稍复，癥瘕渐消，继则治其病之本。病由寒湿困脾，故酌加温化寒湿之附子、干姜，继则调和肝脾，助运益气，而使患儿转危为安。由此可见董师治法之严谨，选方之精当。

七、便秘

1. 郁热阻结

冯某，女，8岁。

1981年7月14日初诊：患儿大便艰涩，每三五日一行，自诉胸闷气塞，时感心慌，胃纳呆钝，夜烦躁扰，舌尖红，苔薄润，脉细涩。是热郁于上，气阻于下。治宜泻热通结。

川黄连3g	郁金9g	香附10g	橘络4.5g
丝瓜络9g	酸枣仁9g	火麻仁12g	当归尾9g
赤芍6g	桃仁泥6g		

6剂。

7月21日二诊：药后便通气畅，胸闷即舒，神宁夜安，但舌尖仍红，苔见薄黄。郁热余火待清，前意增损可也。上方去酸枣仁、火麻仁，加郁李仁3g、杏仁9g，7剂。

7月28日三诊：脘舒心宁，食纳亦增，但大便嫌干，隔日始下，舌尖红而苔薄，脉细。郁火初解，还须通润。

川黄连2g	郁金9g	郁李仁4.5g	瓜蒌子9g
当归9g	赤芍6g	白芍6g	杏仁6g
桃仁6g	通草4.5g	枳实4.5g	

7剂。此后诸症皆安。

按：本例患儿，频诉胸闷心慌，且夜烦躁扰，大便艰难，参之脉舌，证属郁火内扰，心膈不利。其主因为郁，而主症为便结。投以泻热通降之法，药用川黄连、郁金清心解郁，香附、橘络、丝瓜络疏气宣络，火麻仁、桃仁润下降利，酸枣仁、赤芍、当归尾宁心和营。药能中窾，诸症即减。二诊时仍遵前意，加郁李仁之解郁利肠，其症遂安。

2. 枢机失司

胡某,男,2岁。

1981年5月27日初诊:患儿因初生不久即发腹膜炎肠穿孔而动手术,此后大便不能自行排出,必须灌肠导下。西医诊断:肠功能紊乱症。多方求治,未见寸效。现便结腹满,矢气频转,溲通食少,舌苔较厚。其为腑气结滞,先拟通利。

枳实4.5g　炒莱菔子9g　大腹皮4.5g　瓜蒌子12g
炙甘草3g　杏仁6g　桃仁泥6g　玄明粉6g

5剂。

6月3日二诊:药后大便通下,先干后溏,腹部亦松,但近日便泄多次,不敢尽剂,胃纳仍差,舌苔薄润。肠机紊乱未复也,兹拟调中润下。

太子参9g　当归6g　瓜蒌子9g　桃仁泥9g
杏仁6g　炙甘草3g　谷芽9g　川石斛9g
火麻仁10g

5剂。

7月22日三诊:上药服后大便仍结,不能自下,停服已久,依旧灌肠。胃纳不开,舌苔薄腻。气机受阻,升降失常。改予润下降浊。

陈皮3g　神曲9g　升麻3g　郁李仁6g
桃仁泥9g　炒山楂9g　炒莱菔子9g　炒谷芽9g
佛手6g

5剂。

7月29日四诊:药后大便能自行通下,每天1次,基本成条;但停服2次则仍然干结。胃纳初动,小溲通畅。上方既合,仍宗原意。

枳实 6 g　　郁李仁 6 g　　桃仁泥 6 g　　升麻 3 g
炒谷芽 9 g　　知母 6 g　　炙甘草 3 g　　瓜蒌子 9 g
陈皮 3 g

7 剂。嗣后大便通调，腹软微满，续以疏利而安。

按：该患儿之症比较特殊。初、复诊时，意其为腑气不利，处以行滞通便之法。然大剂润肠，则见泄利；而调补中气，又呈干结。三诊之时，改以升降枢机着手，药以陈皮、佛手疏理气分，郁李、桃仁解结润肠，神曲、谷芽、山楂、莱菔子调胃助运，更以升麻一味升法清阳、运枢降浊，其效即显。此承前哲通幽汤（东垣）、济川煎（景岳）之意，亦古人所谓生气之道也。

3. 气结食滞

沈某，女，4 岁。

1984 年 2 月 22 日初诊：患儿为巨结肠症，素来大便秘结，每 5～7 天一行，甚感艰涩不畅。胃纳呆钝，口气臭浊，脘腹时痛，小溲尚长，二脉弦滑，舌苔薄腻。证属气结郁滞，食积不化。治拟利气通便。

陈皮 3 g　　炒神曲 9 g　　大腹皮 9 g　　佛手 6 g
瓜蒌子 10 g　　炒莱菔子 9 g　　通草 3 g　　炙鸡内金 6 g
玄明粉 6 g（冲）　　枳壳 6 g

6 剂。服药以来，大便渐通，约 2～3 天便下一次，腹痛已平，纳增口和。原方去玄明粉，连服 2 周而安。

按：本例为巨结肠症便秘，易见燥结不通。现患儿已历 4 年，症见气结食积，采用复方，以陈皮、大腹皮、枳壳、佛手利气开结，神曲、鸡内金、莱菔子消积行滞，而以玄明粉、瓜蒌子润燥通便，尤以通草一味，淡渗通阳为使，全方于平淡之中寓有深意，建功甚速。

4. 阳虚寒实

陶某，男，10岁。

1984年9月22日初诊：患儿幼时曾做直肠尿道造型手术，此后大便失调，经常数日不通，以致腹痛难忍。6天前腹痛又作，大便不下，呕吐不食，多次送急诊，西医诊为肠梗阻，经导便仍未解下。至今腹痛呻吟，按之满实，大便秘结，食后呕吐，四末清冷，小溲短少，二脉沉弦，舌苔淡白。证属久病伤阳，寒实里结。亟须温通，主以温脾汤。

肉桂1.5g(后下)　附片4.5g　干姜3g　当归6g

玄明粉9g(冲)　生大黄6g(后下)　党参9g　清甘草3g

2剂。服药1剂后腹痛减缓，进第2剂后大便通下数次，吐平能食，腹软肢温。续以调扶中州，用党参、白术、茯苓、甘草、当归、白芍、桂枝、陈皮等药而安。

按：本案乃属急症，患儿便秘呕吐，腹痛肢冷，病史既久，阳气转衰。董师当机立断，勉从寒实不通立法，投以温脾汤全方，应手而效。设若辨证不确，游移不定，难免偾事，是以诚如董师之所言："倘非有定识于平时，曷克有定力于片刻耶。"

八、口疮

1. 心胃火炎

云某，女，4个月。

1978年1月20日初诊：发热6天，39℃上下，内热熏蒸，口疮溃疡，牙龈红肿，舌红，苔薄腻，烦躁不安，便下干结，小溲黄赤。心胃火热上炎，亟须清热泻火。

川黄连2.4g　生石膏24g(先煎)　芦根30g　生大黄6g

淡竹叶6g　木通3g　生甘草3g　连翘9g

碧玉散 12 g(包)

3 剂。

1 月 23 日二诊：药后大便即下，热度已退，口疮亦平，安静入睡，小溲尚赤，舌红苔薄。续清余火，原方去石膏、生大黄，加天花粉 9 g，3 剂。药后病愈而安。

按：本例之病机为心胃里热，实火上炎，故治以导赤散加减。因舌为心苗，龈有胃络，若心胃实热蕴结，则火腾上灼于口。导赤散原能清泻心火下行，本例苔腻而去生地黄，兼有阳明实热，故加石膏、生大黄，又以连翘、碧玉散一以疏散解热，一以清利湿火也。

2. 阴火上腾

闵某，男，10 岁。

1975 年 2 月 20 日初诊：口疮已 1 年余，时有低热起伏，咽痛怕冷，面色不华，胃纳欠佳，大便稀软，小溲通长，舌淡苔白，脉沉细。证属阴火上腾，治以温养敛火。

细辛 1.8 g	干姜 2.4 g	黑附片 4.5 g	生甘草 3 g
生地黄 15 g	熟地黄 15 g	麦冬 9 g	白芍 9 g
牡蛎 18 g(先煎)	乌梅 4.5 g		

4 剂。

2 月 24 日二诊：口疮初敛，咽痛已止，胃纳稍动，舌质淡白，再以温阳。宗原法出入。上方去细辛，加党参 9 g，5 剂。后又续进 7 剂。

3 月 10 日三诊：口疮已和，纳佳便调，自感畏冷，面色萎黄。是为禀弱本虚，当以温养脾肾调扶之。

熟地黄 15 g	附片 4.5 g	干姜 3 g	桂枝 3 g
党参 6 g	焦白术 9 g	乌梅 6 g	牡蛎 24 g(先煎)
白芍 9 g	生甘草 2.4 g		

7剂。药后诸症均安。

按：口疮之虚证，有阴亏与阳弱之别。阳虚之口疮，又有脾虚、肾虚的不同。肾虚火浮者附桂主之，尚为人知；脾虚阳泛者，理中主之，则较少见。后者前贤曾屡论及，如陈飞霞氏指出："口疮服凉药不效，乃肝脾之气不足，虚火泛上而无制，宜理中汤，收其浮游之火……若吐泻后口中生疮，亦是虚火，理中汤。"尤在泾氏亦谓："盖土温则火敛……脾胃虚衰之火，被迫上炎，作为口疮。"本例之病机似更复杂，其纳差便软为脾虚，而咽痛溲长又为肾虚，故认为是脾肾阳弱，虚火上炎。初方时附子、细辛、地黄与干姜、甘草同用，温养脾肾，药后咽痛即止，而口疮初敛；二诊时故去细辛加党参，稍增其补益中土之力，药后口疮亦痊。余如麦冬善清虚火，牡蛎镇纳浮阳，白芍、乌梅两调肝脾、摄阳和阴，也是重要的辅佐之品，故三诊而年余之疾霍然如脱矣。

3. 本元虚弱

陈某，女，12岁。

1995年1月5日初诊：患儿半年来频作渴饮，隔数分钟即要喝水一口，故须随身携带水壶，经各种治疗未能见功。并多年患有口疮，反复发作。来诊时渴饮频繁，口疮溃疡，终日不安，面色㿠白，胃气不振，便欠通畅，舌淡，二脉细弱。经细辨详审，此乃本元虚弱，阳无力以化阴，故津少频饮；阴无力以敛阳，阴火上浮，故口疮层出。治疗重在扶元固本，温阳填阴，引火归原，佐以清养。

肉桂5g(后下)　干姜3g　大熟地黄15g　山茱萸6g
五味子3g　天冬9g　麦冬9g　玄参9g
天花粉9g　知母6g　玉竹9g

5剂。

1月12日二诊：服上药渴饮次数减少，能在一节课中不饮水，口疮较敛，大便通调，舌淡，脉细弱，再以前法为治。

肉桂 5 g（后下）　干姜 3 g　大熟地黄 15 g　山茱萸 6 g
五味子 3 g　天冬 9 g　麦冬 9 g　玄参 9 g
乌梅 6 g　知母 6 g　玉竹 9 g

6 剂。

1 月 26 日四诊：口渴已减，口疮渐敛，舌淡，脉细。气体较复，阴火渐平，予前方损益。

白参须 9 g（另炖代茶）　肉桂 3 g（后下）　干姜 2 g　大熟地黄 15 g
山茱萸 6 g　怀山药 9 g　五味子 3 g　天冬 9 g
麦冬 9 g　百合 9 g

10 剂。

3 月 9 日八诊：口渴儿和，已不需随时携带水壶，口疮已平，但面色不华，胃纳尚佳，舌淡，脉细，再予调补。

白参须 9 g（另炖代茶）　淡附片 3 g　干姜 2 g　大熟地黄 15 g
山茱萸 6 g　怀山药 9 g　茯神 10 g　天冬 9 g
百合 9 g　清甘草 3 g

14 剂。患儿服药 2 月余，气体渐复，胃纳增加，面色转华，口渴频饮及多年口疮均已消除。后经随访，病情稳定未复发。

按：本例患儿病情特殊，其渴饮频繁，只饮一口即可，终日如此，且口疮多年，反复发作，层出不穷，伴面色㿠白，胃纳不佳，便欠通畅，舌淡，脉细弱。这些症状可归属肾元虚弱，阴阳失调，阳无力以化阴，故津少口渴，阴无力以敛阳，阴火上浮，故口疮层出。“无形之火不可残”，古有明训。治疗以扶元固本为主，温阳填阴并用，阴中求阳，阳中求阴，使津生渴止，口疮亦平。方中肉桂（后用附片）、干姜、熟地黄、山茱萸始终为主。肉桂、附子又引火归源；干姜一药，不仅温中，且能敛火。生脉散以及其他清养之品均为良好的辅助药。由于辨证精确，方合病机，故患儿气体渐复，阴阳协调，阴火得平，频饮及多年口疮顽症均获痊愈。

九、流涎

脾气虚冷

周某，男，20个月。

1994年2月17日初诊：口角流涎已有年余，舌苔薄白，胃纳尚可，脾运亦健，是属脾冷，法须温脾，兼用外治。

公丁香1.5 g(后下)　砂仁3 g(后下)　桂枝3 g　炒白芍6 g

炮姜2 g　清甘草3 g　陈皮3 g　炒谷芽9 g

6剂。另：肉桂粉60 g，每天10 g，醋调，敷双足涌泉穴，连用6天。内服外治，6剂后，流涎明显减少，续用6剂，流涎得止。

按：小儿口角流涎，又名滞颐。小儿流涎有脾胃虚寒与脾胃积热不同。涎为脾之液，脾和则水津四布。脾胃虚寒不能收摄涎液，涎色白而清稀；脾胃积热迫津外泄，涎色黄而黏稠。本例辨证属脾气虚冷。方用丁香、砂仁、桂枝、白芍、炮姜、甘草、陈皮、谷芽，温脾散寒，调护中焦。另用肉桂粉敷双足涌泉穴(足少阴肾经要穴)，取其温中补阳，上病下治，是给药的又一途径。对小儿不便服药者，可单独应用敷涌泉穴外治。

十、蒂丁

1. 心胃火炎

朱某，女，7个月。

1981年6月10日初诊：病婴每吮乳时即发吐，舌之后部有蒂丁高起，舌红苔润，小溲短赤，烦扰不安，睡中易惊。是心火胃热熏蒸气逆。施以手法，蘸冰硼散按压蒂丁，主以导赤加减。

川黄连 1 g　竹茹 6 g　钩藤 6 g　生甘草 3 g
灯心草 3 扎　竹叶 6 g

5 剂。以后诸恙悉平，再未复发。

按：该患儿的证候，为典型的蒂丁(又名火丁)，属心胃火亢所成，故即用手法按压，且处以导赤。方中川黄连两清心胃之热，竹茹善降胃气之逆，甘草和中，钩藤定惊，更有竹叶、灯心草导火下行，其症旋安。

2. 胃寒气逆

叶某，女，2 个月。

病史摘要：患儿在初生未满月时，即吐乳频发，求治于西医儿科，予阿托品、维生素 B 等治疗未效，予 1 月 17 日做钡剂检查，显示胃扭转。采用体位及保守疗法，并曾服中药，吐仍不止。医生考虑手术治疗。病家因恐惧而转来我院求治。

1974 年 2 月 1 日初诊：其症为初生 2 月，吐奶不止，腹满胀气，矢气频多，大便酸臭，小溲尚长，啼哭不安，舌苔薄润而腻，其舌后部有蒂丁高起。证属胃寒气逆，受纳、腐熟之职失司。法拟辛香温运，以和胃气。

陈皮 3 g　紫丁香 1.5 g　砂仁 1.5 g　青皮 3 g
钩藤 4.5 g　枳壳 3 g　姜竹茹 4.5 g　生姜 2 片

3 剂。又以手法压蒂丁，敷冰硼散。

2 月 4 日二诊：频吐已止，尚有作呕，腹部柔软，大便通调，啼哭较安，小溲通长，舌苔薄润。原法已效，稍予增减。上方去砂仁、枳壳、生姜，加木香 1.8 g、生甘草 1.8 g，3 剂。且又压蒂丁 1 次。药后情况良好，诸症痊愈。

按：本例在西医诊断为胃扭转，症见频吐不止，诸治罔效。初诊之时，见其胃寒气逆之象，乃予益黄散加减以辛香温运、祛寒降逆。而其蒂丁高起，据家传经验，此为频吐不愈之缘由，故以手法压之（详见口腔病的治疗经验），获得了迅速的疗效。

蒂丁，位于会厌之下，胃热火炎，即可熏蒸于舌（如例一），而胃寒气逆，亦有秽浊之气循经而上（如例二），均可生成。据针灸理论，因内脏失调而沿经络系统所产生的反应点，亦即具有良效的治疗点。故按压蒂丁作为治疗或能使脾胃气机通畅，而呈平逆降浊之功。这一推想尚待深入研究。而经外奇穴“聚泉”位于舌面正中，针之能降逆止恶，也可一并参考。

第三节 心 系 疾 病

一、心悸

1. 郁火夹瘀

张某，女，12岁。

1981年8月25日初诊：患儿心悸阵发，每周发作三四次，病已逾年。西医诊断为心动过速。悸时脉搏间歇（早搏），面唇晦滞，精神消沉，便下干结，胃纳不香，舌尖红，苔薄腻，脉细涩。郁火夹瘀，拟化瘀息火。

当归 6 g	赤芍 6 g	桃仁泥 9 g	红花 4.5 g
丹参 9 g	川黄连 1.5 g	火麻仁 15 g	炙甘草 3 g
朱茯苓 9 g	桂枝 3 g		

6剂。

9月1日二诊：自感悸动仍有，但发作时间已短。便下稍润，脘中不适，舌红苔薄，脉细而匀。上法尚合，仍布前意。原方去炙甘草，加生地黄 12 g，7剂。后又连服7剂。

9月25日三诊：上药服后，心悸发作大减，近日偶有一次心悸，精神渐振，面唇色润，大便通调，纳食亦可。舌苔薄，脉匀细。原法巩固之。

当归9g	赤芍6g	白芍6g	丹参9g
生地黄12g	炙甘草3g	桂枝2g	火麻仁12g
茯苓9g	川石斛9g	麦冬9g	

7剂。药后病情稳定，心悸未再发作。

按：本例患儿之心悸，从四诊合参，诊断为瘀血阻络，郁火扰心所成。故初方以桃仁、红花、当归、赤芍活血行瘀，川黄连、丹参清心凉血，而以桂枝为佐，通阳复脉。朱茯苓宁心安神，火麻仁通结利便。药后症见减轻，故予原法，加生地黄滋养心血；唯因脘有不适，去甘草恐其甘缓碍中。三诊时瘀阻已通，郁火亦除，即去桃仁、红花、川黄连，加地黄、白芍、麦冬、石斛，是一变行瘀清火而为和阴养心之炙甘草汤加减，以作根治。

2. 阳虚营少

(1) 徐某，男，9岁。

1994年7月14日初诊：有心肌炎史，形瘦面黄，汗出淋多，纳呆厌食，大便间隔，舌净无苔，脉有间歇(早搏)。营卫虚弱，心阳受伤。治拟加味桂枝汤。

桂枝3g	赤芍6g	白芍6g	炙甘草9g
朱茯苓9g	柏子仁9g	川石斛9g	炒谷芽9g
炒枳壳9g	糯稻根10g	生姜3片	大枣3枚

7剂。

7月21日二诊：药后胃纳已增，早搏减少，汗出淋多，舌苔薄润。治于上方出入。

桂枝3g	赤芍6g	白芍6g	炙甘草9g

龙骨 15 g(先煎)　牡蛎 15 g(先煎)　柏子仁 9 g　川石斛 9 g

糯稻根 10 g　生姜 3 片　大枣 3 枚

7 剂。

7 月 28 日三诊：早搏已余，汗出尚有，胃纳欠佳，二便均调。前方尚合，原法为主。

桂枝 3 g　赤芍 6 g　白芍 6 g　炙甘草 9 g

龙骨 15 g(先煎)　牡蛎 15 g(先煎)　川石斛 9 g　炒谷芽 9 g

糯稻根 10 g　生姜 3 片　大枣 3 枚

14 剂。

按：本例心肌炎后遗症，见形瘦、面萎、汗多、纳呆、脉间歇，乃营卫虚弱，心阳受损。予桂枝汤调扶营卫，而益心脉，加入朱茯苓、柏子仁养心安神，石斛、谷芽、枳壳养胃和中行气，糯稻根收敛止汗。二诊早搏减少，纳增，汗出尚多，原方去茯苓、谷芽，加龙骨、牡蛎宁心摄敛。三诊早搏已除，汗出尚有，原法续进，调治而愈。

(2) 张某，男，9 岁。

1981 年 10 月 20 日初诊：今年春起，患儿时发感冒，热度升降不止，至 8 月确诊为病毒性心肌炎。现热度已净，但时感心悸，夜间平卧则气短喘促，睡眠不安，梦中惊叫，面色不华，易汗淋多，纳食尚可，二便如常，脉软而数，时有间歇(早搏)，舌尖红，苔薄腻。是为营卫虚弱，心阳受伤，而神浮气逆。桂枝加龙骨牡蛎汤主之。

桂枝 3 g　白芍 6 g　牡蛎 20 g(先煎)　龙骨 12 g(先煎)

龙齿 12 g　生姜 3 片　红枣 5 枚　炙甘草 3 g

远志 6 g

6 剂。

11 月 3 日三诊：心悸大减，夜喘亦平，汗出已少，睡眠较安，面色滋润，胃纳较增，脉数而细，偶见间歇，原法增损。上方去龙齿，加党参 10 g、麦冬 9 g、当归 6 g，7 剂，后又连服 3 周。

12 月 1 日七诊：诸症均和，悸平不喘，舌润脉匀。予桂枝汤加党参、麦冬、茯神木、丹参，常服以作巩固。

按：仲景以桂枝龙骨牡蛎汤主虚劳失精，其要旨在于调和阴阳，摄阳入阴。然据仲景之制方法度，以桂枝甘草汤、桂甘龙牡汤主治心悸汗多、烦扰难寐诸症，本方增白芍、大枣，则尤可滋阴和营，乃知本方能主营虚心悸。本例起于感邪久热汗泄，耗伤营阴，心阳亦弱，神气浮越，故心悸脉结、梦惊夜喘。乃宜于桂枝加龙骨牡蛎汤，一以扶助心阳，温通复脉，一以滋营宁神，摄纳气逆。在本方的基础上，先后加入龙齿、远志、茯神木，以及党参、麦冬、当归、丹参，均为增强宁心安神、益气养血之力，终使其病迅即见功。

二、头汗

胸膈火结

孙某，男，11 岁。

1974 年 9 月 26 日初诊：齐颈以上，汗出淋漓，已有 2 年，久治无效。怕热肤痒，咽痛而红，烦躁唇朱，睡时面赤，二便如常，舌质较红，脉细而数。当为心膈有热，熏蒸上炎。先予清心泻火以观其情。

凉膈散 12 g(包)	川黄连 12 g	黄柏 4.5 g	黄芩 4.5 g
生地黄 15 g	当归 6 g	白芍 9 g	知母 4.5 g
天花粉 6 g			

4 剂。

10 月 4 日二诊：汗出略减，效不显著，面赤唇朱，烦则汗剧。上焦热壅，当须清解。拟凉膈合白虎主之。

凉膈散 9 g(吞)	生石膏 20 g(先煎)	知母 6 g	生草 3 g

川黄连 1.8 g　淡竹叶 4.5 g　玄参 9 g

7 剂。

10 月 21 日三诊：汗出初和，清晨咽痛，形神较软，舌红苔薄。上方已合，宜宗原法。上方去川黄连、玄参，加粳米 15 g(包)、麦冬 6 g、太子参 6 g，石膏减至 15 g，7 剂。

11 月 4 日四诊：汗出大减，胃和便调，但热疮满头，舌红苔薄。郁热外泄，其病可愈。仍步原法：

太子参 9 g　麦冬 9 g　知母 6 g　生石膏 9 g(先煎)
生草 3 g　竹叶 4.5 g　粳米 30 g(包)　桑叶 9 g
凉膈散 12 g(包)

7 剂。药后汗出止，热疮平，诸症均安。

按：头汗之症，有属血、属饮、湿热、阳浮等别。本例是一派胸膈郁热之象。以头为诸阳之会，手足阳经均循胸膈肩背上头，则胸中邪热散漫上头，蒸腾作汗。故先予凉膈合当归六黄加减，其汗略减；然其症虽涉诸条阳经，陆九芝有六经实热总清阳明之说，故二诊改拟凉膈合白虎主之，汗出即和，其热初退，旋见气阴受耗，故增太子参、麦冬以清养之。尤可怪者，其汗大减之时，热疮满头，足见郁热得外达之机。随后因势利导，再加桑叶、竹叶清泄疏化，其症即平。《伤寒论》有云："阳明病下之，其外有热，手足温，不结胸，心中懊侬，饥不能食，但头汗出者，栀子豉汤主之。"此与本例相似，唯轻重主次有所不同。

三、血小板减少性紫癜

1. 血热妄行

唐某，女，4 岁。

1974 年 6 月 1 日初诊：全身皮下紫癜，血小板 12×10^9/L。

西医诊断为血小板减少性紫癜。曾突发吐血、便血，经治后出血基本已止。面色萎黄，伴有低热，大便较干，斑赤唇红，脉数，舌红苔薄。证属血热，离经妄行。治须凉血化斑。

生地黄炭 15 g　女贞子 9 g　墨旱莲 9 g　牡丹皮 9 g
白芍 9 g　桑椹 9 g　仙鹤草 12 g　侧柏叶炭 9 g
地榆炭 9 g　生草 3 g

3 剂。

6 月 4 日二诊：出血已停，热度初和，胃纳尚可，二便较通，血小板 $23\times10^9/L$，脉舌同前。仍以凉血滋阴兼以调中。

太子参 9 g　白芍 9 g　生草 2.4 g　女贞子 9 g
墨旱莲 12 g　生地黄 30 g　焦白术 9 g　茯苓 9 g
仙鹤草 12 g

4 剂。药后血小板增至 $50\times10^9/L$，再进 5 剂。

6 月 13 日三诊：紫斑已隐，无新出血，胃纳尚可，二便通调，而唇较泽，血小板 $180\times10^9/L$，脉尚带数，舌稍红，苔薄润。血热已清，以调扶中土为主。

太子参 9 g　焦白术 9 g　茯苓 9 g　清甘草 3 g
陈皮 3 g　女贞子 9 g　墨旱莲 12 g　薏苡仁 9 g
六曲 9 g

4 剂。药后诸症均安。

2. 火燔灼络

单某，男，5 岁。

1974 年 4 月 23 日初诊：肌肤散布紫斑，血小板 $60\times10^9/L$，西医诊断为血小板减少性紫癜。伴有发热，唇赤如朱，胃纳稍差，二便尚可，脉数，舌红无苔。是为血热伤络，离经妄行。治宜凉血解毒化斑。

大生地黄 18 g　牡丹皮 9 g　广犀角 4.5 g(先煎)　金银花 9 g

白芍 9 g　　女贞子 9 g　　墨旱莲 9 g　　生侧柏叶 9 g
连翘 9 g

4 剂，后又续 3 剂。

4 月 30 日二诊：紫斑已隐，血小板上升(100×10^9/L)。发热已平，唇赤稍减，纳食渐增，二便均调，脉尚数，舌红苔薄，药有初功，仍宗原法。

生地黄 15 g　　女贞子 9 g　　墨旱莲 9 g　　生甘草 2.4 g
广犀角 4.5 g(先煎)　　川石斛 9 g　　白芍 9 g　　炒藕节 9 g

4 剂。

5 月 4 日三诊：紫斑初隐，唇赤大减，胃纳较和，二便通调，脉细，舌稍红苔薄润。拟凉血和营主之。

生地黄 15 g　　女贞子 9 g　　墨旱莲 9 g　　侧柏叶炭 9 g
白芍 9 g　　生甘草 2.4 g　　川石斛 9 g　　炒藕节 9 g
桑椹 9 g

5 剂。药后血小板已增至 178×10^9/L，疾病告愈。

按：紫癜病在中医似属发斑、血风疮之类。血小板减少性紫癜在中医辨证上有虚实之分。实者为心肝火旺、迫血妄行；虚者又有阴亏火炎与脾不统血诸证。上二例均为血热灼络，治以凉血化斑，药用犀角地黄汤合二至丸加减，血小板即逐步上升，紫斑渐渐消退。二例不同点在于例 1 之营血之虚较甚，二诊起即配益气健脾之品，后以异功散加味以收功，盖赖中宫取汁化赤之意也；例 2 血中热毒显然，故解毒凉血为要，且因火旺烁液，乃以滋阴生津之剂而获全效。

四、过敏性紫癜

1. 风邪夹湿

林某，男，7 岁。

病史摘要：臀部及两下肢出现紫斑，大小不等，已有10余日。验血小板、出凝血时间均正常，西医诊断为过敏性紫癜，曾用泼尼松治疗1周，因未见效，转来中医门诊。

1978年12月12日初诊：患者发病已旬余。体温37.7℃，见两下肢及臀部有紫斑，纳谷尚可，二便均调，舌质淡红，苔薄稍腻，二脉带浮。证属风邪郁于肌肤，化热伤络。治拟散风凉血。

桂枝1.8 g	薏苡仁12 g	连翘12 g	金银花12 g
防风2.4 g	茵陈12 g	郁金4.5 g	蝉蜕3 g
猪苓6 g	苍术9 g	赤芍4.5 g	红枣3枚

4剂。药后臀部紫癜渐隐，舌苔薄净，再予原方加墨旱莲12 g、冬青子12 g，服4剂后紫癜基本退净。待症状完全消失，以归芍六君子汤合二至丸调治收功（治疗中停服西药）。

按：董师认为，风邪夹湿型之过敏性紫癜临床上最为多见。由于风邪夹湿，郁于肌表，气机不宣，郁而化热，灼伤血络，血不循经而溢于肌肤。这类患儿大都在发病前1～2周有呼吸道感染史，其临床表现以皮肤紫癜为主要症状。此时应“急则治其标”，宜清热疏风、化湿解郁、通脉和营，董师善用经验方“金蝉脱衣汤”加减主治。方中以连翘、金银花、防风、蝉蜕清热疏风；以茵陈、薏苡仁、猪苓、苍术清化湿浊；赤芍、红枣和其血脉；桂枝性温，力善宣通而散其邪气，但用量不宜重；郁金既能解郁理气以助化湿，与桂枝、赤芍、红枣合用又能调和营卫。诸药配伍，使热清湿化，血归经脉，则紫癜自退。

2. 热伤阴络

胡某，男，9岁。

1962年1月9日初诊：患儿高热紫癜3日，诊断为过敏性紫癜入院，西医已用抗生素及止血剂等药，热已下降，紫癜不退，故请中医会诊。患儿现症见面黄略浮，身热不清，体温37.7℃，精神萎倦，口唇红而干裂，舌红苔黄腻，两下肢小腿处有紫癜，纳呆泛恶，二脉细软带数，便通色黑，小便通赤，检大便隐血（+），尿中红细胞15～20/HP。证属邪热伤络，阴液受耗。治拟清热解毒，凉血化斑。

黑栀子9g　连翘9g　金银花9g　牡丹皮9g
赤芍6g　小生地黄9g　黄芩6g　藕节炭9g
茜草炭9g　仙鹤草9g　百草霜3g　芦根15g
白茅根15g

3剂。药后热度渐退，舌质稍淡红，苔光，面部肿退，口唇亦滋，便血已和，脉象弦数，原方去芦根、白茅根，加侧柏叶炭、墨旱莲、冬青子；5剂后，热度退净，紫癜渐隐，胃纳稍动，再加凉血养胃滋阴之剂而愈。

按：董师认为，紫癜在中医辨证有表里不同，热伤阴络所致的紫癜多见于患儿素体阴虚里热，发病较急；邪热内盛，灼伤血络而致皮肤瘀斑，且常伴有发热、腹痛，或鼻衄、齿龈出血等症状。此时应清热解毒、凉血化瘀为先，后以滋阴凉血收功。

3. 气营两燔

郑某，女，8岁。

1966年4月18日初诊：发热2日，以全身出血点、鼻衄收治入院。患儿发病前曾外出游玩，回家后即发热，服药一日热退，第三日又出现高热。症见高热面容，体温39.5℃，全身皮肤紫癜，以下肢较多，鼻衄频频，咽红疼痛，舌质红绛，苔黄略干，二脉数实，便下干结3日未行。此乃阳明实热，已由气分入营，营血热炽，迫血妄行，故拟通腑泻热、解毒凉血。

生石膏30g（先煎）　黄连4.5g　犀角6g（如无，水牛角15g代）　淡竹叶9g

赤芍 6 g　　牡丹皮 6 g　　连翘 9 g　　黄芩 6 g
生甘草 3 g　　生大黄 6 g(后下)

2剂。药后便通2次，体温即降至37.2℃，鼻衄减少，未有新紫癜出现，再拟原方去犀角、大黄、黄连，加仙鹤草12 g、金银花9 g，再服3剂，热净，紫癜渐退，鼻衄亦止，遂拟清热凉血养阴，10余剂而愈。

按：董师认为，此类紫癜较为少见，多见于形体壮实的小儿。其特点是发病急骤，皮肤瘀斑密集，甚则融合成片，色深紫红，常伴高热，大便干结。此乃热毒炽盛，邪火内实，由气分直迫血分；阳明热结，灼伤血络，迫血妄行而致。此应急用清瘟败毒饮加减主治，以清泻邪热、凉血解毒。

4. 寒湿内滞

张某，男，10岁。

1962年3月19日初诊：患儿体质差，遇饮食不当或受寒时常有腹泻的症状。症见面色较苍白，腹部时时阵痛，紫癜全身均有，但稀疏不多，两膝关节周围见出血点较多，且关节亦肿作痛，脉濡滑，胃口不开，便下散泄，日1～2次，舌苔白厚腻。此为寒湿内阻，先拟通阳化湿为主。

川厚朴 4.5 g　　赤茯苓 9 g　　桂枝 3 g　　赤芍 6 g
白芍 6 g　　姜炭 3 g　　陈皮 3 g　　姜半夏 9 g
佩兰叶 9 g　　炙甘草 3 g

2剂。药后舌苔厚白腻已松化，腹痛停止，胃纳已动，便不成条，小便清长，其紫斑渐退，乃是寒湿渐化，气疏血畅也。仍以前法加炒薏苡仁12 g，服3剂后，苔化纳和便调，未见新的紫斑出现，再以六君子汤加炒牡丹皮、炒当归、广木香健脾化湿，调和气血而愈。

按：董师认为，此患儿病情不同于上述三种，因寒湿阻滞，血瘀气阻而引起的紫癜，临床上虽不多见，但不可不辨之。这也是董师经常叮嘱的儿科医生必须“观察周详，见微知过，方能无误”。由于邪湿缠绵不化，气机不宣，气滞则血亦滞，而引发紫癜。这一类紫癜常有两膝关节痛、腹痛，而紫斑出现则不多。

第四节 肝系疾病

一、高热急惊

1. 阳明实热

杨某，女，10岁。

1962年6月3日初诊：壮热不退，已有1周(39.5～40℃)，神志昏迷，狂妄不安，便结5天，矢气频转，手足掣搐，汗少溲赤，两脉数实，舌苔黄腻。是阳明经腑实热，拟通腑结、下实热。

川厚朴 3 g　生枳实 6 g　大黄 9 g　玄明粉 6 g(冲)
紫雪丹 3 g(化服)

1剂。

6月4日二诊：神志仍昏，大便未下，汗出较多，小溲赤涩，脉同前而舌绛苔燥。为实热逗留肠胃，势已化火化燥。改用白虎加味以透邪清热，生津润燥。

生石膏 60 g(先煎)　知母 6 g　生甘草 3 g　粳米 30 g
鲜生地黄 30 g　天花粉 9 g　鲜竹叶 50 片　鲜菖蒲 6 g
紫雪丹 3 g(化服)

1剂。

6月5日三诊：药后下大量宿粪，热和神清，知饥索食，津津有汗，舌转滋润，脉象平静。然余热未清，防其死灰复燃。拟竹叶石膏汤 2 剂。药后热清神安，调理而愈。

按：本例的急惊昏迷掣搐是因阳明经腑实热所致，用大承气汤釜底抽薪，未见显效，大便未下。此时病邪化火化燥之势转甚，故改进白虎加味清透泻热，增液润燥。药后腑气得通，热势顿和，神志即清，惊搐就定。此亦吴鞠通增水行舟之变法也。

2. 风痰郁逆

(1) 方某，男，20 个月。

1992 年 10 月 22 日初诊：半年来，每发热即见抽搐，已发 3 次。平素纳食尚可，二便亦调，眠中稍有烦躁惊惕，舌苔薄润，脉细。查脑电图正常。此属发热性惊厥，治以丸剂豁痰定惊、安神开窍。董氏定惊丸 30 g，分 20 日化服。以后又连服 2 剂，共计 2 月余。其后虽曾发热，不再惊厥。

按：董氏定惊丸组成：制胆南星、明天麻（姜汁炒）、乳香各 60 g，赭石（煅、水飞）、全蝎（去尾足，以汤泡去盐泥，晒干，炒研用）、白附子（土炒）、僵蚕（炒）、钩藤、龙齿各 30 g，麝香 0.6 g，冰片 0.9 g。上药共研细末，水泛为丸，如绿豆大，朱砂为衣。制成丸后，每 30 g 为一料，分 20 日服，每日早晨白开水化服。该丸在预防发热性惊厥中甚有殊功，但对脑炎、脑膜炎及痫证的惊厥，则无效用。发热性惊厥的形成，据《诸病源候论》言："小儿惊者，由血气不和，热实在内，心神不定，所以发惊。"小儿腠理不密，易于感冒，不耐高热，加之风痰内蕴，一旦高热波动，风痰郁逆走窜必然生风生惊，形成惊厥。欲防此疾，不发之时，连服本丸；轻者一月，重者三月。本丸有息风豁痰、镇惊通窍之功，对小儿发热时邪热客居，引动风痰之惊搐昏厥有其独到之效。

(2) 冒某，女，3 岁。

1992 年 3 月 5 日初诊：曾发高热惊厥，热退，咳嗽，有痰，舌苔薄白。

桔梗 5 g	前胡 9 g	牛蒡子 9 g	象贝母 9 g
杏仁 9 g	桑叶 6 g	陈皮 5 g	紫菀 9 g
百部 10 g	薄荷 3 g(后下)		

6 剂。

3 月 12 日二诊：热退后，诸恙均和，宜服预防发热惊厥药。董氏定惊丸 1 瓶(30 g)，分 20 天化服。

按：董氏定惊丸适用于小儿素有风痰内伏，又体脆神怯，不耐邪热，发热则风痰郁逆走串而惊厥。若于惊厥未发时，连续服用 1～2 个月，即能预防根治，虽有发热，也不再惊厥。

二、癫痫

1. 痰壅阻窍

陆某，女，5 岁。

1993 年 9 月 8 日初诊：痫病 3 年，一月数发。近月发作频繁，发则目睛上翻，喉痰鸣响，口吐涎沫，四肢痉搐不已，神识昏蒙，约数分钟后苏醒。经多次脑电图检查，诊断为癫痫，经多方治疗罔效。刻下：面色苍白，形神呆钝，夜眠惊惕易醒，舌苔厚腻，脉弦带滑，大便干结，间日而行。证属痰浊壅结，蒙蔽清窍，亟须豁痰开窍。先予吞服保赤散 0.3 g，每日 2 次，连服 4 日；继续董氏涤痰镇痫汤。

皂角 6 g	钩藤 6 g(后下)	石菖蒲 6 g	明矾 1 g
川贝母 3 g	橘红 3 g	胆南星 3 g	天竹黄 9 g
竹沥半夏 9 g	竹节白附子 9 g	青龙齿 15 g(先煎)	

5 剂。

二诊：服保赤散，便泄日 2～3 次，泻下两条寸许长如手指粗胶痰，次日又下一条；继服汤药，呕吐一次，均系胶固顽痰。服完10剂，喉中痰浊，纳谷不馨，舌苔白腻。痰结松动兼感外邪，治拟疏化风痰。

藿香 9 g　紫苏梗 9 g　杏仁 9 g　竹沥半夏 9 g
朱茯苓 9 g　天竹黄 9 g　胆南星 5 g　橘红 5 g
天浆壳 7 枚

14 剂。

三诊：药后咳停脘和，前日痫发，仅见手足轻微抽搐，瞬息即止，苔转薄润，表邪已化，神志转清，唯身软脉弱，正虚元弱，法拟扶正治本，予服董氏定痫丸，每日化服 3 g。连服 40 日后病情稳定，痫证未发，胃纳亦旺，继以六君子汤出入调理善后。

按：本例患儿发则痰壅息粗，声如拽锯，两目上视，脉滑苔厚便干。董师教示：此痫痰邪为因。痰痫治法，首在祛痰，痰在上者吐之，痰在里者下之。先投保赤散，以巴豆（去油取霜存其泻下之性）配胆南星蠲风痰，通络定惊，合神曲、朱砂共研细末，药仅四味，力宏效速。方中以巴豆为君，辛温走散，吐下痰涎，开窍通壅，能使症急者痰降气平，旋即缓解；痫深者风痰顿蠲，惊痫即轻。用治风痰壅盛、形体壮实之癫痫患儿，与涤痰定惊之汤剂同服，获效更捷。然应中病即止，以免耗真。董氏涤痰镇痫汤，药选皂角、明矾蠲风痰除顽痰为君；天竹黄、竹沥半夏、胆南星、川贝母、白附子豁痰利窍；加钩藤、龙齿息风镇惊；合石菖蒲入心镇痫，使痫自平。然久病痰祛、正虚元弱，再予董氏定痫丸（生晒参、朱茯苓、紫河车、琥珀、珍珠粉、胆南星、天竹黄、朱砂、甘草）培补元气，养心扶脾，使痰不再生，痫证有望根治。

2. 痰火扰神

陆某，男，9 岁。

1984 年 11 月 24 日初诊：一年来惊痫时作，晕仆肢搐，喉间痰鸣声如拽锯，一月数次不等。平时痰多吐涎，胆怯闻声易惊，眠中惊惕不宁，面颊时有抽动，大便干结间隔，脉弦滑带数，舌红苔薄黄腻。是为风痰惊痫，痰火扰神。治拟平肝豁痰，息风定痫。

钩藤 6 g　竹叶 6 g　朱远志 6 g　天竹黄 6 g
竹节白附子 6 g　天麻 6 g　龙齿 15 g（先煎）　胆南星 3 g
川贝母 5 g　橘红 5 g　干石菖蒲 9 g

7 剂。

二诊：药后吐涎量少，痰声递减，大便自调，面颊尚有抽搐，夜寐时有惊叫，苔薄腻，脉弦滑。风痰盘踞未蠲。原方去川贝母、天竹黄，加全蝎 1.5 g、蜈蚣 1 条，14 剂。

三诊：症情渐趋稳定，痰涎渐化，夜寐转安，曾小发一次，但瞬息即和，大便畅行，苔呈薄润，二脉转沉小滑。是为风痰深潜，殊难骤化，改用丸剂缓图之，投董氏镇痫丸 1 料，分 30 日服完。连服 3 料，惊搐未发。随访 4 年，痫疾不作。

按：本例患儿平素痰涎壅盛，肝木偏亢，风火痰涎交相扇动，引发痫搐。先予汤剂豁痰开结，平肝息风，虽获初效，然因风痰深潜，非荡涤攻逐之品所能速效。故自研丸剂通窍入心，豁痰宁神缓图之。董氏镇痫丸药用牛黄、朱砂、琥珀、珍珠、猴枣、天麻、川贝母、钩藤、胆南星、天竹黄等共研细末，朱砂为蜜丸，一料分 20 日服完。胆南星、天竹黄豁痰通窍；牛黄、朱砂凉心宁神；琥珀、珍珠定惊平肝。其治重在除痰热，镇心肝，可开结通络，默化风痰，缓图取效。

3. 元虚致痫

高某，男，5 岁半。

1992 年 7 月 27 日初诊：患儿系难产，6 月龄时即发痫证，发则头摇手搐肢抖，目珠上窜，喉痰辘辘有声，四肢清冷，时或小便失禁。视其面色青白，形体羸弱，神倦语少音低，智力迟钝，睡时露睛，食欲不振，大便尚调，舌胖嫩苔薄润，二脉细软。证属先天本元怯弱，元神不足致痫。治应益气养血，培补元神，然其脾虚运化无权，难以骤补，宜先健脾化痰宁心。方用六君子汤加味。

太子参 6 g　石菖蒲 6 g　焦白术 9 g　竹沥半夏 9 g
天竹黄 9 g　朱茯苓 9 g　川石斛 9 g　炒谷芽 9 g
橘红 3 g　天浆壳 7 枚　远志 5 g

7 剂。

二诊：药后胃纳日增，神情如前，夜寐睛合，苔润脉软，再拟培补元神。上方去天浆壳、天竹黄，加炙甘草 3 g，煎汤吞服董氏定痫丸，每日 3 g，继服 14 剂。

三诊：上方调理尚合，面色转润，神清目明，舌净少苔，二脉沉细软和，胃纳已馨，痰声亦消，元肾亏耗，髓海空虚，虚像显露。再拟益气培元，滋肾健脑。

太子参 9 g　焦白术 9 g　怀山药 9 g　益智仁 9 g
黄芪 10 g　熟地黄 10 g　鹿角片 6 g　石菖蒲 6 g
远志 5 g　董氏定痫丸（吞服，每日 3 g）

四诊：上方出入调理 3 个月，舌苔薄润，二脉细和，痫证停发。患儿胃纳健旺，面转红润，神情活泼，言语清晰，生长良好，智力进步尤为明显。然本元久耗，当以丸剂培元缓图之。再予补中益气汤加味，并吞服董氏定痫丸以扶元固本。随访 3 年，痫未复发。

按：本例患儿病得之先天不足及产程过长损伤，本元怯弱，形神不振，痫属元虚。董师研制的董氏定痫丸，以培元益气宁神为主，药用生晒参、朱茯神、紫河车、琥珀、珍珠粉、胆南星、天竹黄、朱砂、甘草等研成细末，朱砂为衣蜜丸。其中人参、紫河车壮元益气为君，茯神、珍珠养心安神，朱砂、琥珀镇惊定志，适用于痰火初退而形神不足之痫。紫河车为治痫要药，临床常与天麻、胆南星、朱砂相配，《得配本草》谓其"大补气血，尤治癫痫，甚为中肯"。

4. 虚风内动

姚某，男，8岁。

1993年6月初诊：2年前骤发癫痫，眩晕仆倒，肢搐阵作，内无痰声。平时常诉头晕头痛，间或跌仆抽搐阵发。脑电图示有阵发性不典型样放电。兹见神情呆钝，舌红苔净，二脉细小带弦，学习成绩欠佳，智力发育迟缓。证为先天不足，肝肾阴虚，虚风内动。拟滋阴养血，平肝息风。

大生地黄15 g　天麻6 g　川芎6 g　石决明30 g(先煎)
杭白芍9 g　当归9 g　滁菊花9 g　小胡麻9 g
蔓荆子9 g　桑椹9 g

14剂。

二诊：服药2周，头晕递减，偶觉两太阳穴剧痛，痛则头昏，二目复视，舌苔薄润，前方尚合，仍拟滋阴息风。

大熟地黄15 g　石决明30 g(先煎)　天麻6 g　杭白芍9 g
潼蒺藜9 g　钩藤9 g(后下)　滁菊花9 g　麦冬9 g
蔓荆子9 g

14剂。

三诊：上方出入服用1个月，头痛已和，癫痫未作，然久病宿根未净，再拟滋阴息风，养胃扶元。原方去蔓荆子、钩藤、滁菊花，加太子参6 g、石斛9 g、炙甘草5 g、龙齿15 g(先煎)。调理2个月，头目清明，眼神已活，痫疾未作，苔净纳馨。再予服董氏定痫丸2料，症情基本向愈。

按：此类患儿多因先天阴亏，久病耗阴，虚风内动而痫发。症见眩晕跌仆，肢搐无力，手足蠕动，舌红苔净或现地图舌，口渴引饮，脉细带促。董师常用复脉汤、增液汤或定风珠类方加减，育阴潜阳，滋营柔筋通络。本例发则眩晕头痛，二目复视，肢搐无力，舌红苔净，系肝肾阴虚，虚风内动，故于大剂滋阴息风剂中酌加平肝养血明目之品，清利头目，虚风自息。

5. 痰阻血滞

齐某，女，4岁。

1969年5月9日初诊：患儿自今年3月5日起惊痫抽搐，日发一二十次不等，发时目瞪神呆，角弓反张，手足瘛疭，曾经本市多家医院诊治无效。现症面色带青，舌苔薄腻，神志清晰，行走如常，喉中痰鸣甚响，自诉胸痛气闷，饮食一般，二便如常，夜烦不安，脉见滑数。明系痰阻，先予豁痰逐下。

钩藤6g　淡竹沥30g(姜汁2滴冲)　干石菖蒲3g　龙齿15g
远志6g　茯神9g　琥珀2.4g　胆南星3g
竹节白附子6g　天竹黄6g　保赤散0.3g(分2次化服)

4剂。

5月13日二诊：药后下痰较多，症势稍缓，但日夜抽搐仍达10余次。原法尚合，未便更张。上方加琥珀抱龙丸1粒，10剂。

5月23日三诊：症势大减，痰声已化，夜间安宁，日发数次，苔薄脉细，可予调扶。董氏定痫丸1料，分20天化服。药后曾有2月不发。

8月5日又来诊治：近因突遭异常大雷声，极度震惊而痫病复作，搐掣连发，日夜数十次，神志尚清，自诉体痛，未闻痰鸣，舌净脉弦。再予董氏定痫丸1料。

11月7日五诊：服定痫丸后，搐掣不减；曾去针灸、推拿，亦无寸效。其症无热无痰，发时神情，全身颤动，复卧体痛，舌质色红，脉象弦涩。病起于突受雷惊，震动心肝；以心主血，肝主筋，惊伤心肝，则血滞而筋失濡养，故身痛而搐也。改予王清任氏身痛逐瘀法，活血行滞，养筋定搐。

党参 9 g　　当归 9 g　　紫丹参 9 g　　桃仁 6 g
红花 4.5 g　　赤芍 6 g　　炒枳壳 3 g　　怀牛膝 9 g
生甘草 3 g　　醋炒五灵脂 9 g

5 剂。药后再连服 5 剂，痫定而愈；通过随访，迄今未发。

按：本例之治，分前后两个阶段；我们根据辨证分析，使用了不同的治则方药而得到解决的。初时的主因为痰，故用豁痰逐下之法，痰去而渐安。嗣后则因突遭雷惊，震动心神而搐发，当时主观上认为与前次相同，给予丸剂而无效。经过详细诊察，见其无热无痰，体痛身颤，良由雷惊之震心动肝，致血滞而筋失濡养，遂使风动而搐。其脉弦涩，弦为肝亢，涩为血滞，故改用活血和营，使血行筋濡，其风自息，抽搐即平。

三、抽动秽语综合征

1. 脑功能轻度失调

湿火蕴结

魏某，男，11 岁。

1981 年 8 月 18 日初诊：家长代诉患儿平时注意力不集中，上课时小动作多，性格比较孤独，语言表达能力差。拟诊大脑功能轻度失调，曾做 24 小时尿检儿茶酚胺，测定，结果偏低。服西药利他林无效，且见副作用而停服。症见大便干结，小溲短赤，口渴饮多，唇色樱红，胃纳不香，口臭咽痛，脉象滑数，舌尖红，苔白腻。证系湿火内阻，熏蒸扰神。治拟利湿泻火。

川厚朴 3 g　　赤茯苓 9 g　　川黄柏 6 g　　知母 6 g

泽泻9g　川黄连1.5g　黄芩9g　藿香10g
佩兰10g　茅苍术9g　猪苓6g

5剂。

8月25日二诊：渴饮减少，纳食初动，小溲较淡，大便稍通，舌苔滑腻而浮，是内结湿浊渐松。上方进退。

川厚朴3g　赤茯苓9g　川黄连1.5g　藿香10g
佩兰10g　泽泻9g　苍术9g　川黄柏6g
青蒿9g　六一散10g(包)　甘露消毒丹12g(包)

7剂。

9月1日三诊：二便转调，纳食已增，舌苔亦薄，湿浊初化。但新感外邪，咽痛微咳，暂以疏化。

桔梗6g　生甘草3g　百部10g　陈皮3g
杏仁6g　青蒿9g　藿香10g　佩兰10g
桑叶9g　菊花6g　钩藤6g

3剂。嘱于感冒解后仍服前方。

10月6日四诊：上药服后，感冒即解，连服二诊之方7剂，现已停药近月。家长感到患儿多动症有明显好转，注意力能保持较长时间集中。复查24小时尿检儿茶酚胺测定，结果已经正常。但大便时有干结，唇色较红，舌尖赤，苔薄腻，脉数而带滑。湿火未净，再宗前法。

川黄柏6g　黄芩9g　枳壳4.5g　赤茯苓9g
川厚朴2g　泽泻9g　薏苡仁10g　甘露消毒丹12g(包)
陈皮3g　茅苍术6g　更衣丸2g(需要时服)

7剂。此后更有进步，病情渐平。

按：小儿抽动秽语综合征，近年来国内外较为注意。本例患儿之脉症，乃系湿火熏灼，扰动心神。方用三黄合四苓为主，配以藿香、厚朴芳化，共奏利湿泻火、涤秽化浊之效。续服1月，湿火渐去，获得显效。但小儿抽动秽语综合征的病因不一，中医必须求其致病之由，灵活变化而治。

2. 目劄

肝风内动

胡某，男，7岁。

1994年3月17日初诊：多动症，两目连劄，睡眠多梦、时有肢动抽搐，舌苔薄润，脉弦细。证属肝风内动。治拟制搐安动。

生白芍30 g　生甘草30 g　淮小麦30 g　灵芝15 g
大枣10枚

7剂。

3月31日二诊：多动、目劄均减大半，睡时尚有肢动。前方甚合，再予原法。上方加朱茯神10 g、柏子仁9 g、百合9 g、防风5 g，7剂。

4月7日三诊：昨因食伤，曾经吐恶，方用芍药甘草汤加藿香梗9 g、陈皮6 g、佛手6 g、大腹皮9 g、神曲9 g、山楂9 g、茯神9 g、淮小麦30 g、大枣10枚，7剂。

4月14日四诊：两目不劄，睡时两足尚有惊惕，胃气已和，续予上法。一诊方加柏子仁9 g、酸枣仁9 g、百合9 g、石斛9 g、炒谷芽9 g，7剂。

4月28日五诊：目劄不作，夜睡较安，睡时手足偶有牵动，面色滋润，舌润。病情稳定，再予原法。一诊方加柏子仁9 g、酸枣仁9 g、百合9 g、朱茯神10 g，7剂。

按：两目连劄，即两眼时时眨动之谓。本例患儿多动症症见目劄、睡时肢动抽搐，由于小儿肝常有余，阴血不足，肝风内动所致。方取仲景芍药甘草汤为主，加入淮小麦、灵芝、茯神、柏子仁、百合、大枣诸品，功能柔肝缓急，宁心安神。四诊、五诊时目劄已除，病情稳定，再予原法，巩固疗效。

3. 风痰

3.1 风痰走络

姚某，男，10岁。

1974年9月16日初诊：1年来食后即作嘻气、呕恶，平时气逆息粗，自感咽中有痰如梗，手足辄作牵掣舞蹈、神志尚清，大便易秘，脉滑，舌苔薄腻。证属风痰入络，走窜阻逆为患。治拟豁痰通络。

钩藤6g	僵蚕9g	竹沥30g(姜汁2滴冲)	胆南星2.4g
天竹黄9g	忍冬藤6g	石菖蒲6g	远志6g
当归6g	川芎4.5g		

4剂。

9月20日二诊：嘻呕大减，舞蹈亦少，大便通而稍干，自感咽梗较松，脉滑，舌稍红而苔净。以原法出入可也。上方去僵蚕、川芎，加生地黄15g、川贝母4.5g、陈皮3g，6剂。

9月26日三诊：近日过于疲劳，食后又作嘻气，喉中气逆有痰，大便较干，脉滑，舌苔薄白。是痰阻胃逆，治拟降逆化痰。

赭石15g	杏仁6g	竹茹6g	瓜蒌子12g
陈皮3g	枇杷叶9g	川贝母4.5g	台乌药9g
生甘草2.4g	降香2.4g		

7剂。

10月4日四诊：药后纳和便调，舞蹈不作，原法加减以祛痰下气。上方去瓜蒌子、乌药，加半夏9g、茯苓9g，4剂。服后其病遂安。

按：本例之食后嘻呕、手足掣舞，因其伴有气逆息粗、咽如痰梗、脉滑苔腻，辨证为风痰阻络，用豁痰通络息风之法，迅即获效。

初方之胆南星、天竹黄专主风痰、开结通络，僵蚕、钩藤善能息风、镇痉舒筋，竹沥点姜汁通行经络、攻逐风痰，忍冬用其藤性可走经宣泄清热，且以远志、石菖蒲开窍化痰，当归、川芎和血养络。年余奇疾，旬日而安。以后虽有复发嗳气，症情已大为减轻，仅用降气化痰之剂即愈。

3.2 痰热蒙窍

林某，女，9个月。

1974年5月2日初诊：低热数月不退，午后为甚，历经中西药治无效，咳逆呕恶，气急息粗，大便干结，小溲短少，神志不爽，目珠呆钝，脉伏，舌苔腻浊。是风热挟痰，蒙蔽心神。亟须豁痰开窍。

陈皮3g　竹沥30g(姜汁2滴冲)　鲜石菖蒲4.5g　钩藤6g
胆南星2.4g　川黄连1.8g(姜汁炒)　僵蚕6g　连翘9g
桔梗3g　保赤散0.3g(分2次化服)

2剂。

5月4日二诊：低热已清，吐出大量痰涎，大便润下，尚有咳逆痰鸣，胃纳不开，神志仍呆，舌苔略薄。再以化痰利窍为治。

陈皮3g　胆南星2.4g　竹沥附子4.5g　天竹黄4.5g
杏仁6g　川贝母3g　钩藤4.5g　石菖蒲6g
姜竹茹6g　清气化痰丸9g(包)　保赤散0.3g(分2次化服)

4剂。

5月8日三诊：续吐不少痰涎，咳呕喉鸣均平，胃纳初和，二便亦调，唯神情尚钝，脉带滑，苔净。宗原法蠲除余邪以清心神。

钩藤6g　天竹黄6g　胆南星2.4g　竹节附子4.5g
石菖蒲4.5g　陈皮3g　远志6g　川贝母4.5g

4剂。药后神志清楚，诸症均安。

按：本病起于风热夹痰，蒙蔽心窍，故神志不爽，目珠呆钝，其症情甚属危重。急予竹沥、姜汁、天竹黄、胆南星豁痰开结为主，钩藤、僵蚕息风平木，陈皮、桔梗化痰利气，而以连翘、石菖蒲入心开窍、清化痰热，姜汁炒川黄连入胃和中、降逆止呕，尤有保赤散攻逐痰涎，性专力雄。以后随症加减，三诊而终获挽回。

综观以上两案，均为风痰为患，但同中有异。其不同者，例1是风痰攻窜于经络，故药有忍冬藤走经络而解热，当归、川芎、生地黄和营血而舒络；例2是痰热壅逆于膻中，故药以保赤散先逐痰涎而降气，连翘、桔梗宣上焦而泻热。从中可以体会辨证用药的细微之处。

4. 下肢抽搐

少阳痰热

诸某，女，6岁。

1972年3月10日初诊：患儿自出生后18个月起，即发生两下肢抽搐，日发数次至10余次不等，发作后大汗一身而搐止。虽经多方治疗，迄今未已。来诊时见其面色一般，形神尚活，胃纳欠佳，脉弦数，舌尖红苔白腻。初以为血分瘀热，筋失濡养，治以养血活血。

生地黄30 g　当归6 g　桃仁9 g　红花4.5 g
地龙6 g　川牛膝9 g　赤芍6 g　秦艽6 g
炙甘草2.4 g

4剂。

3月14日二诊：足筋仍搐，日发次频，神志清晰，询之则诉心慌胆怯，脉舌如前，再试以活血息风宁神。上方去牛膝、秦艽，加全蝎1.5 g、远志4.5 g、龙齿15 g，7剂。

3月21日三诊：抽搐次数虽见略减，但不明显。仍诉胆怯心慌，神志不安，然静坐即搐，起动不发，脉舌同前，于是更法治之，拟从痰热内扰、心胆不宁着手。温胆汤加味主之。

陈皮 4.5 g　制半夏 9 g　茯苓 9 g　炙甘草 2.4 g
竹茹 9 g　枳实 4.5 g　石菖蒲 4.5 g　当归 6 g
龙齿 15 g

7 剂。

3 月 28 日四诊：药后 3 天，足搐即止。今晨又掣一次，较轻松，胃纳已动，脉尚弦，舌苔薄腻，原方加远志 4.5 g，7 剂。以后又续服 14 剂以资巩固，足搐从此停发。

按：温胆汤主治胆虚痰扰、惊悸不安之症。本例心慌胆怯、胃纳欠佳、脉弦数、舌尖红、苔白腻，其主因是痰火内扰，故投以温胆汤药症惬当，3 剂而效显，7 剂而病安，续服之而根除。

但痰热内扰为何下肢抽搐，投以温胆后为何迅即停发，是颇耐寻思的，试分析之。

何以胆病而足搐？似较罕见。考之《黄帝内经》，足少阳经筋布于外踝、胫膝外廉，结于伏兔之上及尻部，“其病小趾次趾支转筋，引膝外转筋，膝不可屈伸，腘筋急，前引髀，后引尻”（《灵枢·经筋》）。于此推想，胆病累及经筋而致下肢转筋、引急，是可能的。

何以静时搐发？张聿青氏有用温胆汤加减治疗一个“将寐之时，体辄跳动”的病例，其按语指出：“胃有湿痰，甲木不降，肝阳暗动……以阳入于阴而胆阳不降，致阳欲入而不能遽入也。”从中可以得到启发，即安静之时气血内守，胆气当降；若痰湿阻遏肝胆之气，则阳升风动。本例静时搐作，殆即此理。

何以汗后搐止？盖少阳为全身的半表半里，邪在少阳，则随枢机出入表里阴阳。若邪并于阴则阴实，邪并于阳则阳实。譬之疟邪，发时先寒后热、汗出而和，即是如此（参《素问·疟论》）。本例邪在少阳，气并于阴则胆逆风动而搐作，继之少阳枢机升极而降，则气并于阳而全身大汗后搐止。

由此可见，痰热内扰是病之本，足筋抽搐是病之标。初诊、二诊治标不治本，宜其罔效；三诊时治合病本，效如桴鼓。

关于温胆汤，为《黄帝内经》半夏汤的演变之方。经方"泻其有余，调其虚实，以通其道，而去其邪"（《灵枢·邪客》），后人总结为"使上下通则阴阳和"（《医方集解》）。温胆汤之诸药，在性能上可说是半夏汤的发展，也能使上下通、阴阳和。试看本例药后痰热清化，胆气降而筋得养，使少阳枢机出入表里而无杆格之虞，即是"上下通、阴阳和"的具体表现。

5. 面抽

肝风袭络

钱某，男，9岁。

1984年11月15日初诊：患儿右侧面颊瘙痒不适3年，伴有反复发热，时见腹泻、喷吐，但无昏迷、抽搐。外院检查：右侧面部肌束颤动，并有向右水平眼震颤征，右眼角膜反射迟钝。脑CT示：右小脑半球病变，占位性病变待排（小脑炎？小脑肿瘤？小脑血管瘤?）。现面皖神萎，右颊作痒，时见抽动，尤以右眼下睑及右侧口角为甚。经常呕恶，口气臭浊，纳佳便通，夜烦不寐，二脉弦滑，舌苔白腻。证属肝阳上浮，化风袭络。姑先潜阳宁神。

琥珀1.5 g（研吞）	龙齿20 g（先煎）	赭石18 g（先煎）	龙骨10 g（先煎）
牡蛎20 g（先煎）	磁石20 g（先煎）	陈皮3 g	丹参9 g
远志6 g	茯神木9 g	干石菖蒲4.5 g	

7剂。

11月22日二诊：颊痒抽动均减，二便亦调，但头昏吐恶仍作，夜寐欠安，舌边尖红，苔心薄腻。肝火尚盛，治拟清泄平木。

羚羊角 1.5 g 生石决明 20 g(先煎) 赭石 15 g(先煎) 龙齿 15 g(先煎)
天麻 6 g 钩藤 9 g(后下) 川黄连 3 g 远志 6 g
陈皮 5 g 姜竹茹 9 g

7 剂。后又连服此方药 1 周。

12 月 6 日四诊：头已不昏，夜睡亦安，纳呆泛恶，口气臭浊，便下通调，舌苔厚腻。肝热横逆，再以抑肝清木主之。

龙胆 4.5 g 黑山栀 9 g 黄芩 5 g 远志 6 g
茯神木 10 g 龙齿 15 g(先煎) 磁石 20 g(先煎) 神曲 9 g
竹茹 9 g 陈皮 5 g 薄荷 3 g(后下)

7 剂。上方药连续服 3 周，诸症见和。但见纳稍口臭，舌苔腻浊，眼口微见颤动，乃以胃苓汤合温胆汤复方调治，半年而安。西医复查认为肌束颤动、眼球震颤与角膜反射异常均显著减轻，但未做 CT 检查。

按：本例被诊为右小脑半球占位性病变，西医认为预后不佳。虽其见症有肝胃不和之象，但一诊之方着重在平肝潜阳、重镇降逆，其药金石介类逾半；复诊之剂，则重在清泄肝热，镇摄息风，而以羚羊钩藤汤为主。逐一解决右颊痒抽与头晕呕吐，即获初效，其后予清肝化湿图治。

6. 角弓反张

肝火生风

杨某，女，10 岁。

1984 年 9 月 22 日初诊：素性急躁易怒，头痛时作。近 3 个月来，常见抽搐反张，目翻复视，一天数次，发时意识清醒。夜眠梦惊，纳呆吐恶，咳痰稍有，二便尚调，舌苔薄，脉弦数。肝郁气亢，火旺化风。先须平肝泻火，以制其痉。

龙胆 4.5 g 黑栀子 9 g 柴胡 4.5 g 钩藤 6 g(后下)

羚羊角 1.8 g 生石决明 24 g(先煎) 川黄连 1.5 g 天浆壳 7 枚
干石菖蒲 9 g 龙齿 15 g(先煎) 杏仁 6 g 百部 10 g

4 剂。

9 月 26 日二诊：抽搐反张显著减少，头痛亦轻，痰咳已松，略有吐恶，夜眠转安，二脉弦缓。原法既合，治宗前义。

龙胆 6 g 黑栀子 9 g 钩藤 6 g 远志 6 g
羚羊角 1.5 g 生石决明 30 g(先煎) 琥珀 3 g(研吞) 天浆壳 7 枚
干石菖蒲 9 g 龙齿 15 g(先煎)

7 剂。药后其症旋即平定，乃返原籍。近 1 年来多有来函，其病不发。

按：患儿陈发抽搐已有 3 月，四诊所见及追溯其禀性，可知当属肝郁化火生风所致。即以羚羊角、龙胆、黑栀子、川黄连清泻肝火为主，钩藤、天浆壳、石决明、龙齿平肝镇惊，更以柴胡疏理肝木，石菖蒲豁痰开窍，亦参杏仁、百部肃降化痰。方证合拍，如矢中的，4 剂而知，迅获良效。

四、头痛

1. 阳明头痛

孔某，男，14 岁。

1995 年 2 月 23 日初诊：近 3 个月来，时发前额头痛，并连及后脑，曾患有鼻炎，大便间隔，舌红苔薄腻，脉弦。阳明头痛，宜从阳明太阳合治。

葛根 9 g 石膏 15 g(先煎) 羌活 9 g 防风 6 g
苍耳草 10 g 桑椹 9 g 钩藤 9 g 茯苓 9 g

7 剂。据称服药 6 剂，头痛即除。

按：本例头痛部位在前额并连及后脑，为阳明经脉及太阳脉循行之处，故从阳明太阳合治。葛根、石膏为治阳明头痛药，羌活、防风为治太阳头痛药。其中葛根、羌活并可作为引经药。加入辛夷、苍耳草散风通窍，可治鼻炎。并用桑椹滋润肠燥，菊花清利头目，钩藤清热平肝。药证相合，收效颇捷。

2. **阳明热郁**

施某，男，10岁。

1973年12月31日初诊：年前跌后，经常头痛，痛在眉棱骨，痛甚时即呕吐，面色不华，形瘦怕冷，口渴纳少，二便尚调，脉细滑，舌尖红，苔花剥。是阳明胃经之阳气内郁也。拟选奇汤加石膏、葛根以清胃舒阳。

防风4.5 g　羌活6 g　黄芩3 g　炙甘草3 g
生石膏15 g(先煎)　葛根6 g　牡丹皮6 g　石斛9 g

4剂。

1974年1月4日二诊：头痛稍减，吐恶已和，面色较润，舌苔薄白。前方既合，仍宗原法。上方去牡丹皮，加当归4.5 g、白芍4.5 g，6剂。

1月11日三诊：头痛初和，仅感隐约似痛，吐恶已止，胃纳亦动，时感怕冷，便下通调，脉细带滑，舌尖稍红，苔薄。仍予原法为主。

防风4.5 g　羌活3 g　黄芩2.4 g　炙甘草2.4 g
白芍6 g　当归6 g　石斛6 g　葛根6 g
生石膏12 g(先煎)

6剂。药后头痛即除，诸症好转而安。

按：眉棱骨痛，前贤论述之分类不一，多主以选奇汤；实而痛者加石膏、葛根，虚而痛者加当归、白芍。盖眉棱骨乃阳明胃经所过之地，即从胃热论治。本例见症脉滑口渴、舌红苔剥，为里有伏热之征;其面色不华而怕冷,则是阳气抑遏之故;痛甚呕吐亦因郁甚欲泄所致。仲景有阳明郁热而恶寒用石膏之说,故宜于选奇汤加石膏者。以黄芩、石膏、牡丹皮清胃泻热,羌活、防风、葛根升阳散发,石斛清润生津,甘草调和安胃。药后痛减呕止,面润苔生,此为清阳得升、郁热初解之象;再加当归、白芍乃养血和络之意也,终于痛除病痊。

五、痹病

1. 阳虚寒湿

杨某,女,10岁。

1991年11月19日初诊:病程2年,3次住本市某医院,诊断为变应性亚败血症。迭进抗生素、泼尼松,倍他米松已增到每日8片,未见功效。病房医生同意患儿外出请中医治疗。现症低热时有,两颧热赤,形神萎怠,胸闷气促,声音低微,膝关节酸痛,纳可。久病损及阳气,病势深入严重。治宜温化寒湿,兼顾阳气。

制川乌4.5g　制草乌4.5g　川桂枝4.5g　黑附子5g
干姜3g　苍术9g　川厚朴6g　赤茯苓9g
川牛膝9g　陈皮5g　生姜9g

7剂。

11月26日二诊:药后症情平稳,白腻苔转薄。西医再行检查,指标明显下降。再予原方7剂。

12月3日三诊:诸恙渐见好转,厚苔化尽,寒湿渐去,患儿形神活泼,再予上方加减续服。服药期间,西医同意倍他米松由每日8片递减为每日6片(过去激素减半片病情就要反跳)。

后激素改为隔日服用,以后再改为泼尼松每日3片。当病儿阳气已复,阴寒尽化,出现阳复阴耗现象,去川乌、草乌、苍术、川厚朴、干姜，投以护阴养血之品如珠儿参、生地黄、当归等，使阴阳平衡。服药3个多月来，各种检验基本正常，终至停服激素。后经随访已上学读书，家长送来锦旗感谢。

按：变应性亚败血症，其临床表现以间歇性发热、复发性皮疹、关节酸痛等为主。按中医辨证，归属于“温病”“痹病”范畴。董师细察本例患儿，望诊：激素面容，两颧热赤，形神萎怠，舌质淡胖，舌苔白厚腻。问诊：时有低热，胸闷气促，膝关节酸痛，纳可不渴，大便时泄，小便清长。闻诊：声音低弱。切诊：二脉微细。四诊合参，董师当机立断，认为此乃风寒湿三邪所因痹病，又因久病，阳气衰微，病势严重，非大剂温振阳气以驱阴霾而化寒湿不可。药取制川乌、草乌、附子、桂枝、苍术、川厚朴、干姜、生姜等。其中附子等温热药还可用于激素的替代治疗。治病求本，方合病机，治疗3月余，获效显著。

2. 寒湿久痹

沈某，女，12岁。

1992年12月6日初诊：出生23个月开始高热，以后反复发热，西医诊断为变应性亚败血症，曾用大量激素，递减至今。近日稍有感冒，咳嗽有痰，先予清疏化痰。

桑叶 9 g	枇杷叶 9 g(包)	紫苏叶 6 g	防风 5 g
杏仁 9 g	象贝母 9 g	竹茹 9 g	陈皮 5 g
甘草 3 g			

6剂。

12月13日二诊：昨日壮热又起，形寒怕冷，关节酸痛，舌苔薄白腻。感冒已化，痹病病情显现，治以温化宣络。

桂枝 4.5 g	制附子 6 g	生姜 9 g	制川乌 4.5 g
制草乌 4.5 g	当归 9 g	赤芍 9 g	桑枝 9 g

牛膝 9 g　　茯苓 9 g

7 剂。

12 月 20 日三诊：发热已退，自诉心悸，两下肢关节酸痛，舌红苔薄。治以独活寄生汤加减。

制川乌 4.5 g　　制草乌 4.5 g　　独活 9 g　　桑寄生 9 g

生地黄 9 g　　赤芍 9 g　　鸡血藤 15 g　　桑枝 9 g

牛膝 9 g　　茯苓 9 g

7 剂。

12 月 27 日四诊：关节酸痛较瘥，心悸亦平，形寒怕冷尚有。寒湿渐化，再予前法。

桂枝 4.5 g　　制附子 3 g　　独活 9 g　　桑寄生 9 g

鸡血藤 15 g　　桑枝 9 g　　羌活 6 g　　秦艽 6 g

牛膝 6 g　　薏苡仁 15 g

7 剂。

1993 年 4 月 6 日九诊：上方加减服用 3 月余，病情稳定，舌润无苔，痹病趋愈，拟予调理。

太子参 9 g　　苍术 9 g　　白术 9 g　　赤茯苓 9 g

怀牛膝 9 g　　薏苡仁 10 g　　桑枝 9 g　　石斛 9 g

炒谷芽 9 g　　陈皮 5 g

7 剂。

1993 年 8 月 10 日十诊：上方续服 3 月，抗力增强，不易感冒，尚有心慌头昏。

太子参 9 g　　炒白术 9 g　　茯苓 9 g　　甘草 3 g

防风 5 g　　苏叶 5 g　　生芪皮 9 g　　桑叶 5 g

菊花 5 g　　糯稻根 10 g

7 剂。1994 年 6 月患者因月经不调就诊，前病未发。

按：本例变应性亚败血症病程日久，辨证属寒湿久痹。方用制川乌、草乌、附子合独活寄生汤法为主，随证加入羌活、桑枝、鸡血藤等，温化寒湿，和血通络，扶助阳气，后又以太子参、苍术、白术、茯苓等补气健脾。调治3月余，患儿体力增强，痹病痼疾得除。

3. 寒湿着膝

俞某，男，8岁。

1981年10月21日初诊：夏日尽情游泳，入秋即觉两膝酸痛。西医理化检验：抗链"O"800 U/mL，红细胞沉降率20 mm/h。现膝痛酸楚，影响活动，纳食尚可，二便如常，面色黄暗，下肢感冷，脉濡，舌淡白而润。寒湿相搏，形成痹病。治拟温化制痛。

川乌4.5 g	草乌4.5 g	秦艽9 g	桑寄生15 g
桂心3 g	干姜9 g	独活9 g	羌活6 g
五加皮9 g	川牛膝9 g	当归6 g	

7剂。后又连服一周。

11月4日三诊：膝痛稍减，但觉酸楚，活动尚感不利，抗链"O"500 U/mL，舌淡而润。原法增损。

川乌4.5 g	草乌4.5 g	独活9 g	羌活6 g
麻黄3 g	桑寄生15 g	鸡血藤15 g	当归6 g
牛膝9 g	姜黄6 g		

7剂。服后但酸不通，续以前法而愈。

按：本例因夏月连日游泳，寒湿侵袭骨节之间，致两膝酸痛。故以散寒胜湿之法，用大队温通，如二乌、二活、秦艽、五加皮，入经脉而祛邪止痛；桂心、干姜、当归，温经和血；桑寄生、牛膝，强筋利骨。2周后已见显功，仍宗原法，去秦艽、五加皮、桂心、干姜，加麻黄、姜黄、鸡血藤，以通经行络、养血利筋也，其病寻愈。

六、痿病

1. 阳明经热

朱某，男，11个月。

1983年7月6日初诊：近来发热1月，热退以后，两腿瘫痿，上肢如常，胃纳一般，大便干结，小溲欠畅，二脉带滑，舌苔薄腻。阳明邪热，耗阴灼筋。治须清泄经热为主。

生石膏20 g(先煎)　知母6 g　清甘草3 g　陈粳米30 g(包)
生地黄10 g　鸡血藤9 g　车前草20 g　忍冬藤9 g
千年健9 g　伸筋草9 g

5剂。诊后回乡，自行连服，10天后两腿有力，立行均可。于1984年9月随访，时已18月龄，而步行如常。

按：本例于新发高热以后而见足痿，从脉而言，为阳明余热，损伤宗筋，发为痿躄。故投白虎汤全方清泄邪热，佐以车前草清热渗湿，生地黄、鸡血藤滋营濡筋，而以千年健、伸筋草、忍冬藤通经健足。方证惬当，10剂而效。此亦经旨“治痿独取阳明”之至理也。

2. 阳虚筋弱

林某，女，8个月。

1982年3月17日初诊：今年1月底患小儿麻痹症后，出现两腿软弱无力，不能动作，至今未见改善。乳哺少纳，便通溲短，寝汗多，舌淡薄润。阳虚筋弱，治宜通阳温筋为主。

花椒3 g　细辛2 g　鸡血藤12 g　伸筋草9 g
怀牛膝9 g　千年健10 g　生姜3片　陈皮3 g
茯苓9 g　车前子9 g(包)

5剂。后又连服1个月。

4月21日四诊：原来两腿全不能动，今则足趾屈伸时见。便通溲长，汗出尚多，舌淡苔薄。前法已合，犹需温筋，略佐和营。

花椒3 g　细辛2 g　鸡血藤12 g　伸筋草9 g
怀牛膝9 g　当归6 g　桂枝3 g　赤芍6 g
白芍6 g　清甘草3 g　忍冬藤9 g

本方服用20余剂。

5月19日七诊：十月婴儿，两腿痿弱，现左足运动已如常态，但右足尚软，活动欠佳，胃纳一般，二便通调，舌淡苔润，续以原法。

花椒3 g　细辛2 g　鸡血藤12 g　伸筋草9 g
怀牛膝9 g　千年健10 g　当归6 g　桂枝3 g
桑寄生15 g　独活3 g

14剂。携药回乡，随访询知，服上方月余后，右足已动如常而痊愈。

按：经云："阳气者，柔则养筋。"本例为阳虚足弱，筋失其养。初方即以花椒、生姜辛温通阳；怀牛膝、千年健强筋利足；鸡血藤、伸筋草濡养通脉；配入茯苓、车前淡渗利尿；陈皮和胃。四诊时之用药变化，再加入桂枝、甘草、赤芍、白芍，既调和营卫而止汗，又宣通经脉而养筋；且以当归、忍冬藤加强濡筋行脉之力，其效日显。最后以温筋强骨，通阳和血之剂而收全功。

3. 血痹气虚

谭某，男，4岁。

1991年11月7日初诊：患儿6个月前发现双下肢小腿肌肉肥大坚实，腿距较宽，步行不稳，走路易跌，上楼不能屈腿，只得爬行而上，从卧、坐位站起困难。曾在某市级医院检查：肌张力正常，病理征未引出，化验尿素氮6.78 mmol/L，丙氨酸氨基转移酶32.5 U/L，天冬氨酸氨基转移酶19.5 U/L，肌酸磷酸激酶

253.9 U/L。尿常规(—)。肌电图示肢体有纤颤,正尖波,股内侧伸肌运动单位时限稍突(界限性),为肌原性损害。诊断为进行性肌营养不良症(假肥大型)。住院1个月,应用肌营养药、复合维生素B、维生素E等,未获改善,遂来求治。询之患儿出生后有“立迟”“行迟”病史,渐至步履不稳,上楼必须爬行,纳便尚调,视其舌淡苔薄而干,按之脉细小涩,两小腿粗大坚实,按之不痛。辨证为先天胎赋不足,气虚血凝,乃《金匮要略》之“血痹”是也。先拟黄芪桂枝五物汤加减,益气通阳,活血行痹。

炙黄芪 6 g　桂枝 3 g　赤芍 9 g　当归 9 g
川牛膝 9 g　炙甘草 3 g　薏苡仁 12 g　桃仁 9 g
宣木瓜 6 g

随症酌情加入鸡血藤 15 g、忍冬藤 15 g。

12月5日二诊:服药1个月,左腿腓肠肌已转软,步行较前为稳,唯面皖少华,神痿倦怠,肢软无力,舌质淡红,苔薄转润,尚觉口干。乃阳气得行,血运已通,然气血本亏,筋失濡养,再拟气血双调,通络行痹。

炙黄芪 10 g　党参 6 g　赤芍 6 g　白芍 6 g
当归 9 g　生地黄 15 g　乌梅 6 g　怀牛膝 9 g
桑枝 10 g　宣木瓜 6 g　鸡血藤 10 g

1992年2月27日三诊:调治3月余,小腿肌肉假性肥大渐消,已趋正常,行走平稳,复查肌酸磷酸激酶 55.2 U/L,丙氨酸氨基转移酶 4.8 U/L。患儿舌红苔净,二脉沉细濡软。药已奏效,痹虽宣启而气血仍虚,肝血不充而筋脉失养,再予益气养血,润肝濡筋为治。

炙黄芪 6 g　党参 9 g　当归 6 g　天冬 9 g
麦冬 9 g　黄精 9 g　天花粉 9 g　忍冬藤 15 g

鸡血藤15 g

服上方半月，步行如常，已能直立提腿登楼。再拟原法巩固之。

按：进行性肌营养不良是一种遗传性家族性疾病，是儿科少见的顽重病症，先见肌肉假性肥大，活动受限，继之发展为进行性肌萎缩，能存活至青春期以后者不多。中医一般归属其为痿病，多从补益肝肾、健筋壮骨治疗。本例属假性肥大型，患儿小腿坚粗，步行易跌，肢体麻木不仁，舌淡少苔，脉细小涩；又兼生后即有“五迟”之象，符合《金匮要略》“血痹阴阳俱微……外证身体不仁，如风痹状”之证。诚如《诸病源候论》所云：“血痹者，由体虚……邪入于血而痹。”是为正虚阳气不足，致使风气得以直入血中，阴血凝涩，血运不畅遂成痹，宣可决壅，通可行滞，而阴阳形气俱不足，当调之以甘药，选黄芪桂枝五物汤出入。黄芪益气，桂枝通阳；芍药入营，合当归、桃仁活血养血；佐牛膝、薏苡仁、木瓜平肝通络缓其转筋拘挛。诸药共奏益气通阳、理血宣痹、兼调营卫之功。服药一月，阳通痹宣，血中之邪随阳气通达而出，遂使下肢转软，步履趋稳。邪去正虚，二诊顾其里虚，去桂枝之宣通，增党参、地黄培补气血，配桑枝、鸡血藤通络柔筋。调治3月，不但肢体转和，复查血清酶类均降至正常。三诊善后，重在扶益肝肾，酌加天冬、麦冬、黄精滋阴柔筋。董师疗疾素重求因，精于辨证，条分缕析，按八纲，分气血，初起里虚邪入，先予通阳益气、活血宣痹祛邪为急；终以益气养血，培补肝肾，补虚图本。常谓不可拘于现代病名，否则见症治症、执一方治一病则易入歧途而罔效，须识病而明理，细辨而应变，祛邪而扶正，终获步行如常，顽证得瘥。

4. 本元怯弱

宋某，男，8岁。

1984年1月8日初诊：步行易跌，下蹲后不能站立，无法登楼，且见握手不紧。检查大腿细瘦，小腿腓肠肌假性肥大，曾多处求治，被诊为进行性肌营养不良。纳和眠安，二便尚调，二脉沉弱，舌淡苔薄。证属元虚，治从扶元强筋。

花椒1.5 g　淡附片4.5 g　怀牛膝9 g　当归6 g
鸡血藤12 g　伸筋草9 g　黄芪9 g　炒白术9 g
木瓜9 g

7剂。其后续服3周。

2月15日三诊：手足稍觉有力，跨步渐稳，腰脊能直，舌苔薄润。治守前义。增以益肾。上方去木瓜，加杜仲9 g、狗脊9 g。如此连服2月。

4月18日八诊：走步稳健，亦可上楼，手握有力，腰脊屈伸轻利，蹲下之后，起立尚难。舌脉同前，原法不变。

党参9 g　黄芪9 g　杜仲9 g　狗脊9 g
花椒1.5 g　淡附片4.5 g　怀牛膝9 g　当归6 g
鸡血藤12 g　伸筋草9 g

嘱以本方长服。

按：本例为严重痿病，且病史已久，殊难治疗，今以四诊辨证，注重肾元虚怯，故投温通养筋与扶元益肾并举之剂，3月后弋获初效。由此不难领会，花椒之辛温强筋，是堪瞩目。

5. **阴虚血热**

单某，女，8岁。

病史摘要：1988年因上感发热起，继则面部周身皮疹鲜红，乏力明显，下蹲及抬臂均感困难，肌痛，握力差，呈进行性加剧，经常发热。某市级医院体检发现浅表淋巴结多处可及，红细胞沉降率34 mm/h，血红蛋白108 g/L，白细胞9.5×10^9/L，中性粒细胞

0.8，淋巴细胞 0.16，嗜酸性粒细胞 0.4×10^9/L，乳酸脱氢酶 835 U/L，肌酸磷酸激酶 148 U/L，抗核抗体阴性，乙肝抗原抗体全套阴性，狼疮细胞未找到。观面部、肘部红斑明显，下肢网状青斑，指背关节处淡斑。确诊为皮肌炎。予服泼尼松 5 mg，一日 4 次，维生素 E、复合维生素 B、氯化钾等治疗。

1990 年 3 月 8 日初诊：红疹遍身密布，皮肤灼热，上下眼睑红肿，肌痛，乏力明显，双下肢下蹲及起立困难，不能上楼，舌边尖红，苔薄而干，脉细带数。风热邪袭化火，体弱阴精不足，热入营血发为红疹。先拟清肺泻火，养阴凉营。

金银花 9 g	连翘 9 g	桑白皮 9 g	地骨皮 9 g
大生地黄 12 g	女贞子 9 g	墨旱莲 9 g	甘草 3 g
牡丹皮 9 g	夏枯草 10 g	青蒿 9 g	白薇 6 g

7 剂。

4 月 19 日二诊：上方加减服已月余，肤热大减，面部蝶状红斑，周身红疹遇阳光照射后明显，肌力可，爱活动，复查肌酸磷酸激酶、乳酸脱氢酶已恢复正常，但双下肢下蹲起立困难，不能上楼，大便坚硬。上法尚合，肌表邪热渐减，阴精亏耗，再拟滋阴润下、凉血清热。

玄参 9 g	麦冬 9 g	冬青子 10 g	墨旱莲 10 g
甘草 3 g	地骨皮 10 g	大生地黄 15 g	知母 6 g
川石斛 9 g	天花粉 9 g		

14 剂。后手心烦热、颧赤盗汗，酌加乌梅、牡蛎、竹叶、牡丹皮等，连续服用。

8 月 16 日三诊：上方为主调治 4 月，面赤较淡，两足稍有力，借助扶梯自能上楼，颈部、上胸皮肤潮红，复查肌酸磷酸激酶、乳酸脱氢酶均正常。下蹲、抬手、翻身仍困难，但无吞咽困难，食欲欠佳，大便偏干。泼尼松减量至 2.5 mg，一日 2 次。再拟益气健脾养阴。

太子参 9 g　天冬 9 g　麦冬 9 g　冬青子 10 g
墨旱莲 10 g　大生地黄 15 g　天花粉 9 g　乌梅 6 g
生何首乌 12 g　川石斛 9 g　香谷芽 10 g

1991 年 1 月 30 日四诊：外感发热(38.6℃)，咳嗽流涕 2 周，舌苔薄腻，纳呆口臭，乏力转甚。先拟辛凉疏解。

桑叶 9 g　薄荷 3 g(后下)　蝉蜕 6 g　杏仁 6 g
象贝母 9 g　陈皮 5 g　苏叶 6 g　甘草 3 g
紫菀 6 g　百部 6 g　金银花 9 g

3 月 7 日五诊：3 周前因患肺炎，用红霉素引起全身皮疹剧痒，面部红斑较明显，皮肌炎活动，增加泼尼松用量，乳酸脱氢酶亦高于正常，增服雷公藤多甙片。药物过敏虽经处理，仍遍身发疹，再拟清热凉血。

桑叶 9 g　竹叶 9 g　牡丹皮 9 g　黑栀子 9 g
黄芩 6 g　冬青子 9 g　墨旱莲 9 g　荷叶 10 g
金银花 10 g　连翘 9 g　大枣 7 枚

11 月 14 日六诊：清热凉血、滋养通便更替进行，血分安静，病情稳定，唯两腿酸痛无力，激素递减，直至停服激素。近因考试过劳感肢体乏力，面斑又赤，眼睑红，口渴咽干，大便艰行，检查白细胞偏低，血红蛋白 9.8 g/L，病情复杂，深入血分。再拟清养和血。

生地黄 30 g　麦冬 9 g　天花粉 9 g　玉竹 9 g
知母 9 g　牡丹皮 9 g　冬青子 10 g　墨旱莲 10 g
鸡血藤 15 g　忍冬藤 30 g　粳米 30 g(包)

1992 年 3 月 12 日七诊：上方(加珠儿参 9 g，玄参 9 g)调治，验血基本正常，苔薄润，胃纳可，大便调，唯两腿“O”型，腿力尚弱，虽能登楼，易觉乏力。再拟培补肝肾，和血舒筋。

生地黄 30 g　当归 9 g　天花粉 9 g　赤芍 9 g
白芍 9 g　冬青子 9 g　墨旱莲 9 g　宣木瓜 9 g
怀牛膝 10 g　狗脊 9 g　黑芝麻 10 g

按：皮肌炎是慢性结缔组织病，以广泛性血管炎为主要病理变化，皮肤肌肉症状为主，起病缓慢，常有轻度发热，皮疹遍布，面部红斑涉及上下眼睑；肌痛肌无力，上楼困难，不能蹲下，病程久则坐立翻身均困难，严重的累及咽下肌、呼吸肌，导致吞咽困难、呼吸困难而危及生命。应用激素治疗反应良好，部分患儿可恢复正常，但须服激素 2 年以上，且易复发；部分患儿有皮肤及胃肠道溃疡，对激素治疗反应就差；有的甚至无效，一般于 5 年后转入静止状态，多数患儿由于肌无力而残废。故家长在应用激素的同时，求治中医中药。

中医古籍并无皮肌炎的病名，可归属于“血热发斑”“阳毒发斑”等范畴，一般辨证分为热毒入营及气阴两虚型。本例患儿周身发疹红痒热灼，面部红斑，尤以上下眼睑红肿、肌痛、肌无力明显，脉苔合参是内因阴精不足，外因风热邪袭郁而化火，邪入营血发为红斑，热邪留滞不去，内舍脏腑则肌痛肢痿。病已 2 年，登困难。经曰：“五脏因肺热叶焦，发为痿躄。”肺热叶焦则清肃之气不能布行于五脏，故五脏之痿始于肺。先拟泻肺降火，清营凉血；继以益气健脾，诊疏解退热，化痰健脾。顽疾重证经治 2 年，逐步递减激素，终止停服激素 8 个月，虽症状略有反复，加重滋阴凉血清热之品热清营和，诸恙递减，肌力增强，已能登楼，正常上学，血液化验正常，病情全面稳定向愈，唯足筋尚软，易觉乏力，终以滋养肝肾、舒筋和血巩固疗效。

第五节 肾系疾病

一、急性肾炎

1. 风水浮肿

(1) 王某,女,10岁。

1963年1月6日初诊:2天前开始面部浮肿,身热咳少,头痛纳呆,小溲短赤,舌苔薄白,脉象浮数。西医诊断为急性肾炎。证属风水,先拟越婢加味发越水气,兼清里热。

麻黄2.4g 生石膏15g 清甘草2.4g 生姜2片
红枣3枚 连翘9g 赤小豆9g 茯苓皮12g
汉防己9g 桔梗3g

2剂。

11月8日二诊:咳嗽已无,身热亦退,小溲转长,唯有面部仍浮。舌苔翻腻,脉象浮滑。内湿未清,当拟化湿利水为主。

生白术9g 带皮茯苓9g 猪苓9g 泽泻9g
泡薏苡仁12g 陈皮3g 姜半夏9g 佩兰叶9g

2剂。

11月10日三诊:小溲通长,大便亦调,胃口已开,时有低热,舌苔仍腻,脉象浮滑。湿邪滞恋,仍宜化湿,前方加减。

桂枝3g 川厚朴3g 茅苍术9g 赤茯苓9g
猪苓9g 泽泻9g 薏苡仁12g 佩兰叶9g
姜半夏9g

2剂。嗣后尿液检查结果正常,浮肿亦平,胃和便调,唯有舌苔尚腻;再以上方清除余湿。

按：此为风水相搏，发为浮肿，面部尤甚，故先以越婢加味宣发之。2剂后热降咳止，浮肿仍存，舌苔翻腻，此风邪虽化，水湿未清也，故继予加味五苓渗利之，数剂而愈。

(2) 郑某，女，11岁。

初诊：急性浮肿，迄今4天。西医诊断为急性肾炎。小溲短少，肿势偏上，恶风，纳呆，大便如常，咽痛而红(有咽喉炎)，舌润无苔，脉浮数。证属风水，越婢汤加味主之。

麻黄2.4g　生石膏15g　生甘草2.4g　生姜2片
红枣2枚　茯苓皮9g　木防己9g　泽泻9g
猪苓9g　大腹皮9g

3剂。

二诊：浮肿渐平，小溲亦长，胃气初动，大便通调，咽痛已止，微有恶风，舌淡苔薄，脉濡缓。湿邪滞恋，兹须渗利。五苓散加味可予。

桂枝2.4g　茯苓皮9g　猪苓9g　泽泻9g
生白术9g　木防己9g　大腹皮9g　滑石12g
车前子9g　通草3g

3剂。后又续4剂。

三诊：浮肿消退，胃纳亦佳，大便日2次，尿液检查红细胞30～35/HP，舌苔薄滑，脉软。是湿邪伤络，再以利湿止血。

焦白术9g　带皮茯苓9g　猪苓9g　泽泻9g
陈皮3g　白茅根30g　小蓟炭9g　藕节炭9g
薏苡仁12g　蒲黄炭9g

3剂。

四诊：浮肿全平，小溲通长，大便成形，胃纳颇香，尿液检查结果正常，舌苔薄润，脉濡。肿后脾肾两虚，拟予调扶。

陈皮 3 g 焦白术 9 g 怀山药 9 g 茯苓 9 g
猪苓 9 g 泽泻 9 g 山茱萸 4.5 g 熟地黄 9 g
清甘草 2.4 g

4 剂。后以原方加减再进数剂而愈。

按：本例为较典型之风水，故予越婢汤加味；药后尚余湿邪，乃以五苓散加利水渗湿诸品。继之更加止血之药以除尿中隐血，终则以调扶脾肾之剂而收全功。

2. 风水表热

朱某，男，6 岁。

初诊：发热浮肿已有 6 天，西医诊断为急性肾炎，咽痛口渴，小溲短少而赤，血尿明显，舌红苔薄白，脉浮数。证系风水表热，治宜疏解清利。

麻黄 2.4 g 生石膏 18 g 桑叶 9 g 连翘 9 g
桔梗 3 g 生甘草 2.4 g 荆芥 4.5 g 金银花 9 g
黑栀子 9 g 滑石 12 g

2 剂。

二诊：热平肿退，表证初解，小溲渐长，血尿已淡，舌苔薄白，脉濡数。是风去湿热尚留，兹须清渗利尿。

带皮茯苓 9 g 猪苓 9 g 泽泻 9 g 茅苍术 9 g
车前子 9 g 黑栀子 9 g 滑石 12 g 连翘 9 g
通草 3 g 生甘草 2.4 g

2 剂。后又续进 5 剂。

三诊：浮肿全退，胃和便调，小溲通长，血尿渐止，舌苔白腻，脉缓。水病向愈，余湿未清，再以渗利。

陈皮 3 g 带皮茯苓 9 g 川厚朴 2.4 g 苍术 9 g
猪苓 9 g 泽泻 9 g 六神曲 9 g 车前子 9 g

薏苡仁 12 g

3 剂。药后尿液检查正常，续予原法而安。

按：本例为风水表热，先以疏解清热，继以淡渗利尿而渐愈。其尿血明显，这是风湿之邪内伤阴络也；故风湿一清，虽不止血而尿血自除矣。

3. 风热夹水

褚某，男，6 岁。

1963 年 12 月 7 日初诊：全身浮肿，鼻塞声重，咽喉疼痛，口角糜烂，小溲短少，舌红苔薄，脉浮数。西医诊断为急性肾炎。其证为风热夹水，治宜疏解清利。

桑叶 9 g　薄荷 2.4 g　淡豆豉 9 g　荆芥 4.5 g
桔梗 3 g　生甘草 2.4 g　连翘 9 g　金银花 9 g
黑栀子 9 g　滑石 12 g

2 剂。

12 月 9 日二诊：浮肿渐平，胃和便通，小溲略长，身热虽退，口疮仍布。尿液检查白细胞 10～20/HP，红细胞 0～2/HP，脉舌同上。再以清化。

桑叶 9 g　连翘 9 g　金银花 9 g　碧玉散 12 g(包)
黑栀子 9 g　生黄芩 4.5 g　桔梗 3 g　赤茯苓 9 g
泽泻 9 g　通草 3 g

2 剂。

12 月 11 日三诊：浮肿全退，小溲亦调，口角疮敛，舌红润，脉濡滑。尿液检查白细胞 1～3/HP。续以清利可以。

赤茯苓 9 g　猪苓 9 g　泽泻 9 g　生白术 9 g
连翘 9 g　金银花 9 g　桑叶 9 g　滑石 12 g
生甘草 2.4 g　陈皮 3 g

2剂。再调理数剂而愈。

按：该例为外感风热之邪，致肺失清肃，水道不利，故见浮肿溲短诸症。治以银翘饮、桑菊饮加减，合以四苓散、六一散之类，辛凉清解，肃肺利水，见效甚捷。

4. 肺闭水肿

施某，男，7岁。

初诊：浮肿已4天，西医诊断为急性肾炎，咳逆气急，小溲短少，面浮身肿，大便溏软，舌苔薄白，脉浮而缓。此为风邪阻表，肺气不宣，而致水肿。治宜宣肺利水。

麻黄3g　杏仁9g　汉防己9g　茯苓皮12g
猪苓9g　泽泻9g　桂枝2.4g　车前子9g
生姜3片

2剂。

二诊：小溲初通，浮肿渐退，气急较平，咳嗽尚多，胃纳稍差，面色不华，舌红苔薄，脉缓滑。肺气初宣，风热犹恋也。再拟清宣，兼以渗利。

桑叶9g　枇杷叶9g　杏仁6g　生甘草3g
麻黄1.8g　车前子9g　陈皮3g　竹茹9g
茯苓皮9g　泽泻9g

2剂。

三诊：浮肿已平，小溲通长，咳逆已止，面色转润，虽胃和便调，但口渴少津，尿液检查红细胞20～40/HP，蛋白(+)，舌红，脉大而数。有湿去液耗，阴络失养之象，拟予滋阴增液、凉营止血法。

鲜生地黄12g　玄参9g　麦冬9g　知母6g
牡丹皮9g　白茅根30g　藕节炭9g　小蓟炭9g
蒲黄炭9g　生甘草2.4g

3剂。随之以上方加减续服而愈。

按：该例浮肿、咳逆并见，其病机在于肺气膹郁，高源闭塞，水湿遂泛。治以开肺利水，药后肿退溲通；继以清宣理肺，咳逆即平；三诊时液耗尿血，主以增液养络，随手而效。

5. 风水表寒

张某，女，5岁。

1963年10月20日初诊：感冒风寒，发热咳嗽，身浮溲短。尿液检查蛋白(++)，红细胞(+)。西医诊断为急性肾炎。舌苔薄白，脉象紧数。以风水表寒，拟辛温疏表。

桂枝2.4g　麻黄2.4g　白芍6g　杏仁6g
清甘草2.4g　桔梗3g　防风4.5g　生姜2片
红枣3枚

10月22日二诊：身热已退，小溲稍长，面部略浮，咳嗽已平，舌淡，根部苔腻，脉濡滑。外邪已化，里湿未清。治以通阳利水。

桂枝2.4g　带皮茯苓9g　猪苓9g　泽泻9g
陈皮3g　川厚朴3g　制茅苍术6g　通草3g
桔梗3g

3剂。服后肿退溲长，胃纳亦和，尿液检查尚未完全正常，出院后再以调理而愈。

按：本例为风寒袭肺引起的风水证。初诊时投以麻黄桂枝各半汤辛温疏散，药后外邪即解；但水湿滞结，故以五苓散合平胃散加减治之，获得安痊。

6. 湿毒风热

李某，男，8岁。

1961年11月23日初诊：初起湿疮遍体，化热作脓。继因复感外邪，寒战高热(39.5～40.8℃)，咳嗽气急，全身浮肿，小溲短赤

(尿液检查红细胞>100/HP),脉浮滑,舌苔黄腻。西医诊断为急性肾炎。证为湿毒内攻,风热束表。治拟疏化解表,清热利水。

淡豆豉 9 g　黑栀子 9 g　连翘 9 g　金银花 9 g
荆芥穗 4.5 g　黄芩 6 g　碧玉散 12 g(包)　地肤子 9 g
晚蚕沙 12 g

2 剂。

11 月 25 日二诊：身热较和,咳嗽亦减,小溲仍赤,胃纳欠佳,脉舌略同。外邪稍解,里湿尚重。再拟疏利。

淡豆豉 9 g　黑栀子 9 g　带皮茯苓 9 g　猪苓 9 g
泽泻 9 g　苍术 9 g　佩兰叶 6 g　土茯苓 18 g
地骷髅 12 g　滑石 12 g

2 剂。

11 月 27 日三诊：小溲色淡,浮肿消退,但身热不净,舌红苔薄。仍宜清解利水。

淡豆豉 9 g　荆芥 4.5 g　桑叶 9 g　鸡苏散 12 g(包)
连翘 9 g　金银花 9 g　黑栀子 9 g　黄芩 4.5 g
猪苓 9 g　赤茯苓 9 g　泽泻 9 g

2 剂。药后热平溲长,唯余湿尚存,再以四苓散加知母、黄柏、竹叶、白茅根等数剂,症状消失,基本告痊。

按：此例由于湿毒内攻,复感外邪,发为浮肿。初以银翘散为主,以解毒利水,表里兼治;二诊、三诊续以疏利。余湿未清,则以四苓散合知母、黄柏利湿泻火,迨湿火一去,诸症乃愈。

7. **湿疮水肿**

俞某,男,6 岁。

初诊：浮肿 1 周,小溲短少,全身湿疮,纳呆作呕,尿液检查红细胞(+)、白细胞(+)。西医诊断为急性肾炎。舌苔薄白,脉细滑数。证属水湿缠于肌表。治以行湿利水，四苓散加味主之。

带皮茯苓 12 g　茅苍术 9 g　猪苓 9 g　泽泻 9 g
木防己 9 g　车前子 9 g　白茅根 30 g　藕节炭 9 g
滑石 15 g　蚕沙 12 g

3 剂。

二诊：肿退溲多，湿疮初干，舌红脉滑。上方加川黄柏 4.5 g、小蓟炭 9 g，7 剂。

三诊：浮肿已退，小溲亦长，胃和便调，湿疮结痂，但尚有低热未清(37.6℃)，尿液检查红细胞 10～20/HP，白细胞 5～10/HP，舌红苔薄腻，脉滑数。是湿热不清，恋于血分。治宜清热凉血。

川黄柏 4.5 g　生黄芩 6 g　赤芍 6 g　牡丹皮 9 g
苦参 6 g　藕节炭 9 g　小蓟炭 9 g　蒲黄炭 9 g
黑栀子 9 g　滑石 12 g

6 剂。

四诊：肿平溺长，湿疮已敛，尿液检查已复正常，但心跳较快，苔薄白腻，脉细数。余邪未尽，再以渗利。

带皮茯苓 9 g　猪苓 9 g　泽泻 9 g　滑石 12 g
赤芍 6 g　牡丹皮 9 g　佩兰叶 12 g　连翘 9 g
通草 2.4 g　黄芩 4.5 g

3 剂。药后又以调理之药服之乃安。

按：本例为湿疹性肾炎，故重在利湿泻火；湿疮平后，而阴络受损，每见血尿，则以凉营利湿为治，不数剂而迅速复常矣。

8. 脾虚湿阻

邢某，男，6 岁。

1992 年 2 月 9 日初诊：1 月上旬因发热咳嗽，茶色尿，住本市某医院，诊断为急性肾小球肾炎。现血尿持续，尿液检查红细胞

(+),蛋白(+)。轻度浮肿,小溲尚通,大便正常,舌红苔薄腻,脉濡数。证属脾虚湿阻。治拟健脾利湿,参以凉血止血。

苍术 9 g 赤茯苓 9 g 猪苓 9 g 泽泻 6 g
通草 3 g 车前子 9 g(包) 侧柏叶炭 9 g 茜草 9 g
甘草 3 g

7 剂。

2 月 16 日二诊:尿液检查基本正常,昨因邪滞发热,咽蛾肿大,胃呆口臭,舌苔厚腻,脉浮滑。治以疏化消导。

淡豆豉 9 g 连翘 9 g 藿香 6 g 厚朴 6 g
防风 5 g 赤茯苓 9 g 通草 3 g 生姜 2 片
山楂 9 g 六曲 9 g

2 剂。

2 月 20 日三诊:邪化热退,尿液检查基本正常,胃口不开,小溲尚通,舌苔浮腻。

生白术 9 g 赤茯苓 9 g 猪苓 9 g 泽泻 6 g
通草 3 g 侧柏叶炭 9 g 藕节炭 9 g 薏苡仁 12 g
陈皮 5 g 炒谷芽 9 g

7 剂。

按:本例急性肾炎,血尿持续,一诊、二诊以四苓散加味治之,健脾利湿,凉血止血,而获痊安。舌苔浮腻,是原来厚腻的舌苔浮起,可以用压舌板刮去,董师指出这是内结湿浊渐松化的标志。

二、慢性肾炎

1. 脾虚湿阻

预某,男,5 岁。

1962 年 5 月 30 日初诊:全身浮肿,小溲短少,面色萎黄,大便稀薄，脉濡带滑，舌苔白腻。西医诊断为慢性肾炎。证属脾气已虚，水湿阻滞。治拟健脾以利湿。

党参 4.5 g　生白术 9 g　茯苓皮 12 g　清甘草 2.4 g
陈皮 3 g　五加皮 9 g　大腹皮 9 g　生姜皮 1.8 g
桑白皮 6 g　车前子 9 g(包)　地骷髅 12 g

3 剂。

6 月 2 日二诊：小溲较多，浮肿下移，脉舌略同。是脾虚不能健运，仍宗上法。上方去桑白皮、五加皮，党参加至 9 g，5 剂。

6 月 7 日三诊：小溲已长，但浮肿尚未全退，脉濡，舌淡苔薄。此病久体弱，脾阳气虚。宜前法扩充之，防己黄芪汤加减以益气固表、行水除湿。

清炒黄芪 9 g　党参 9 g　生白术 9 g　防己 12 g
带皮茯苓 9 g　清甘草 3 g　上肉桂 1.5 g　陈皮 3 g
五加皮 9 g　生姜皮 2.4 g　车前子 9 g(包)

5 剂。药后浮肿渐退，出院而调理之。

按：本例属脾虚湿阻，故用健脾利湿之法，即见初效。二诊以后水湿渐去而脾阳仍虚，故侧重益气健脾、温阳利水，以善其后。

2. 脾肾两虚

孙某，男，7 岁。

1965 年 3 月 22 日初诊：全身浮肿已一月半，面部两足尤甚；腹满积水，小溲短少，大便不实，面色灰暗，脉沉而细，舌淡苔白腻。西医诊断为慢性肾炎。证系脾肾阳微，水湿泛滥。治拟温化利水之法。

上肉桂 3 g　淡附片 4.5 g　怀牛膝 9 g　大腹皮 9 g
车前子 9 g(包)　茯苓皮 12 g　陈皮 3 g　生姜皮 2.4 g
白术皮 9 g　泽泻 9 g　汉防己 9 g　陈葫芦 15 g

2 剂。

3 月 24 日二诊：小溲渐通，面部浮肿已减，腹水仍满，舌淡苔白。上方初效，宜按原法。上方去大腹皮、防已，淡附片加至 6 g，陈葫芦加至 30 g，加姜半夏 9 g，3 剂。

3 月 27 日三诊：浮肿已退，胃纳尚和，但小溲短少，腹水未消，面色苍黄，脉沉舌淡。正虚邪恋，故拟攻补兼施之法。

上肉桂 3 g	淡附片 6 g	生黄芪 9 g	党参 6 g
生白术 9 g	陈葫芦 30 g	商陆根 9 g	大腹皮 9 g
陈皮 3 g	生姜皮 2.4 g		

3 剂。另卢氏丸 1 料，分 4 次服，每日 1 次。卢氏丸方：黑丑 63 g，白丑 63 g，红糖 120 g，老姜 500 g，红枣 60 g，为丸。

服后上方又续一次，腹水全消，腹围由 73 cm 减至 59 cm，胃和便调，面色转润。乃去卢氏丸，以党参、黄芪、白术、茯苓、附片、牛膝、巴戟天等温肾健脾调补之剂，基本痊愈出院。

按：本例为脾肾两虚而水湿壅盛。初起即用温肾利水之方，浮肿虽退而腹水不去。三诊时考虑到正虚邪恋，遂攻补兼施，一方面附片、肉桂、党参、黄芪以扶脾肾，另方面增商陆根、卢氏丸攻逐水邪，1 周内使腹水全消，其功显著，再以温肾益脾诸品培补之，使杜其水病之根。

三、肾病综合征

1. 肾阳虚弱

魏某，男，2 岁。

1980 年 5 月 13 日初诊：患儿于 1980 年 3 月因眼睑浮肿而初次住院，此时尿蛋白（+++），拟诊为肾病综合征，经西药治疗后好转出院。后又出现尿蛋白（+++），予泼尼松后尿量明显减少，小便日一两次，发热咳嗽，于5月11日再次入院。拟诊同上，给地塞米松、环磷酰胺、克霉唑等，并请中医会诊。现小便量少，眼睑浮肿，胃纳不佳，大便尚通，神色萎靡，二脉沉弱，舌淡红，苔心薄腻。其证为肾阳虚弱，气化失司。治以温阳扶肾，取济生肾气法。

熟地黄9g　怀山药9g　山茱萸4.5g　茯苓9g
淡附片2.4g　牡丹皮6g　泽泻9g　肉桂1.5g(后下)
怀牛膝9g　车前子9g(包)

7剂。后又连续服14剂。

6月3日二诊：病情尚不稳定，尿液检查时轻时重，睑肿已消，小溲频数，纳差汗多，舌苔白腻。久病肾虚，当宜温固，兼扶脾土。

淫羊藿9g　山茱萸6g　肉桂1.5g(后下)　茯苓9g
生白术9g　陈皮6g　覆盆子9g　菟丝子9g
清甘草3g　车前子9g(包)

7剂。

6月10日三诊：近日检查尿蛋白(—)，白细胞少量。尿频已和，小溲转长，胃纳量少，大便尚调，神色稍振，舌淡苔心薄腻。脾肾不足，兹宜兼顾。

太子参9g　焦白术9g　茯苓9g　清甘草3g
薏苡仁12g　菟丝子9g　山茱萸6g　怀山药9g
淫羊藿9g　陈皮3g

7剂。

6月17日四诊：尿液检查已基本正常，现病情稳定。小溲通长，大便如常，胃纳一般，舌心苔腻。肾气初复，而脾运尚弱，故以健脾为主而兼温肾。

赤茯苓12g　川厚朴2g　薏苡仁12g　生白术9g
陈皮6g　谷芽9g　怀山药9g　山茱萸6g

淫羊藿 9 g　　菟丝子 9 g

7 剂。服后尿液检查正常且稳定，舌苔转薄，唯纳食尚不甚香，续予调理脾胃后基本痊愈而出院。

按：肾病综合征治多棘手，以其往往为本元虚怯，脾肾两亏之故也。本例初呈一派肾阳微弱之象，主以济生肾气之汤剂法。药后浮肿消退，尿液检查结果好转；但出现尿频纳差，遂改用脾肾兼顾之方，病情逐步稳定。后因仍见脾运不健，再以培补健运而终获痊可。但本病必在中西医结合中配合治疗，其疗效还是比较满意的。

2. 肾虚湿滞

张某，男，8 岁。

1980 年 7 月 22 日初诊：4 年前全身浮肿，用泼尼松、双克、中药等治疗好转。2 年后又发，上药效果不显，尿蛋白始终阳性。近日尿蛋白（＋＋＋＋），血胆固醇 500 mg%，收入住院。西医诊断为肾病综合征。予地塞米松、环磷酰胺等，并结合中医治疗。现面部浮肿，略有咳嗽，小溲通长，大便不畅，二脉濡细，舌红苔黄。证为湿热内滞，肾虚水泛。故先以利水消肿为主，五皮饮加味，先治其标。

桑白皮 9 g　　茯苓皮 12 g　　大腹皮 12 g　　陈皮 3 g
五加皮 9 g　　淫羊藿 9 g　　半夏 9 g　　薏苡仁根 30 g
地骷髅 12 g　　瘪竹 12 g

3 剂。

7 月 25 日二诊：面浮稍减，咳嗽已愈，二便尚通，纳谷一般，尿液检查结果好转，舌转淡而苔白。湿热略化，已见阳虚，故温阳利水以治本。

淡附片 6 g　　肉桂 1.5 g（后下）　淫羊藿 9 g　　熟地黄 9 g

怀山药 9 g　赤茯苓皮 12 g 地骷髅 12 g　瘪竹 12 g
薏苡仁根 30 g 车前草 15 g

3 剂。

7 月 28 日三诊：服上方 3 剂后浮肿已平，纳食亦香，二便尚调，但脉细，舌红苔薄白。病久肾虚，兼损阴分。根据病情转化拟六味地黄丸加味滋养肾阴以利余水。

生地黄 12 g　怀山药 12 g　山茱萸 6 g　带皮茯苓 12 g
地骷髅 12 g　瘪竹 12 g　大腹皮 9 g　牡丹皮 9 g
泽泻 9 g　淫羊藿 9 g

7 剂。

8 月 4 日四诊：尿液检查结果已正常。小溲通长，胃纳渐旺，大便稍干，舌净略红。宜调补脾肾以固本元。

生地黄 30 g　怀山药 12 g　山茱萸 9 g　茯苓 9 g
清甘草 3 g　牡丹皮 9 g　泽泻 9 g　生白术 9 g
淫羊藿 9 g　黄芪 9 g

7 剂。药后诸症如常，乃以上方续服，加党参 9 g，以熟地黄易生地黄。病情稳定，于 9 月中旬基本痊愈出院。

按：本例"肾病"，为肾虚而湿邪内滞。初诊先祛其邪，三剂后症状减轻，尿液检查结果好转，改用温肾利水。再后调补脾肾，诸症皆安。

3. 脾肾两虚

张某，男，6 岁。

1992 年 5 月 2 日初诊：1 年前突然目睑浮肿，尿少，继而全身肢体浮肿，外院尿液检查蛋白(＋＋＋＋)，诊断为肾病综合征，住院治疗，用泼尼松 12.5 mg/次，口服，每日 3 次，病情得到控制后出院，以后蛋白尿时有出现。现尿蛋白(＋)，泼尼松用量 40 mg，隔日 1 次。刻诊：面目浮肿，面色潮红，腰酸腿软，小便尚通，纳可，大便通畅，夜寐欠安，舌红苔薄，脉细数。其病已久，必已损伤肾阴，治疗以滋补肾阴为主。

熟地黄 9 g　怀山药 9 g　山茱萸 6 g　茯苓 9 g
炒白术 9 g　薏苡仁 9 g　川续断 5 g　白花蛇舌草 15 g
半边莲 10 g　炒谷芽 9 g

7 剂。

5 月 28 日二诊：今日尿液检查，只显蛋白痕迹，胃纳一般，汗出淋多，体质虚耗，舌苔薄润，脉细弱。久病脾气亦伤，法用健脾益气，四君子汤加味。

炒黄芪 6 g　白术 9 g　党参 6 g　茯苓 9 g
甘草 3 g　半边莲 10 g　山茱萸 6 g　川续断 15 g
熟地黄 10 g　怀山药 9 g　白花蛇舌草 15 g

7 剂。以后症情稳定，药味稍作加减，连服 21 剂。

8 月 6 日三诊：激素已减至 25 mg、隔日 1 次，尿蛋白微量，小溲通长，舌淡苔白。治用济生肾气丸加味，温补肾阳，利水消肿。

8 月 13 日四诊：稍有感冒，咽红，乳蛾肿大，目睑浮肿，小溲通长，舌红苔薄白，尿蛋白(＋)。此为风水郁表，治用祛风利水之法。

炙麻黄 3 g　金银花 9 g　连翘 9 g　赤小豆 9 g
桔梗 4.5 g　射干 5 g　车前子 9 g(包)　桑叶 6 g
薏苡仁 9 g　茯苓 9 g　生甘草 3 g

7 剂。

8 月 20 日五诊：尿液检查有蛋白痕迹，目睑肿消退，病情稳定，舌红苔薄白。再以四君子汤益气健脾，佐用白花蛇舌草、半边莲、川续断等调治。

1 个月后尿液检查结果正常，泼尼松用量减至 15 mg、隔日 1

次，主以异功散合薏苡仁、赤小豆、怀山药等治疗；3个月后激素停用，病情稳定。

按：肾阴不足，累及脾土，故治疗上先以六味地黄丸滋补肾阴，合白花蛇舌草、半边莲清热利湿，川续断补肝肾等。2周后，尿蛋白减少，但患儿体质薄弱，方用四君子汤合补肾药调治。此时患儿激素逐渐减量，期间又偶有上感，水肿再起，此当风邪重犯，治用麻黄连翘赤小豆汤加味，消退皮水，待症情稳定后，仍用健脾补肾法调扶，收效良好。

四、过敏性肾炎

肺肾两虚

梁某，男，8岁。

1981年6月2日初诊：患儿自幼有支气管哮喘史。近5个月来经常有血尿，西医诊断为过敏性肾炎。唇红如朱，口干喜饮，纳食较少，时有遗溺。现尿液检查红细胞15～20/HP。脉细常数，舌红苔薄。肺肾两虚之体，当议图本。先拟滋肾和血。

生地黄 30 g　牡丹皮 9 g　怀山药 10 g　山茱萸 6 g
泽泻 9 g　茯苓 10 g　侧柏叶炭 10 g　茜草 20 g
桃仁泥 6 g　红花 4.5 g　仙鹤草 20 g

7剂。

6月9日二诊：血尿较和，尿液检查红细胞3～4/HP，余症略同，原法增损可也。上方去桃仁、红花、泽泻，加缩泉丸12 g(包)、益母草9 g、小蓟炭10 g，7剂。后又连服2周。

7月7日三诊：遗尿已止，血尿尚有(尿液检查红细胞6～8/HP)。胃纳见动，舌净脉细。金水二脏俱弱，治宜兼顾。

生地黄 12 g　山茱萸 6 g　牡丹皮 6 g　茯苓 9 g

泽泻 9 g　小蓟炭 10 g　侧柏叶炭 10 g　麦冬 9 g
玄参 6 g　怀山药 10 g

7 剂。其后又连服 7 剂。

7 月 21 日四诊：纳食既增，唇色渐淡，舌苔薄润，尿液检查结果趋佳(红细胞 0～1/HP)。坚守原法，两补肺肾。

熟地黄 12 g　怀山药 10 g　山茱萸 6 g　茯苓 9 g
牡丹皮 9 g　泽泻 9 g　侧柏叶炭 10 g　藕节炭 9 g
北沙参 10 g　麦冬 9 g

7 剂。此后尿液检查结果持续正常，上方连服，病情渐次稳定。

按：该患儿之过敏性体质十分明显，既有支气管哮喘史，又患过过敏性肾炎，上下俱病，其本在肾。验之脉症，乃为阴虚火旺，伤及阴络，故主以六味地黄丸专养肾阴，清泄相火。方中重用生地黄，配以侧柏叶、茜草、仙鹤草等凉营止血；并加桃仁、红花行瘀活血为佐，以溺血日久，里必有瘀也。服后其症逐步改善，乃去桃仁、红花，增加缩泉丸，既为止遗之用，亦借其滋养固肾之力。三诊之后，兼扶肺金，选用北沙参、麦冬、玄参之类，以金为水母，而肾为气根，两脏并治，相得益彰。四诊易生地黄为熟地黄，滋培肾阴，填补精血，尤为善后巩固所必需，其症遂得安和。

五、膀胱结石

湿火熬石

罗某，男，5 岁。

1974 年 2 月 15 日初诊：小溲时有闭塞不通，西医诊断为膀胱结石。常有发热，纳食尚好，尿黄便干，性急易吵，脉沉，舌苔薄腻。证属湿热熬石，气阻尿闭。拟清利湿热，行气排石。处以排石汤方。

黄芩 6 g　木香 3 g　生枳壳 3 g　生大黄 9 g
金钱草 30 g　生甘草 9 g　柴胡 4.5 g

3 剂。

2 月 18 日二诊：症情如前，结石未出，仍宗原法。上方加车前草 30 g，4 剂。药后曾排出花生大小结石一颗，尿闭乃解，其病遂愈。

按：泌尿道的结石为中医石淋一类，其常用法有清利湿热、活血祛瘀、扶正补肾等，尤以清利湿热为要。本证为湿热阻结，肝火脾湿下注膀胱，熬炼成石，闭塞尿窍，故宜排石汤方利湿下石，7 剂而石出病除矣。

六、肾结石、肾盂积水

肾阳虚耗

周某，男，9 岁。

1993 年 9 月 4 日初诊：1989 年发现肾结石（泥沙样），手术除石。1993 年又因血尿做两肾静脉造影，见有积石、积水，再次手术，至今仍未根除。刻下：形体虚浮，汗出淋漓，小溲涓滴不利，腰背时痛，面色灰暗，舌质淡白，苔薄滑润，二脉细弱。病程太久，症情复杂，病乃肾阳虚耗，气不化水，兼有结石阻滞，水道不利，水饮内停，治疗属难。先拟益气温阳利水，真武汤加味主之。

淡附片 5 g　茯苓 30 g　生白术 10 g　大白芍 20 g
怀牛膝 9 g　炙黄芪 10 g　防风 6 g　车前子 15 g（包）
生姜 3 片

14 剂。

二诊：药后形神面色较润，精神亦振，是阳气复来，小溲时短时长，并有沉淀，胃纳尚可，大便次多，舌仍淡白苔润，二脉沉细软弱。B超复查尚有右肾结石，1 cm×2 cm 数粒。病情好转，水运尚差，再予原意加味。

茯苓 30 g　焦白术 10 g　淡附片 5 g　生姜 3 片
炙黄芪 9 g　淫羊藿 10 g　炒白芍 15 g　怀牛膝 10 g
车前子 15 g(包)

14 剂。

10 月 2 日三诊：小溲有芝麻样细粒泻下，尿已通长，时有沉淀，舌苔转净，大便已调，纳和面润。阳气转运，再拟调补。

党参 9 g　焦白术 10 g　茯苓 30 g　清甘草 3 g
淫羊藿 10 g　川续断 10 g　杜仲 10 g　淡附片 3 g
山茱萸 10 g　枸杞子 9 g　怀牛膝 9 g　车前子 10 g(包)

14 剂。

11 月 5 日四诊：据述又下芝麻样细沙 4 粒，小溲色清，一昼夜尿量约 3000 mL，脉细有神，纳可便调，阳虚汗多，舌淡无苔。脾肾两虚，再拟温阳敛汗。

炒黄芪 30 g　防风 6 g　焦白术 10 g　制附片 5 g
熟地黄 15 g　龙骨 15 g(先煎)　山茱萸 6 g　党参 9 g
茯苓 30 g　炙甘草 5 g　牡蛎 30 g(先煎)　炒怀山药 10 g
糯稻根 10 g

14 剂。

11 月 18 日五诊：药后阳复汗减，舌质转淡红，小溲时混，睡眠不安，二脉细而有力。B超示右肾积水已少，两肾未见结石，兹拟调补。

炒黄芪 30 g　焦白术 9 g　党参 9 g　茯苓 20 g
清甘草 3 g　炒怀山药 10 g　炒薏苡仁 15 g　炒酸枣仁 10 g

怀牛膝 10 g　杜仲 10 g　川续断 9 g　车前子 9 g(包)

14 剂。

按：患儿经西医诊断为右肾结石(泥沙样)、肾盂积水，经 2 次手术治疗，并服各种西药，1 年多来，复查之下，病仍依然，反见形神萎靡、面目浮肿，病情较重。从中医角度分析，乃因肾气虚耗，极度阳衰，阳不济阴，不能运水下输，沙石更无出路。此非一般常法所能见功，旋思：张仲景《伤寒论》有"真武汤"一方，可温阳利水一法，即运用此方，再加牛膝、车前子两药以协助之，且加重生姜以温通。服 7 剂后，尿量见多，沙石数枚下于瓷盆中，形色稍振。药症既合，续以原法出入，连服数十剂沙石俱下。再以调元培本，沙石去尽而安，病情向愈。其后随访已入学读书了。

七、遗尿

1. 阴虚火旺

徐某，女，8 岁。

1993 年 11 月 18 日初诊：遗尿已久，小溲短数，胃纳尚可，舌红无苔，脉细数。此阴虚火旺，治以滋肾泻火。

大生地黄 12 g　怀山药 12 g　山茱萸 6 g　茯苓 6 g

泽泻 6 g　盐水炒知母 5 g　盐水炒黄柏 5 g　益智仁 9 g

白莲须 9 g

7 剂。

11 月 25 日二诊：药后遗尿未作，舌红苔薄。上方颇合，再予原方 7 剂。

按：本例遗尿日久，属阴虚而火旺，方用知柏地黄丸滋阴泻火，加益智仁、白莲须益肾止遗。盐水炒知母、黄柏，取其咸能引药入肾，且经过炒制，泻火之力稍缓和。7 剂后遗尿未作，再予原方巩固疗效。

2. **阳弱不固**

王某，男，4 岁。

1985 年 12 月 8 日初诊：遗尿频作，寝汗淋多，面皖形瘦，纳可便通，舌苔薄润，脉弱。阳气虚弱，肾元不固。治以加味桂枝汤。

桂枝 3 g	炒白芍 6 g	甘草 3 g	益智仁 6 g
覆盆子 9 g	淡附片 3 g	怀山药 9 g	菟丝子 9 g
大枣 3 枚	生姜 2 片	白莲须 9 g	

7 剂。后服药 3 周，遗尿显减，续服而获根治。

按：本例遗尿，辨证属阳气虚弱，肾元不固，以桂枝汤通启阳气，拨动神机，作为基本方，加附片、怀山药、菟丝子、覆盆子、益智仁、白莲须，温阳益肾，缩泉固涩，效果显著。由此可见，董师对桂枝汤的运用范围很广，通过加味，不仅用治上中焦病，如心悸、厌食等，也用于治疗下焦病，如遗尿等。

3. **阴亏不约**

陈某，女，8 岁。

初诊：1 年来小溲短数，色黄，夜眠遗尿，二足无力，纳谷一般，舌红无苔。证属肾虚阴亏，膀胱不约。治以滋阴补肾，兼以止涩。

大生地黄 12 g	怀山药 12 g	山茱萸 6 g	菟丝子 9 g
覆盆子 9 g	五味子 1.8 g	龙骨 9 g	牡蛎 24 g
盐水炒桑螵蛸 9 g		缩泉丸 9 g(包)	

7 剂。

二诊：尿数已瘥，遗尿仍作，二足还感虚弱，纳和舌净。肾虚未复，再以原法出入。上方去桑螵蛸、缩泉丸，加乌梅 6 g、金樱子 9 g、芡实 9 g，7 剂。

三诊：尿频已和，遗尿大减，二足渐觉有力。前方尚合，原方再服7剂。诊后药未尽剂，遗尿已止。

4. 阳弱不固

周某，男，6岁。

初诊：小溲短数而清，夜眠遗尿，纳食一般，形神较软，舌淡苔白。证系肾阳不足，关门不固。治以温肾固涩。

黄厚附片4.5 g	菟丝子9 g	覆盆子9 g	五味子9 g
党参9 g	怀山药9 g	炙鸡内金4.5 g	天冬9 g
山茱萸6 g	桑螵蛸9 g	缩泉丸9 g(包)	

7剂。

二诊：形神较振，尿数频仍，夜尿较和，舌淡苔薄，再以温肾补气。上方去桑螵蛸，加太子参9 g、黄精9 g，7剂。

三诊：诸症好转，尿数亦和，纳佳苔净。原方加乌梅6 g、天花粉9 g，7剂。药后遗尿即愈。

按：3岁以上的小儿，夜眠遗溺，是为遗尿病。其辨证可有多种，如肾气不足、肺脾气虚、肝胆郁热等，但临床上以肾气不足为多。经云："水泉不止者，是膀胱不藏也。"(《素问·脉要精微论》)张景岳氏指出："膀胱不藏，而水泉不止，此其咎在命门。"(《景岳全书》)盖肾与膀胱相为表里，若肾气亏虚，则州都气化失职，关门不固而为遗尿。

张景岳又言："固涩之剂，不过固其门户，此亦治标之意，而非塞源之道也。"故遗尿的证治不能只顾止涩，对肾气不足者必须重视命门，分别情况温补肾阳或滋阴扶元。上列二案，例1小溲色黄，舌红足弱，是肾气不足而又偏于阴虚，故方用生地黄、怀山药、山茱萸、菟丝子等，佐以固涩之品，滋阴填精，使肾气充复，遗尿自止；例2小溲色清，舌淡神软，是下元本虚而偏于阳弱，故加用附片、党参、黄精、太子参等，补气助阳，则下元固而遗尿即愈。

八、语迟

痰阻语迟

郑某，男，5岁。

1982年5月18日初诊：患儿虽已5岁，尚未能言，只能简单叫呼，智力亦显鲁钝，肢体好动不定，气息粗重，时有咳痰，口涎频流，夜眠惊惕，大便干结，脉沉而滑，舌尖红，苔厚腻。证属痰滞心窍，治须豁痰开结通窍。

陈皮3g　干石菖蒲9g　竹沥半夏9g　胆南星3g
远志6g　竹节白附子6g　钩藤6g(后下)　天浆壳3枚
山慈菇9g　牛黄清心丸1粒(化服)

7剂。

6月8日四诊：上方连用3周，吐出痰涎甚多，大便日行，智力渐苏，能讲短句语言，肢动亦减，夜眠安宁，但流涎尚多，二脉仍滑，舌尖红，苔薄润。前法有效，原方加减主之。

胆南星3g　竹节白附子6g　陈皮3g　远志6g
干石菖蒲9g　天浆壳5枚　竹沥半夏9g　白芍6g
川黄连3g　牛黄清心丸1粒(化服)

7剂。后本方连服2周，痰吐已少，流涎亦和，气息渐平，二便通调，眠安纳佳，脉细，苔薄。上方去川黄连、白芍、牛黄清心丸，加杏仁6g、冰球子9g、清气化痰丸9g(包)，嘱其连续治用一段时期，以求巩固好转。

按：小儿语迟，前贤所谓"心气怯者，则性痴而语迟"(《小儿卫生总微论方》)；临床所见，有虚实之异。本例辨证，属痰滞心窍，故治以清心豁痰为主。处方用涤痰汤(陈皮、半夏、茯苓、甘草、枳实、竹茹、胆南星、石菖蒲、人参)加减，并配以牛黄清心丸。牛黄清心丸内含牛黄、川黄连、黄芩、栀子、郁金、朱砂，一名万氏牛黄丸，为清热开窍之良剂。因该患儿有较明显的心热而闭之象，故加入化服。诚如喻嘉言所云："审其属实，用此汤（指涤痰汤）调下牛黄丸……庶足开痰通窍。"可见汤、丸配合，殊能增强功效。

九、五软

1. 血瘀痰阻

朱某，男，6岁。

1991年2月21日初诊：生后手足痿软，手软不能握物，腿软足不任地，时或摇头，下肢抽搐，夜眠惊悸，发前能自觉预知，神萎智钝，语言正常。病已5年有余，近做脑CT示：左顶叶脑血管畸形。舌红苔腻，胃纳尚可，大便偏干，二脉细涩。自诉头晕，咳嗽。证属痰瘀交结，脑窍络阻。治拟活血化瘀，祛痰定惊。

当归尾 9 g　赤芍 9 g　川芎 3 g　桃仁 9 g
红花 4.5 g　陈皮 3 g　半夏 6 g　杏仁 6 g
紫菀 6 g　钩藤 6 g（后下）　天浆壳 7 枚

7剂。其后头晕加天麻、全蝎；肢冷加桂枝、牛膝。

3月21日二诊：服上方加减1个月，右手握力增强，两足行走虽软尚稳，四肢转温，抽搐减半，神清语常，小溲短数，大便间隔，舌红苔化，二脉沉细。痰化瘀散，再拟滋水涵木，补肾健脑。方用六味地黄丸化载。

熟地黄 10 g　山茱萸 6 g　怀山药 12 g　茯苓 9 g
牡丹皮 9 g　泽泻 9 g　杜仲 9 g　续断 9 g
天麻 9 g　杭菊花 9 g

6月13日三诊：服上方加减3个月，滋养颇合，症情减轻，右手握力渐增，下肢仍抽搐，口渴便坚，舌红苔净，阴血亏虚，再予上方去泽泻、杜仲、续断，加珠儿参 9 g、乌梅 6 g、玄参 9 g、麦冬 9 g。

8 月 1 日四诊：服药 5 个月余，肢搐大减，下肢偶搐幅小微抖而已，常诉头晕，睡时露睛，口渴引饮，舌红无苔，脉细小弦。阴虚肾亏，虚风内动。再拟滋阴潜阳，凉肝和络，三甲复脉汤出入。

生地黄 15 g	鳖甲 10 g（先煎）	龟甲 6 g（先煎）	龙齿 15 g（先煎）
石决明 30 g（先煎）	天麻 6 g	滁菊花 9 g	乌梅 6 g
天冬 9 g	炙甘草 3 g		

9 月 5 日五诊：自服上方 1 个月，病情全面进步，惊搐已和，睡时睛合，头晕亦减，右手握力仍差，面色㿠白，舌红苔薄，二脉细软。虚风渐平，阴血不易骤复。仍拟益气养血，滋阴息风。

当归 9 g	川芎 6 g	生地黄 10 g	熟地黄 10 g
太子参 10 g	山茱萸 6 g	龟甲 9 g（先煎）	牡蛎 30 g（先煎）
乌梅 6 g	天麻 6 g	白芍 9 g	黄精 10 g
炙甘草 5 g			

按：患儿脑血管畸形，为先天疾患，属“五软”范畴。生后摇头肢搐而惊，久病正虚，两手握力差，步履艰难，神萎智钝，舌红苔腻，脉涩便干，自诉头晕。辨证病因先天脑病，气血运行失常，久而血瘀痰阻，络道失于宣通，本虚标实，先拟治标，予活血祛瘀、豁痰通络。方拟桃红四物汤养血活血化瘀；桂枝通阳化气；加陈皮、半夏、杏仁、紫菀、天浆壳豁痰通络，钩藤息风定惊，全方宣可决壅，通可行常。加减服用 1 个月，痰浊化而瘀清，肢搐减半，舌红苔净脉沉，邪去正虚，病久肾虚，水不涵木，虚风内动，缓图其本。再拟六味地黄丸加杜仲、续断补肾壮骨；天麻、杭菊花滋水涵木，肝肾同调。终用三甲复脉汤加减滋肾填精，息风潜阳，壮骨强筋。痼疾顽症能获向愈，辨证求因，切勿以惊搐即谓惊风，妄投截风定惊之品。景岳曰：“不知急惊慢惊，一以风热，一以脾肾之虚，皆不必由惊而得。”

本例先天血瘀阻滞络道，虚风夹痰上旋，脑窍闭塞，上发为摇头而晕，下则肢搐而不利为慢惊。标本分治，先通后补，先天之疾后天调治，亦能痰化血活，络道宣通，濡养筋脉填补脑髓，而脑功能逐渐恢复，实显中医药治病救人之优势。

2. 肾虚元亏

张某，男，18个月。

1983年9月3日初诊：生后不久即发惊痫肢搐，历经中西药治疗，现惊搐已平，但头倾项软，仅可正坐，足不能立，手难紧握，口不能言，耳目尚明，夜眠欠宁，汗多淋漓。西医诊断为脑发育不良。二脉濡弱，舌淡苔少。证属五软肢痿，元气受伤。主以滋肾壮元。

黄厚附片6g　熟地黄15g　党参6g　清炒黄芪9g
焦白术9g　炙甘草3g　当归9g　赤芍6g
朱茯苓9g　朱茯神9g

7剂。后连服2周。

9月17日三诊：颈项能竖，形神渐振，坐已稳，便调尿长，夜寐欠宁，四肢仍软，言语不能，脉濡舌淡。拟益肾开窍。

熟地黄12g　山茱萸6g　钗石斛6g　朱麦冬6g
干石菖蒲4.5g　远志6g　制何首乌15g　巴戟天9g
肉桂1.5g(后下)　竹节白附子4.5g　朱茯苓9g

7剂。后又连用1个月。

11月19日十诊：形神渐和，手足力软，纳食不多，便下通调，二脉尚弱，舌苔薄滑。犹需滋肾振痿。

熟地黄12g　山茱萸6g　麦冬9g　五味子3g
干石菖蒲4.5g　茯神9g　太子参10g　巴戟天9g
酸枣仁10g　陈皮3g　炒谷芽9g

10剂。此后腰腿见振，两足能立，左手有力，右手稍软，智力渐增，语言略开，但发音欠清。随访痿软已愈，但智能语言较差。

按：五软五迟，素属难愈。本例病起于初生惊痫之后，其肾元受损、气阳亏虚，诚为无疑。初方投以益气通阳之剂，药下颈腰能挺。三诊时又从语言不能考虑，主用温肾开窍。前后3月，痿软明显好转，唯智力尚低耳。

第六节 其他疾病

一、声带麻痹

肺阴虚

金某，男，5岁。

1993年1月5日初诊：喉声如拽锯3月余。曾经某市级专科医院喉镜检查示“左声带中位固定，右声带活动能力差”，诊断为“声带麻痹”。手术治疗效果不能保证，西医亦无其他特殊治疗，建议中医诊治。患儿呼吸声音如拽锯，进门后距离诊桌3米远即能听到，但讲话声音正常，咳嗽不断，咳呛不利，痰吐不爽已近半年，舌苔薄净，脉细数。证属肺阴虚。

南沙参6 g　麦冬9 g　桑叶6 g　枇杷叶9 g(包)
阿胶9 g(烊冲)　玉竹9 g　天花粉9 g　百合9 g
桑白皮9 g　甘草3 g

7剂。

1月12日二诊：呼吸声如拽锯音已低，咳嗽减少，痰已活。原方加桔梗6 g，7剂。

1月19日三诊：喉中拽锯声已消，唯呼吸声较粗，偶有咳嗽，诸症悉除。

按：本例声带麻痹，儿科少见。从症状看，声高息粗如拽锯，似属肺实之证，但董师从患儿干咳痰少、咳呛不利、病已半年、舌苔净、脉细数，辨其证为肺阴虚，虚火上炎，灼伤津液，咽喉失于润泽，则音如拽锯。用养阴、润肺、生津之法，药到病除。

二、咽喉麻痹

瘀痰阻络

许某，男，11 岁。

1974 年 6 月 29 日初诊：10 天来不能咽食，仅饮流质，亦时见喷吐，西医诊断为第九、第十对脑神经麻痹。面色晦暗，声音嘶哑，喉中如梗，自感舌麻，脉细，舌红而暗，苔薄白。其证为瘀结阻络，故拟活血化瘀。

桃仁 9 g　土红花 4.5 g　当归 6 g　赤芍 6 g
川芎 3 g　乳香 4.5 g　没药 4.5 g　五灵脂 9 g
生蒲黄 6 g　桔梗 3 g　枳壳 4.5 g

7 剂。

7 月 5 日二诊：诸症均减，稍能进食，发音略开，喉梗尚有。上法甚合，仍宗前方。上方去五灵脂、蒲黄，加赭石 12 g、生甘草 2.4 g，6 剂。

7 月 12 日三诊：已能咽食，音声亦出，喉梗欲咳，有痰不爽。此为络结初开，尚需宣瘀泄痰。

桃仁 9 g　土红花 4.5 g　乳香 4.5 g　没药 4.5 g
当归 6 g　桔梗 3 g　生甘草 2.4 g　川贝母 4.5 g
杏仁 6 g　竹茹 6 g

6 剂。

7 月 19 日四诊：咽食如常，音声亦出，喉梗已无，吐痰爽利，唯面色萎黄，小溲频数，脉沉而细，舌苔薄润。病情向愈，正气略虚，上病及下。当需滋肾和尿为主。

菟丝子 9 g　覆盆子 9 g　天花粉 9 g　川贝母 4.5 g
竹茹 6 g　杏仁 6 g　盐水炒桑螵蛸 9 g　生甘草 3 g
远志 6 g　山茱萸 6 g

7 剂。服后诸症皆安。

按：本例之症殊为罕见。前贤曾有"噎枯在上，咽喉壅塞，饮虽可入，食不能下"的记述，并认为与气滞火炎、血阻痰凝等有关(见《证治汇补》)；王清任氏亦提出了"饮水即呛，乃会厌有血滞"的论点，制定了会厌逐瘀痰。本例的病机，以其不能咽食、咽中阻络、面色晦暗、喉梗舌麻，故从瘀滞论治，投以活血通络解结之法，即见好转，是本之于王氏所说得到启发也。二诊后加入化痰开音之品，功效益彰，终于获得痊愈。

三、疝气

1. 寒湿内盛

杨某，男，1 岁半。

初诊：患儿左侧睾丸处疝气下注，发时坚硬，脐腹疼痛，肠鸣气滞，纳呆形瘦，盗汗夜烦，舌苔白腻，二脉弦迟。是为寒湿内盛，肝肾不和。治以温散理气为主。

乌头 3 g　白芍 6 g　干姜 2.4 g　淡附片 3 g
党参 4.5 g　桂枝 2.4 g　小茴香 3 g　蜀椒 3 g
橘核 9 g

5 剂。

二诊：疝肿已小，舌苔见薄。原方再服 5 剂。嗣后诸症均和，乃以补中益气调治而愈。

按：疝之一症，寒多热少。陈飞霞谓：“疝气者，寒邪结聚而成也。”张景岳云：“疝气之病，有寒证，有热证，然必因先受寒或犯生冷，以致邪聚阴分。故在治法上总以通阳泄浊，使寒湿下坠之气得以消散；不可骤用补剂，必先散其寒湿，后补其气血。”幼儿患此症，如能及时治疗，免动手术，则亦为保幼之一助也。至本例患儿，显系肝肾寒邪下流，故以乌头、附片、蜀椒、桂枝、小茴香大队辛温散寒化湿，佐以橘核疏气止痛，白芍缓急和营，党参益气扶元。10剂而其症即安。

2. 阳虚寒湿

杨某，男，2岁。

初诊：寒湿久滞，右疝大如鹅卵，时坚时软，脐腹胀痛，曲腰啼哭，大便溏泄，纳谷不香，面色苍黄，夜烦寝汗，舌苔薄腻，脉象濡弱。证系肝肾虚寒，脾胃湿滞也。治拟温通化湿。

桂枝 2.4 g　桂心 2.4 g　白芍 6 g　广木香 2.4 g
陈香橼 6 g　陈皮 3 g　煨生姜 2 片　川厚朴 2.4 g
橘核 9 g　槟榔 6 g　山楂炭 9 g　红枣 3 枚

4 剂。

复诊：胀痛减轻，纳谷初动，神色转润，舌苔已薄；夜眠欠安，大便稀薄。兹拟补中益气。

太子参 4.5 g　炙黄芪 6 g　麦冬 9 g　焦白术 9 g
柴胡 1.5 g　五味子 2.4 g　炙甘草 2.4 g　陈皮 3 g
当归 6 g　煨生姜 2 片　红枣 1 枚

5 剂。

三诊：药后疝肿日见缩小，舌苔薄润，胃口已佳，夜睡亦安，神色稍振，唯便稀调。则阴邪已散，肾阳未复也。宗丹溪通阳泄浊法，以杜其根。

肉桂 1.5 g　淡附片 3 g　杜仲 6 g　怀山药 9 g
小茴香 3 g　广木香 2.4 g　橘核 9 g　山茱萸 4.5 g
6 剂。

四诊：疝肿已平，无痛不哭，纳和色润，大便亦调。再予温补肝肾，以使巩固。

炙黄芪 9 g　淡附片 3 g　当归 4.5 g　怀山药 9 g
荔枝核 9 g　熟地黄 12 g　巴戟天 9 g　龟甲 12 g
橘核 9 g　桂心 2.4 g

上药连服 10 剂而愈。

按：本例疝症，为肾元阳虚，寒湿内阻。初诊时投以桂枝加桂法，温经暖下，理气化湿，即见胀痛减轻；改予补中益气加减，疝肿亦日见缩小。三诊、四诊时以肾阳未复，余邪未尽，乃以温补肝肾，通阳泄浊主之，其疾遂平。

四、血友病

气血两虚

沙某，男，11 岁。

病史摘要：患儿出生 8 个月时，因颊黏膜破损而出血不止，此后反复多次出血。屡在本市各院诊治，诊断为血友病。1962 年 11 月 1 日因血尿 2 天而入院，当时肉眼血尿明显，量多色鲜，经予止血剂及输血治疗，血尿未止，遂于第 5 天转中医儿科治疗。

1962 年 11 月 5 日初诊：血尿，形神软弱，舌苔花腻，脉象细微。此乃内伤之证，气虚不能和血。所谓有形之血，赖无形之气统摄。药仿东垣之余意，用补气生血法。

炙黄芪 24 g　当归 6 g　党参 6 g　炙甘草 2.4 g
大熟地黄 15 g　炒阿胶 9 g　墨旱莲 9 g　仙鹤草 9 g

藕节炭9g　制何首乌12g　生牡蛎24g

2剂后血尿已消，余象亦平；继以原方出入，共服7剂，病情稳定出院。

1963年2月6日第二次入院：患儿于去年11月间大量尿血，曾服当归补血汤血止出院。今因换牙，齿鼻出血7天不止，致第二次住院。现齿龈渗血，口气臭浊，舌质光红，二脉细数，胃脘不适，口干便涩。西医因其已有继发性贫血，故予输血。辨证当为阴虚火浮，治拟清胃散合玉女煎加减以滋阴降火。

升麻1.8 g　川黄连1.8 g　当归6 g　大生地黄12 g
牡丹皮9g　生石膏12g　麦冬9g　人中白9g
怀牛膝9g

2剂，并以马勃填塞局部。药后诸恙均和，上方去升麻加玄参1剂；此后继用养血，续服10剂出院。

1963年2月21日第三次入院：近日牙齿出血和膝关节出血，今第三次入院。症见齿龈出血，量多色鲜，唇红口干，面色苍白，舌光而洁，脉象细数。阴虚血耗，当以止血为先。拟以四生加味。

生侧柏叶9g　生地黄炭12g　干荷叶9g　生藕节9g
仙鹤草9g　牡丹皮9g　焦甘草3g　炒白芍6g
麦冬9g　蒲黄炭9g

2剂。药后牙衄即止，再予养血之剂，以善其后。其间曾因新感，予解表后热退。又因肢膝不利，以养血舒筋之品而诸症皆平。住院3周，基本上纠正了继发性贫血及出血症状。

按：本例患儿先后三次住院，虽是同为一病，但每次治疗各不相同。第一次从审病求因中，认为是气不和血，而非一般的膀胱积热的实证溺血，故以补气摄血法，血尿即止。方中重用黄芪，数倍于当归；盖有形之血不能自生，是生于无形之气故也。当归补血汤补气生血，亦益气统血；气行则血行，气壮则血行循经，外充皮肤，内摄脾元，即下血、崩漏诸症亦止。第二次住院之时，见阴虚火热上盛之象，故以清胃散合玉女煎。盖牙龈为阴阳络脉循行之处，胃有积热，即熏灼上升，而致衄血。石膏清阳明之热，牛膝折上逆之气，地黄滋营血之阴，配以升散降火、滋阴养血诸品，促使热清火平，衄血自止。第三次因阴虚血耗症状明显，故采取止血为先。此案可见辨证论治既不同于对症治疗，更不同于辨病论治，说明了中医学既可异病同治，也可同病同治，既可一方治多病，又可一病用多方，既可同法异方，又可同方异法，活泼机变而绝不呆板拘泥。

五、真性红细胞增多症

阳明火亢

顾某，女，9岁。

1981年3月3日初诊：患儿发现真性红细胞增多症，已有2年。面颊红紫，性急烦躁，胃纳甚旺，口渴多饮，二便尚可，有时足酸。现血常规示：红细胞 $5.26\times10^{12}/L$，血红蛋白156 g/L。唇朱舌红，苔薄黄较干，脉数而有力。阳明火盛，气营两燔，治拟清气凉营。

生石膏20 g(先煎)	知母6 g	生甘草3 g	生地黄15 g
牡丹皮10 g	玄参9 g	赤芍6 g	白芍6 g
冬青子12 g	墨旱莲12 g	天花粉9 g	黑栀子10 g

7剂。后又连服7剂。

3月24日三诊：血常规：红细胞 $4.87\times10^{12}/L$，血红蛋白143 g/L。面虽尚红，但已不紫，胃纳亦稍减，但性情急躁，口渴时饮，舌红而干。阳明里热，再以白虎加味主之。

生石膏30 g(先煎)	知母6 g	生甘草3 g	粳米30 g(包)

生地黄 15 g　玄参 10 g　麦冬 9 g　冬青子 10 g
墨旱莲 10 g　天花粉 10 g

7 剂。后又连续服用本方。

5 月 21 日七诊：续服上方，现红细胞 4.47×10^{12}/L，血红蛋白 137 g/L。舌红苔薄黄，面赤大减，唇色亦较淡，纳食一般，但口渴时烦。原法既效，宜守勿变。

生石膏 20 g（先煎）　知母 6 g　粳米 30 g（包）　生草 3 g
生地黄 12 g　玄参 6 g　麦冬 9 g　冬青子 10 g
墨旱莲 12 g　牡蛎 20 g（先煎）　牡丹皮 6 g

7 剂。以后红细胞降至 $(4.0\sim4.2)\times10^{12}$/L，血红蛋白 120～130 g/L。上方加减，增以党参、山药等益气健脾之品，2 天一剂，其症渐安。继续服用半年，至 11 月 24 日复查，红细胞 4.16×10^{12}/L，血红蛋白 122 g/L，病已基本平复。

按：本病初诊，从辨证所见，为阳明热盛，气营两燔之象。所谓红细胞增多，血色素偏高，按中医推论病机，当与中焦有内在联系。《灵枢·决气》："中焦受气取汁，变化为赤，是为血。"胃为气血化生之源，阳明气亢，则火盛而血热；血既瘀热而阻络，且又灼营而耗液。故其临床表现，如纳旺消谷、渴饮烦躁诸症，无一不与阳明有关。其面颊红紫者，即《伤寒论》云"阳明病，面合色赤"（第 211 条），乃因阳明之脉循于面而气血壅瘀所致。是以主用白虎汤加味。方中白虎汤、黑栀子大清气热，而以生地黄、牡丹皮、赤芍凉营行血，玄参、白芍、天花粉、二至丸养阴生津。此后面色转赤而不紫，是其血分瘀热渐化，仍以白虎汤合增液汤、二至丸，清阳明之热，滋营阴之虚。初方未用粳米，以重在大清诸经气分之火，二诊时加入粳米，盖因胃火初退，粳米、甘草合护胃气矣。坚守原法，而获显效。

六、嗜酸性粒细胞增多症

元虚血热

魏某，男，9岁。

病史摘要：患儿于1980年8月起发热不退，伴全身发疹。此时血常规示白细胞 $6.8\times10^9/L$，分类：杆形0.46，淋巴细胞0.22，嗜酸性粒细胞0.32。经骨髓象、胸片等检查，且因嗜酸性粒细胞持续偏高，EOS高达 $4.158\times10^9/L$，故拟诊为嗜酸性粒细胞增多症。经服用激素后热退，嗜酸性粒细胞略见下降。至1980年12月又发热陡起，皮疹已酿成脓疮，布于全身，腰背有一脓灶，达3 cm×3 cm，EOS降为 $2.277\times10^9/L$，经服泼尼松、苯噻啶、复地霜等而热退。拟诊为先天性免疫缺陷，伴部分免疫亢进——过敏反应。家长遂要求在西医治疗的同时，进服中药。

1981年3月6日初诊：全身发疹，抓痒不安，层出不穷，脓疮污秽，且在腰背有一碗盅口大之化脓灶深凹，不能收口。热度升降不止，现38℃左右。面色㿠白，肤色不化，清晨汗出，二便尚可，舌红苔薄白，脉数带弦。气虚血热，夹有瘀滞。病已8个月，元气大耗。治属棘手，姑拟补气养营、解毒凉血治之。

生地黄15 g　熟地黄15 g　生黄芪30 g　苦参30 g
生草3 g　白芍9 g　蒲公英10 g　玄参15 g
麦冬10 g　炙鳖甲20 g　白薇12 g　青蒿10 g
天花粉9 g

5剂。

3月13日二诊：体温37.5℃，低热未清，二便通调，纳食稍减。现白细胞 $5.45\times10^9/L$，嗜酸性粒细胞0.26。久病气虚，阴分亦耗，不易速效。再以补气和血。

炙黄芪 15 g　生地黄 20 g　苦参 10 g　生甘草 3 g
炙鳖甲 20 g　玄参 10 g　麦冬 10 g　白薇 12 g
钗石斛 10 g　太子参 9 g

另以海蜇 30 g、荸荠 5 个，先煎代水(雪羹)，10 剂后又连服一月。其间背部疮口渐钱，脓水亦减。

4 月 27 日六诊：热度已平，皮疹减少，腰背疮口几已收平，纳和喜饮，二便调，面丰润，舌红苔薄，脉转软数。续进益气和营。

炙黄芪 20 g　生地黄 15 g　熟地黄 15 g　天花粉 9 g
麦冬 9 g　炙甘草 3 g　钗石斛 10 g　茯苓 10 g
生扁豆 10 g　白芍 6 g　太子参 10 g　冬青子 9 g
墨旱莲 10 g

另以海蜇、荸荠煎汤代水，10 剂，后又连服。

6 月 6 日九诊：血热未除，热度时退时起；毒亦不清，皮疹溃疮层出。胃纳较佳，便通尿赤；汗出时多，面色尚润。舌淡红，苔薄白，脉见细数。现白细胞 4.8×10^9/L，嗜酸性粒细胞 0.3，EOS 1.475×10^9/L。久病元耗，血分热蓄，病情殊未稳定，仍以调元清血为主。

玄参 10 g　麦冬 9 g　生地黄 15 g　炙黄芪 20 g
冬青子 10 g　白薇 10 g　墨旱莲 10 g　生甘草 3 g
钗石斛 10 g　玉竹 10 g

因雪羹无货，另以绿豆 30 g、金银花 12 g，煎汤代茶，10 剂后又连服一月。

7 月 27 日十一诊：近以激素与中药合用，热退已月余，皮疹未见新出，面色润泽，脉缓而弱。病虽未痊，但初稳定。当再补气兼清血分。

炙黄芪 20 g	党参 10 g	生甘草 3 g	墨旱莲 12 g
冬青子 12 g	生地黄 15 g	茯苓 10 g	白鲜皮 10 g
地肤子 10 g	苦参 9 g	绿豆 30 g	

10 剂。此后病情有时尚略见起伏，但已基本控制。10 月 23 日血常规：白细胞 $6\times10^9/L$，嗜酸性粒细胞 0.36，EOS $1.672\times10^9/L$。乃以补气凉血法（黄芪、党参、生地黄、牡丹皮、百合、麦冬、天花粉、白薇、冬青子、墨旱莲等品），并嘱以海蜇、荸荠煎汤代水，长期调治之。

按：本病之治，颇感棘手。来诊时病已 7 个月，以持续低热、全身脓疱为主症，并在腰背部有一碗盅口大小的化脓灶，3 月不能收口。据其脉症分析，是为血分瘀热，秽浊不清，但元气已虚，无力托邪外出，故表现为数月一发的高热、皮疹，继之以脓疮层出，而疡面不敛。初方即投以生黄芪、熟地黄大补元气，扶正托邪；苦参、蒲公英、生甘草清利湿热，解毒凉营；并以鳖甲、白薇、青蒿、天花粉除血分之伏火；而以生地黄、玄参、白芍、麦冬复营阴之耗灼。嗣后之治，悉宗这一治疗原则，而随症加减之。二诊时加用海蜇、荸荠者，此雪羹之制。海蜇咸平，有清热化痰之功；荸荠甘寒，具消风解毒之能。两品合用，涤痰清火，行瘀化积，颇为前贤名家所赏用，如曹仁伯氏善用于中虚痰热而不宜苦寒直折之时，王孟英氏谓其"宣气化瘀，清痰行食而不伤正气"(《归砚录》)。本例中配用雪羹，以其擅入血分，内清伏火，外通络凝也，故有其一定的治疗功用。1 个半月后，疹减疮敛。六诊后，治法重点在于补气而养营，乃以炙黄芪、太子参益气扶元，扁豆茯苓、甘草健脾和中，熟地黄、生地黄、麦冬、白芍、钗斛、二至丸、天花粉滋阴和血，遂使其病情逐步稳定，得以控制。热度渐平，皮疹少现，后以补气凉血之剂长期调治冀其平复。

七、双目失明

瘀血内阻

李某，女，14岁。

1997年12月15日初诊：1997年7月21日右头部开始头痛，同时右目失明，左目正常。但自11月25日左目相继失明，经眼科检查眼球无器质性病变。家长诉曾由经神经科检查为“脑神经压迫”。针灸治疗后，右眼出血，双目视力无改善。诸方治疗无进展。月经自1996年初潮后，经行先后无定期，经色深暗，有血块。二脉细涩，苔薄润，舌质暗。辨证当为瘀血阻络。

西藏红花 4.5 g　当归尾 9 g　赤芍 6 g　川芎 3 g
桃仁 6 g　生蒲黄 9 g　炙甘草 3 g　生地黄 15 g
杭菊花 6 g　刘寄奴 9 g　柴胡 9 g　牡丹皮 9 g
黑栀子 9 g

5剂。

12月20日二诊：左目能辨亮暗，见到眼前影子。

西藏红花 4.5 g　赤芍 9 g　川芎 3 g　桃仁 6 g
刘寄奴 9 g　生蒲黄 9 g　炙甘草 3 g　桑椹 9 g
生地黄 15 g　杭菊花 6 g　牡丹皮 9 g

7剂。

12月27日三诊：左目已能视物，但较模糊，便溏溲通，白带较多。

生地黄 15 g　熟地黄 15 g　红花 5 g　桃仁 6 g
地龙 6 g　炙黄芪 9 g　川芎 3 g　当归 9 g
赤芍 6 g　焦白术 9 g　生蒲黄 9 g

14剂。

1998年1月17日四诊：经水已至，经色正常，无血块，左目已能辨五色，能看到方块大字，如报纸的报头大字。胃纳尚可，二便正常，继以调理脾胃，兼治血分。原方续治。

按：本案例双目失明半年。经西医检查，中医治疗无效。针灸治疗以眼病治眼，反引起眼部出血。董师根据《灵枢·大惑论》中“五脏六腑之精气，皆上注于目而为之精……血之精为络”，说明本病由血络不通，精气不能入目而致失明。但根据患者月经先后无定期，经色紫黑，有血块，头痛有定处，苔薄润，舌质紫暗，辨其病因为瘀血内阻。病之本由血瘀阻络，血络不通，五脏精气无次，血不养目，故双目失明。《内经》曰：“病之内而外者治之内。”本病由瘀血内阻所致，故治以活血化瘀通络，重用西藏红花活血，四物养血活血，而达到气血通畅之目的，血络和则精气上注于目而复明。

八、胬肉攀睛

痰火上壅

周某，男，15岁。

1993年6月24日初诊：咳喘反复发作12年，近感新邪，咳呛阵作，痰阻气促而喘，目睑浮肿，两眼白睛赤脉纵横，上有胬肉高起红赤，已达黑睛边缘，纳和便调，舌红苔薄腻，二脉细滑带数。辨证为肺经有热，风邪外袭，痰火上壅，咳剧损及肺络而致血溢。方用泻白散加味。

桑白皮 9 g　　地骨皮 15 g　　清甘草 3 g　　粳米 30 g(包)
甜葶苈子 10 g　　侧柏叶 9 g　　陈皮 3 g　　姜半夏 9 g
竹茹 6 g　　白茅根 30 g

7剂。

二诊：药后，两目胬肉渐消，咳减喘和，苔化薄白。前法初效，续增清肃肺金之剂。上方去葶苈子、侧柏叶、陈皮、半夏、竹茹,加桑叶 6 g、枇杷叶 9 g(包)、冬瓜子 10 g、紫菀 6 g,7 剂。

三诊:胬肉消退,结膜转清,咳瘥,苔净,呼吸如常,二脉细软。病去七八,再拟清润肺气以泄余热。上方去紫菀,加黄芩 5 g、北沙参 9 g。

按:董师谓:"两目白睛红丝满布,胬肉翳遮,此病名为'胬肉攀睛',甚者障瞳,影响视力。"西医眼科专家建议手术,家长求商于余。经云"五脏六腑之精气,皆上注于目而为之精",又云"白眼赤脉,法于阳也",启示目疾与五脏均有联系。后世发展有"五轮"之说,均阐明白睛风轮属于肺,眼白红赤,病发于阳,推知肺经有火。余临诊每逢百日咳剧咳时,常见是症。本例患儿因新邪引动宿疾,痰火上壅迫肺,咳呛剧烈损伤肺络出血而上注于目,故见两目红赤,胬肉攀睛。推理而论,病乃肺经火热痰浊上壅为祟,迫血妄行,是属阳证热证。当急泻肺,泻火涤痰为要。法宗先贤钱氏泻白散合肃肺涤痰止嗽之品,痰火并泄,标本同治,二诊即获肺宁血止,胬肉退净,咳逆旋平。见效迅捷,贵在理明病识,推理论病施治,切合病机,一举中的。

第七节 时行疾病

一、麻疹

1. 血滞毒陷

张某,男,15 个月。

初诊:发热 6 天,疹出旋没而不透,发热,体温 39.6℃,咳嗽不爽,气急鼻煽,面色苍白,涕泪均无,舌红苔薄润。有先天性心脏病史。气血有阻,拟活血透疹法。

当归 4.5 g　桃仁 6 g　赤芍 6 g　杜红花 3 g
连翘 9 g　荆芥 4.5 g　葛根 6 g　枳壳 4.5 g
象贝母 9 g　前胡 4.5 g

1 剂。

二诊:通过活血,疹已明透,身热,体温 39.2℃,涕泪已有,咳嗽轻爽,气急略平。症象好转,兹拟表里双解,兼活其血。

荆芥 4.5 g　连翘 9 g　牛蒡子 9 g　前胡 4.5 g
象贝母 9 g　杏仁 6 g　赤芍 6 g　当归 4.5 g
蝉蜕 2.4 g

1 剂。

三诊:麻疹齐透呈回,身热亦减,体温 38℃,咳嗽尚多,大便秘结,小溲短赤,舌红苔黄腻。拟清泻之剂。

桑叶 9 g　连翘 9 g　金银花 9 g　白茅根(去心) 30 g
枇杷叶 9 g　杏仁 6 g　生栀子 9 g　瓜蒌子 9 g
知母 6 g　紫菀 6 g　生大黄 9 g

1 剂。药后热净疹回咳减,大便下 4 次,呈酱色,苔薄舌绛,再拟清理而愈。

按:患儿有先天性心脏病史,在血运方面与常儿不同,而麻疹之透,须赖血活气行。初诊所见,乃是肺气不宣,血滞毒陷,病属严重。故以活血透疹法,方以王清任活血解毒汤加减,其中当归、白芍、桃仁、红花活血行滞,荆芥、连翘、葛根宜宣肺透表,贝母、前胡、枳壳止咳下气,而以生草和中解毒。诸品合用,乃使疹透毒宣,症势逐见好转。三诊时便秘溲赤,予清泻之剂,以除余邪。

2. **毒攻心包**

毛某,女,3 岁 8 个月。

1961年1月19日初诊：疹发7天，壮热不退(39.4℃)。热毒内攻，疹色紫暗成块，神昏摇头，龂齿啮衣，烦躁不安，便通一次，小溲尚多，口唇干燥，咳嗽气促，舌红苔薄润而腻。乃疹毒由血分入侵心包，但尚未化燥。拟活血解毒，清热开窍。

赤芍 4.5 g　葛根 6 g　当归 4.5 g　枳壳 4.5 g
连翘 9 g　生甘草 2.4 g　大生地黄 9 g　桃仁 9 g
杜红花 4.5 g　生黄芩 9 g　苏合香丸 1 粒(开水化服)

1剂。

1月20日二诊：上药服后神志清晰，疹色转润，摇头停，龂齿除，神安热退(37.4℃)，舌红苔薄，大便不多，小溲仍通。再拟活血解毒为主。

大生地黄 9 g　杜红花 4.5 g　赤芍 4.5 g　桃仁泥 9 g
当归 4.5 g　生甘草 2.4 g　连翘 9 g　金银花 9 g
生黄芩 9 g　白茅根(去心) 30 g

1剂。

1月21日三诊：神清热净，咳嗽气缓，二便通调。予清肺调理。

桑叶 9 g　枇杷叶 9 g　竹茹 6 g　杏仁 6 g
生甘草 2.4 g　大生地黄 9 g　麦冬(去心) 6 g

2剂。服后痊愈出院。

按：患儿于1961年1月13日发疹后高热不退，曾在他院经各种抗生素治疗，未见效果，于1月18日转来我院。西医诊断：麻疹并发肺炎、脑炎。1月19日中医会诊。根据症状，乃疹毒由营入心，但尚未化燥，故用活血解毒剂合苏合香丸，服1剂后疹色转润、神清热减。继用原法，第3天病势已入坦途，予清肺调理之剂，数剂而愈。

3. **热毒阻血**

景某，女，4岁。

1961年1月22日初诊：发热6天，疹见3日，两颧不明，四肢不温，疹已呈回，壮热烦躁不安，舌红苔黄，口唇干裂，干咳不爽，大便泄利，小溲短少。毒邪内陷营分，拟清营解毒、活血透疹。

葛根6 g　生黄芩9 g　川黄连3 g　鲜石菖蒲4.5 g
炒枳壳4.5 g　杜红花4.5 g　桃仁泥9 g　赤芍4.5 g
连翘9 g　至宝丹1粒（开水化服）

1剂。

1月23日二诊：麻疹明布，热势亦和（38℃），四肢温暖，神志清晰，舌润苔黄，口唇干燥，大便溏利，小溲短少。血活疹透，兹拟表里双解。

葛根6 g　生黄芩9 g　荆芥穗4.5 g　桑叶9 g
连翘9 g　金银花9 g　枇杷叶9 g　鲜石菖蒲4.5 g
白茅根（去心）30 g　神犀丹1粒（开水化服）

1剂。

1月24日三诊：药后疹回热退，神志亦清，咳爽气平，舌色红润，口唇干燥，时有叫吵，便黏溲少。肺阴受耗，拟清肺增液。

鲜生地黄30 g　玄参9 g　知母6 g　麦冬（去心）9 g
天花粉9 g　桑叶9 g　生黄芩6 g　枇杷叶9 g
淡竹叶6 g　生甘草3 g　白茅根（去心）30 g

3剂后平。

按：此例乃血分瘀热，毒不宣泄，并协热下利（西医诊断为麻疹并发支气管肺炎、口腔炎）。予葛根芩连汤合活血药，并加至宝丹，泻火解毒、清心安神，防其热毒侵脑。1剂后疹明布，热势亦和，神志清晰，再拟表里双解而热退疹回。由于壮热烁液，肺阴受耗,故三诊以清肺养阴之剂,数日而愈。

4. 热结肺胃

石某,男,3岁。

1963年4月29日初诊:麻疹后2周。入院5天,壮热不退(40℃),咳嗽气急,神志清晰,四肢不温,大便不通,胃纳呆钝,小溲短赤,舌苔红润,脉急数。疹毒内积,亟须清降泻火。

玄明粉6g(冲) 生大黄6g 瓜蒌子12g 连翘9g
生黄芩9g 生石膏30g(先煎) 桑白皮9g 桑叶9g
生栀子9g 白茅根(去心)30g

1剂。

4月30日二诊:服昨方大便通畅,毒火得下,高热亦退,舌质滋润,咳爽有痰,胃气亦动,哭则有泪,小溲通长。通下之剂,中病即止。予清降法。

桑白皮9g 桑叶9g 生石膏18g(先煎) 生黄芩9g
知母6g 玄参9g 麦冬(去心)6g 枇杷叶9g
白茅根(去心)30g 瓜蒌子12g 绿豆30g

2剂。

5月2日三诊:热净3天,咳嗽亦瘥,舌苔滋润,胃气已动,两便均通,唯腹部胀气,予以调中。

陈皮3g 佛手柑4.5g 桑叶6g 桑白皮6g
炒枳壳4.5g 广木香1.5g 大腹皮9g 竹茹6g
紫菀4.5g 通草3g

2剂。药后胃和便调,热净脉软,稍有咳嗽,再予清肺化痰之剂,数日后痊愈出院。

按:此患儿入院时患麻疹已旬日,但身热不退,咳嗽气急。西医诊断为麻疹并发肺炎,经多种抗生素治疗无效。根据症状,显系痧毒未清，蕴结肺胃，热毒内炽，幸舌苔红润，尚未化燥。予清热解毒泻火之剂，便通毒下而热退，病势即得转机。

5. 热燔伤阴

朱某，男，3岁。

1963年3月14日初诊：疹回以后，痧邪未清，热毒内炽，壮热不退，伤津劫液，舌绛干燥，面赤目肿，口唇燥裂，咳呛不爽，啼哭少泪，便闭溲少。亟须清热解毒，增液润燥。

鲜生地黄30g 玄参9g 麦冬(去心)6g 知母9g
绿豆30g 生黄芩12g 生石膏60g(先煎) 白茅根(去心)30g
生甘草3g 鲜芦根(去节)30g 紫雪丹3g(分2次服)

1剂。

3月15日二诊：症势如昨，仍予原方1剂，紫雪丹改为1.8g。

3月16日三诊：药后热虽未和(39℃)，但痧毒渐清，舌苔滋润，气缓咳爽有痰，形神尚振，口唇干裂，便下7次，小溲通长。再以清热增液。

鲜生地黄30g 玄参12g 知母9g 桑叶9g
连翘9g 金银花9g 枇杷叶9g 生黄芩9g
白茅根(去心)30g

2剂。

3月18日四诊：服后热净(37.1℃)，痧毒平息，舌苔滋润，咳嗽痰爽，胃口亦开，大便4次，小溲通长，口唇亦滋。再需清理。

桑叶9g 枇杷叶9g 白茅根(去心)30g 生黄芩9g
金银花9g 玄参6g 绿豆30g 鲜芦根(去节)30g
生甘草2.4g

2剂。上药服后热度即净，舌润咳爽，胃和便调，症势显见好转。嗣后予清肺调理数剂，痊愈出院。

按：此例与案4同为麻疹后热毒内炽，但在辨证治疗上有所不同。案4舌苔润，大便秘，津未化燥，里热实结，故用清热泻下之剂。此例舌绛干燥，口唇燥裂，乃久热烁煎，津液枯涸；其便秘者乃热邪伤阴，不能滋润大肠所致，故不宜苦寒攻下，而用大剂清热解毒、增液生津之品。服2剂后津见回而大便通利；虽热仍高(39℃)，大便一通，则热从便利解，此为临床实践中所屡见者。

二、乙型脑炎

1. 暑温腑实

郑某，男，2岁。

1965年7月29日初诊：患儿高热，38.5～39.4℃，已有3天，肢冷无汗，颈强抽搐，时有嗜睡，神志尚清，便闭5天，腹部微满，舌苔薄润，脉象细数。西医诊断为乙型脑炎。是为暑温邪热内结，亟须清解泻火、开门逐盗。

西香薷3 g　益元散12 g(荷叶包)　大黄6 g　玄明粉4.5 g(冲)
黑栀子9 g　大青叶9 g　连翘9 g　金银花9 g
钩藤6 g　鲜佩兰12 g

1剂。

7月30日二诊：便通5次，腹已柔和，小溲尚通，颈软搐减；但热度仍高，舌红脉数。温邪初得出路，其势尚炽。再以清火解毒。

生石膏30 g　知母6 g　大青叶9 g　川黄连1.8 g
益元散12 g(包)　鲜竹叶50片　连翘9 g　金银花9 g
鲜青蒿12 g

1剂。

7月31日三诊：热势较松(38.5℃)，便下5次，睡时惊惕，舌绛苔薄。温邪未消，病势犹重。再以泻火清热，祛除邪毒。

川黄连 2.4 g　淡黄芩 6 g　黑栀子 9 g　益元散 12 g(包)
扁豆花 4.5 g　连翘 9 g　金银花 9 g　大青叶 9 g
鲜竹叶 50 片　紫雪丹 0.9 g(化服)

1 剂。

8 月 1 日四诊：热退惊平，便下亦和，舌红苔润，续以清泄。

川黄连 1.8 g　淡黄芩 4.5 g　六一散 12 g(荷叶包)　连翘 9 g
金银花 9 g　桑叶 9 g　淡竹叶 4.5 g　大青叶 9 g
川石斛 9 g　知母 6 g

1 剂。

8 月 3 日五诊：诸恙均和，形神亦振，唯小便短少，大便干涩，苔薄而干，是温热伤津之故。病瘥当予清润调理。

玄参 9 g　知母 6 g　瓜蒌子 12 g　火麻仁 12 g
炙甘草 3 g　炒谷芽 9 g　川石斛 9 g　麦冬 9 g
大生地黄 12 g

2 剂。药后病愈出院。

按：患儿症起 3 天，已见实热里结，可见暑温传变急骤，邪毒正盛，故即予通腑泻火之剂。昔贤喻嘉言谓："《金匮》治痉为病，胸满口噤，卧不着席，脚挛急，必龂齿，可与大承气汤，乃死中求生之法也。"服之邪毒初得通泄，其猖獗之势顿挫。二、三诊时，先予白虎汤加味，继之黄连解毒，均以清气泻热、解毒化暑为主。其后邪势大衰，病情逐入坦途，治方逐渐转为清润滋养而愈。

2. 实火熏蒸

陈某，男，10 岁。

1966 年 7 月 7 日初诊：暑温高热、呕吐已有 4 天，现热重，39.5℃，肢凉嗜睡，脊项强硬，便闭 3 天，有时腹痛。舌苔薄润，脉象濡数。西医诊断为乙型脑炎。其邪偏于卫气，亟须清宣。

连翘 9 g　西香薷 4.5 g　鲜藿香 9 g　鲜佩兰 9 g
钩藤 6 g　凉膈散 12 g(包)　金银花 9 g　炒枳实 4.5 g
黑栀子 9 g　清水豆卷 9 g

1 剂。

7 月 8 日二诊：四肢较温，吐恶已无，热度略降(38.7℃)，嗜睡稍瘥，唯脊项仍强，时感头昏，大便未下，舌苔薄黄。邪恋气分，防其转营。再以清气化热，兼泻实火。

枳实 4.5 g　川厚朴 4.5 g　大黄 6 g(后下)　玄明粉 6 g(冲)
鲜藿香 12 g　鲜佩兰 12 g　连翘 9 g　黑栀子 9 g
金银花 9 g　清水豆卷 12 g　鲜竹叶 50 片

1 剂。

7 月 9 日三诊：热毒尚平(38.8℃)，头痛不已，项强纳呆，嗜睡烦躁，大便仍闭，5 天不通，小溲通长，苔黄脉数。邪在气分不解，防渐入营。泻火清暑，冀泄邪毒。

葛根 6 g　川黄连 1.8 g　黄芩 4.5 g　凉膈散 12 g(包)
枳实 6 g　鲜藿香 12 g　鲜佩兰 12 g　大黄(浸汁冲) 9 g
黑栀子 9 g　西香薷 4.5 g　玄明粉 6 g(冲)　连翘 9 g

1 剂。

7 月 10 日四诊：温邪鸱张，头痛项强，神志半昏，烦扰不安，四肢不温，手足惊颤，舌苔黄润，二脉弦数。邪毒有内陷心包之势，而便闭腹痛，犹未通下。亟以灌肠辅之，使毒早泄，并拟大剂清火解毒。

生石膏 60 g　大青叶 30 g　连翘 12 g　金银花 9 g
西香薷 3 g　凉膈散 30 g(包)　黑栀子 9 g　鲜石菖蒲 4.5 g
鲜竹叶 50 片　至宝丹 1 粒(化服)

2 剂。

7 月 12 日五诊：大便得通，其热即降(37.7℃)，神志清醒，肢温项柔，小溲尚长，舌苔薄腻。病势由险化夷，续以清化解毒。

连翘 9 g　鲜竹叶 50 片　陈青蒿 9 g　大青叶 15 g
鲜石菖蒲 4.5 g　桑叶 9 g　金银花 9 g　佩兰 12 g
六一散 12 g(荷叶包)　至宝丹 1 粒(化服)

1 剂。

7 月 13 日六诊：热度已平，神志亦清，肢温汗多，胃动思食，嗜睡仍有，舌苔黄腻。病情渐和，湿浊余热未尽，再以清化余邪。

钩藤 6 g(后下)　淡竹叶 6 g　大青叶 15 g　连翘 9 g
六一散(荷叶包) 12 g　鲜佩兰 12 g　赤茯苓 9 g　桑叶 9 g
橘叶 6 g　牛黄清心丸 1 粒(化服)

3 剂。服后诸恙悉安，调理出院。

按：患儿之症，为暑湿温邪胶结气分。邪毒郁聚而未得泄，致使症情日益转甚，四诊时已见内陷心包之势。唯因初治以来，坚持泻火泄毒，并佐以灌导，使已成实热之邪毒顺势下泄，则凶象旋驰，续以清化涤秽即得安和。

3. 暑风痰热

林某，女，9 个月。

病史摘要：患儿高热 3 天，伴呕吐、嗜睡而入院。面色差，热高，惊跳。腰椎穿刺：脑脊液白细胞 $0.212\times10^9/L$。血常规：白细胞 $11.5\times10^9/L$，中性粒细胞 0.49，淋巴细胞 0.51。脑膜刺激征阳性，瞳孔对光反应迟钝。呼吸较浅而不规则。四肢强直，抽痉频繁。西医诊断为乙型脑炎。

1965 年 7 月 27 日初诊：高热，体温 40℃，项强惊跳，肢强而冷，频发痉搐，昨曾吐恶，大便未通，嗜睡半昏，喉有痰声，啼哭无泪，汗少溲短，舌红苔薄，脉数而急。证属暑温，热盛动风。势虑剧变，亟须解热镇惊。

钩藤 6 g(后下)　羚羊角粉 1.2 g(先煎)　大青叶 9 g
西香薷 3 g　益元散 12 g(荷叶包)　连翘 9 g
金银花 9 g　川黄连 2.4 g　鲜佩兰 12 g
鲜竹叶 50 片

1 剂。

7 月 28 日二诊：热势稍平(38.4℃)，神志稍清，便下溲通，哭时有泪，昨晚痉搐，四肢不温，舌质较红，脉象急促。邪势似减，仍防有变。再以息风定惊，清火解毒。

羚羊角片 1.2 g(先煎)　钩藤 6 g(后下)　鲜石菖蒲 4.5 g
生石膏 30 g(先煎)　大青叶 9 g　川黄连 2.4 g
西香薷 3 g　知母 6 g　连翘 9 g
鲜竹叶 50 片　至宝丹 1 粒(分2次化服)

1 剂。

7 月 29 日三诊：温热势仍鸱张，邪毒尚未得泄。今虽神清，犹虑传变。惊惕抽搐，四肢不温，腹部胀满，便燥气臭，两脉细数，舌红苔润。温邪燔灼，实热里结。拟予通腑泻火，泄其邪毒。

大黄 6 g　玄明粉 4.5 g(冲)　生甘草 2.4 g
生石膏 30 g(先煎)　知母 6 g　钩藤 6 g
大青叶 9 g　鲜石菖蒲 4.5 g　连翘 9 g
金银花 9 g

1 剂。

7 月 30 日四诊：服昨方便通 2 次，毒势仍炽。以温邪熬津，痰多气急；风火相扇，壮热频搐，舌红苔润，症势仍重。兹拟清火豁痰，以制其惊。

钩藤 6 g　淡竹沥 30 g(姜汁2滴冲)　胆南星 3 g　全蝎尾 1.2 g
蜈蚣 1.5 g　生石膏 45 g(先煎)　大青叶 9 g　紫草 6 g
川黄连 2.4 g　淡黄芩 6 g　川贝母 3 g

1 剂。

7 月 31 日五诊：热度初和，今体温 37.2℃，腹部柔软，小溲通长，然抽搐未止，痰鸣喉间，舌红苔薄黄。是痰热化风，再宗原法，息风豁痰。

钩藤 6 g　炒僵蚕 9 g　胆南星 3 g　淡竹沥 30 g
全蝎尾 0.9 g　蜈蚣 0.9 g　麝香 0.09 g(化服)　猴枣散 0.3 g(化服)

1 剂。

8 月 1 日六诊：热度尚和，抽搐稍缓，便秘溲长，痰鸣未罢，舌苔垢腻。风痰未清，前法既合，应予连用。上方加川贝母 4.5 g、陈皮 3 g，1 剂。

8 月 2 日七诊：热度退净，抽搐已止，项柔肢温，舌苔薄润。便秘 3 天，痰声尚有，病势已出险境，兹拟清化痰浊。

橘红 3 g　川贝母 4.5 g　杏仁 6 g　胆南星 3 g
桑白皮 6 g　钩藤 4.5 g　竹茹 6 g　枇杷叶 9 g
猴枣散 0.3 g(化服)

2 剂。嗣后痰化便通，神清惊定，续以调养之剂，痊愈出院。

按：乙型脑炎为急性暑温热毒，病势急骤，传变迅速，因此必须迎头截击，及时救治。故临床之际，用辛凉透邪，自是正法；然更重要的是使毒邪早有出路，泄其内在邪热，从而杀其猖獗之势。前哲均谓瘟疫下不嫌早，确系经验之谈。喻嘉言强调指出《金匮要略》治痉用大承气，乃死中求生之法。本例初期，乃属暑风暑痫，为“热初入营，肝风内动，手足瘛疭”(《温病条辨》)。一、二方中以羚羊角、钩藤镇惊息风为主，药后热势稍缓。三诊时见热结阳明，立即抓住时机，投以白虎汤、大承气汤，使毒有出路。幸以救治及时，得以毒泻热减。其后之抽搐未止，乃温邪余势，痰热生风所致，故专主豁痰息风，其症寻愈。

三、百日咳

1. 肺气不宣

徐某，男，1岁半。

初诊：顿咳逾月，其势尚剧，痉挛咳呛，日夜阵发多次，舌苔薄白。浊痰内阻，肺失清肃。治拟宣肺化痰，顺气止咳，三拗汤加味。

麻黄 3 g	杏仁 9 g	生甘草 3 g	紫菀 6 g
桑白皮 9 g	橘红 3 g	百部 9 g	川贝母 3 g
姜半夏 9 g	鸬鹚丸 1 粒		

3剂。

二诊：顿咳初瘥，阵咳次数较减，喘急尚有，痰仍不活，二便正常，舌苔淡薄。再以原法。

炙麻黄 2.4 g	杏仁 9 g	紫苏子 4.5 g	桑白皮 9 g
紫菀 6 g	款冬花 9 g	川贝母 3 g	百部 9 g
竹茹 6 g	鸬鹚丸 1 粒		

4剂而愈。

按：上例之顿咳已在中期阶段，故有痉挛性阵咳、痰阻不畅等典型百日咳症状。此因时行病邪侵肺，致使肺失清肃，痰浊阻滞。幸未伤及肺络，未见咯血等症。因此治以麻黄、杏仁、紫菀、桑白皮清宣肺气，橘红、半夏、百部、川贝母化痰止咳，使肺气通畅，痰浊得清，而咳自瘥也。

2. 肺闭热郁

吴某，男，9个月。

初诊：近旬以来，顿咳甚剧，阵发痉咳日数十次，痰阻不活，舌红苔薄。痰热内蕴，治以宣郁清肃，麻杏石甘主之。

麻黄 2.4 g　杏仁 6 g　生石膏 12 g　生甘草 2.4 g
橘红 3 g　仙半夏 6 g　竹茹 6 g　百部 6 g
桑白皮 6 g　川贝母 2.4 g　紫菀 6 g　鸬鹚丸 1 粒

5 剂即安。

按：本例亦为顿咳中期，是邪毒侵入后，痰阻肺闭，郁而化热，遂见肺热阵咳，痰稠不畅。治以麻杏石甘汤合二陈汤、竹茹、百部、川贝母、桑白皮、紫菀及鸬鹚丸等，疏郁散邪，清肺泻热，润降化痰，对于百日咳中期痰阻热郁而尚未伤络损阴者，迅即建功。

3. 余邪恋肺

于某，男，3 岁。

初诊：顿咳 2 月，咳痰虽少，迁延未愈。胃纳减少，形色消瘦，大便尚调，小溲短少，舌红苔净，脉象细弱。此肺胃两虚，痰浊不清。治拟清肺和胃，化痰止咳。

桑叶 9 g　桑白皮 9 g　枇杷叶 9 g　紫菀 6 g
百部 6 g　川贝母 3 g　杏仁 6 g　橘红 3 g
竹茹 6 g　炒谷芽 9 g　清甘草 2.4 g　鸬鹚丸 1 粒

3 剂。

二诊：顿咳已瘥，胃纳仍呆，面色苍白，口渴舌洁。再以前法，略增培土。

桑叶 9 g　桑白皮 9 g　枇杷叶 9 g　紫菀 6 g
百部 6 g　川贝母 3 g　竹茹 6 g　橘白 3 g
川石斛 9 g　炒谷芽 9 g　焦白术 6 g　鸬鹚丸 1 粒

3 剂而愈。

按：此例顿咳已趋末期，阵咳虽减，但余邪未清，而病久肺胃已虚。因此,方中以桑叶、桑白皮、枇杷叶、贝母、杏仁、紫菀、橘红清肺化痰,竹茹、石斛、谷芽、白术、甘草、橘白和中调胃。脾胃机复,肺气得展,则痰浊即化,其咳自瘥也。故近末期之顿咳,不可疏肺散邪,只宜清肺和胃,调治求愈。

四、痄腮

1. 温毒火盛

张某,男,6岁。

1971年12月23日初诊:高热10天,现体温39.6℃,两腮肿痛,略有咳嗽,西医诊断为腮腺炎。纳少唇红,便结溲黄,脉数,舌绛有刺而燥。此温毒痄腮,亟须清热泄毒。

知母 6 g	生石膏 30 g(先煎)	黄芩 9 g	僵蚕 9 g
天花粉 9 g	芦根 30 g	生地黄 12 g	连翘 9 g
金银花 9 g	生大黄 6 g	碧玉散 9 g(包)	

2剂。

12月25日二诊:身热略退,现体温38.9℃,大便仍闭,脉症同前,仍须清泄,增以解毒。上方去知母、芦根、天花粉,加板蓝根12 g、蒲公英12 g、桑叶9 g,2剂。

12月27日三诊:热度初和,腮肿见退,便下2次,咳嗽亦减,脉数,舌红无苔。上方既合,续予清利。

桑叶 9 g	玄参 9 g	黄芩 6 g	知母 6 g
碧玉散 18 g(包)	蒲公英 9 g	板蓝根 12 g	生甘草 2 g
金银花 9 g	连翘 9 g		

3剂。

12月30日四诊:热已退净,两腮不肿,胃纳见动,便下已调,脉细带数,舌红略干。温毒初解,尚须清润以为调扶。

鲜生地黄 30 g　玄参 9 g　麦冬 9 g　生甘草 2.4 g
知母 6 g　天花粉 6 g　桑叶 9 g　淡竹叶 4.5 g

3 剂药后病愈。

按：本病系风温邪毒郁于少阳经络而成，其证有表、里、轻、重之别，常用方有银翘散、普济消毒饮之类。此例见症已是温毒壅逆、里热炽盛，故治以清热泄毒之法，方中石膏、知母、黄芩、地黄清热泻火，金银花、连翘、芦根宣泄解毒，僵蚕、天花粉散风润燥，生大黄、碧玉通下泄毒；二诊时增板蓝根、蒲公英以专解温毒，病情逐渐好转而向愈。

2. 风热温毒

毛某，男，10 岁。

初诊：两颊肿痛，饮食困难已有 3 天，昨起又增发热，现体温 39℃，食欲较差，进食时嘴嚼觉颊痛，检见两颊肿胀，质软，左侧较甚，拒按，局部皮肤紧张、发亮，精神不振，时有口臭，小溲短赤，大便尚通，舌红，苔白厚腻，脉数。血常规：白细胞 $11 \times 10^9/L$，中性粒细胞 0.84，淋巴细胞 0.16，西医诊断为流行性腮腺炎。其证为热毒郁火，结于少阳经络。治宜清热解毒。

连翘 9 g　黄芩 6 g　板蓝根 30 g　牛蒡子 9 g
僵蚕 6 g　柴胡 3 g　甘草 3 g　桔梗 6 g
薄荷 3 g　炒山楂 9 g

3 剂。

二诊：热已退，肿渐平，两颊不痛，胃纳亦动，二便通调，舌苔转薄。即连原方，2 剂而愈。

按：本例为邪毒侵犯少阳经络，其症情较轻，故主以清热解毒为治。处方宗普济消毒之意，重用板蓝根、牛蒡子解阻结之邪毒，配黄芩、连翘清上壅之郁火，又以柴胡、薄荷入少阳而疏利风热，桔梗、甘草走上部而开结除壅，再有僵蚕祛风化痰，兼能通络，山楂消除食积，并可开胃。果然3剂知而5剂平。与例1相比，本例无阳明实热及灼伤阴液，自能迅速痊安。

五、痢疾

1. 湿热蕴滞

黄某，男，1岁。

1961年2月4日初诊：痢下7天，日约10次，红多白少，体温38℃，胃纳不和，形神较软，舌苔薄腻。西医检查大便培养福氏痢疾杆菌阳性。由于湿热蕴滞，当先行气和痢。

枳实炭4.5 g	山楂炭9 g	槟榔9 g	马齿苋12 g
川厚朴3 g	陈皮3 g	广木香2.4 g	金银花9 g
荆芥炭6 g	白芍9 g	酒炒黄芩4.5 g	

2剂。

2月6日二诊：血痢已瘥，次数亦减，胃纳尚呆，腹部柔软，舌苔薄腻，上法加减可也。上方去槟榔、厚朴、荆芥，加谷芽9 g，2剂。

2月8日三诊：痢下见和，胃纳亦开，形神活泼，舌苔已薄。湿热初化，当须调理。

姜炭2.4 g	白术炭9 g	酒炒白芍9 g	怀山药9 g
陈皮3 g	马齿苋9 g	扁豆9 g	谷芽9 g
焦甘草2.4 g			

3剂。药后二便调和，3次大便培养均为阴性，痊愈出院。

按：本例痢疾为湿热胶滞，气血并伤，赤白兼下。初诊即予导滞和痢，方用川厚朴、陈皮、木香除湿行气，槟榔下逆破结，枳实、山楂炭消积化滞，黄芩、白芍清热和血，荆芥、金银花入营清热，马齿苋为治赤白痢必用之药。4 剂以后，痢和胃动，乃去清热消积之品，而以健脾和中为主，旋即告痊。本例初方以疏利开结乃一般治痢之法，轻症数天即能见功。

2. 湿食兼表

傅某，男，4 岁。

1961 年 6 月 15 日初诊：腹痛下痢 5 天，日七八次，赤白相夹，高热不退，体温 38.5～39.5℃，纳呆作呕，形神较钝，舌苔薄腻，二脉细数，西医检查大便培养为福氏痢疾杆菌阳性。证属邪积内滞，亟须疏消通利。

荆芥炭 4.5 g	防风 4.5 g	藿香梗 9 g	枳实 4.5 g
槟榔 9 g	炒莱菔子 9 g	山楂炭 9 g	川厚朴 3 g
广木香 3 g	益元散 12 g(包)	荷叶梗 1 尺	

1 剂。

6 月 16 日二诊：热度已和，胃纳尚可，但痢下脓血，日近 10 次，腹痛后重，而舌心苔厚。宿滞不清，再以通利消滞。

当归 9 g	白芍 9 g	郁李仁 9 g(打)	川厚朴 3 g
山楂炭 9 g	槟榔 9 g	广木香 3 g	葛根 6 g
赤芍 6 g	炒莱菔子 9 g		

1 剂。

6 月 17 日三诊：身热退净，胃气稍动，痢次亦减，脓血尚有，舌苔渐薄。原法清滞和痢。

枳实 4.5 g	山楂炭 9 g	马齿苋 15 g	槟榔 9 g
广木香 3 g	赤芍 9 g	白芍 9 g	扁豆花 4.5 g
川厚朴 3 g	炮姜 2.4 g	郁李仁 9 g(打)	藕节炭 9 g

2 剂。

6 月 19 日四诊：痢滞渐化，粪色酱褐，脓血已无，胃开纳和，舌苔亦薄。仍以清利和中。

炮姜 2.4 g　山楂炭 9 g　广木香 3 g　马齿苋 12 g

焦枳实 4.5 g　槟榔 9 g　白芍 9 g　陈皮 3 g

怀山药 9 g　藕节炭 9 g

2 剂。

6 月 21 日五诊：大便仅日 2 次，色酱质厚，胃口已开，腹觉微满。兹拟温和脾胃，以清宿滞。

陈皮 3 g　白术 9 g　川厚朴 2.4 g　山楂炭 9 g

炮姜 2.4 g　麸炒枳壳 4.5 g　广木香 3 g　神曲 9 g

白芍 9 g　谷芽 9 g

2 剂。药后诸症均安，再予调扶，大便培养 3 次均阴性，痊愈出院。

按：该例是湿食内结，又兼风邪外袭，气机阻滞而致下痢。故初诊即用荆芥、防风、藿香疏风解表，荷叶梗、益元散清利湿邪，枳实、厚朴、槟榔、山楂、莱菔子消积导滞。服后表解热退，但腹痛后重，大便脓血，显系邪积胶结，累及气血，即予导滞化瘀之剂。服后腹痛瘥，痢次减，脓血便亦少；续予消积导滞，数剂而滞清痢止，则以温扶脾胃参以化浊之品调理而愈。本例初期下痢发热，乃因肌表有邪，故用荆防败毒散之意，此仿喻嘉言逆流挽舟之法也。

3. 脾虚浊恋

戴某，女，6 岁。

1962 年 2 月 17 日初诊：患儿于 1962 年 2 月 5 日入院，大便红白黏液，培养为宋内氏痢疾杆菌，西医诊断为中毒型细菌性痢疾。因高热抽搐，西医用抗生素病情好转，但大便培养始终阳性，故停用西药，改由中医治疗。其症胃纳已和，腹部柔软，而便泄不化，日二三次，脉细软，舌苔厚腻。是脾运失健，法当温扶中阳，使化机复而菌自灭也。

肉桂 1.5 g　炮姜 2.4 g　焦白术 9 g　煨木香 3 g
焦山楂 9 g　川厚朴 2.4 g　陈皮 3 g　炒白芍 6 g
黄芩 4.5 g　苦参 6 g

3 剂。

2 月 20 日二诊：腹软胃和，大便仍泄，脉细软，舌已洁。再以温扶脾阳。

肉桂 1.8 g　党参 4.5 g　炮姜 2.4 g　炒白术 6 g
茯苓 9 g　焦甘草 2.4 g　煨木香 3 g　炒扁豆 9 g
焦山楂 9 g　酒黄芩 4.5 g

4 剂。此后大便成条，每天 1 次，胃和腹软，大便培养 3 次均为阴性，以理中汤加味善后。

按：本例患儿乃痢后脾阳虚弱，运化失调，故舌苔厚腻，邪浊不清，治疗上重在温运以化浊。二诊时舌苔已洁，就须益气健脾，药后大便成形，大便培养呈阴性，调治而愈。

4. 疫毒痢

李某，男，6 岁。

1961 年 8 月 2 日初诊：患儿自 8 月 1 日起呕吐 3 次，腹泻 1 次，高热惊厥，大便培养为宋内氏痢疾杆菌，西医诊断为暴发型细菌性痢疾。入院后用西医抗生素、可的松、补液等。现高热，体温 40.5℃，四肢厥冷，手足抽搐，面色皖白，神志昏迷，二脉沉数，舌苔黄垢。属暴发疫痢，来势险急。宜泻热解毒。

紫雪丹 1.5 g，分 2 次化服；熊胆剂灌肠救急处理（熊胆剂组成及用法：熊胆 0.6 g、马齿苋 15 g、椿根白皮 15 g、川黄柏 12 g，用水 200 mL，煎成 30 mL 保留灌肠）。1 剂。

8 月 3 日二诊：体温下降（现 38.5℃），神志转苏，抽搐亦定，大便秘痢，日10余次，舌苔黄腻。为积滞夹杂，热毒未清也。再予清泻导滞。

枳实4.5 g　山楂炭9 g　马齿苋15 g　生大黄6 g
生白芍9 g　槟榔9 g　炒莱菔子9 g　连翘9 g
鲜菖蒲4.5 g　鲜佩兰9 g　鲜藿香9 g　金银花炭9 g

2剂。

8月5日三诊：身热尚有(38.9℃)，腹痛，便下黏冻，小溲短赤，胃口不开，舌尖红绛，苔灰腻。痢滞未化，湿热蕴结。兹拟苦寒泻热。

葛根6 g　黄芩4.5 g　川黄连3 g　川黄柏6 g
白头翁9 g　秦皮9 g　金银花9 g　马齿苋12 g
六一散12 g(包)

2剂。

8月7日四诊：便痢黏冻，日行三四次，舌苔已薄，胃气亦和，二脉滑数。再拟苦寒清痢。

葛根6 g　香连丸2.4 g　黄芩4.5 g　扁豆花6 g
马齿苋9 g　生甘草2.4 g　车前子9 g　山药9 g
白芍9 g　炒金银花9 g

2剂。

8月9日五诊：大便趋于正常，次数亦减；但胃口一动，多食胀气，面部略浮，小溲短少，形成食复。急令节食，改以消导理气。

陈皮3 g　青皮4.5 g　川厚朴2.4 g　广木香2.4 g
神曲9 g　扁豆9 g　带皮茯苓9 g　地骷髅9 g
清甘草3 g　炒谷芽9 g

2剂。后诸症随手而安，大便培养3次均阴性，痊愈出院。

按：该患儿为疫痢重证，势甚危急。初诊时系热深厥深，即予紫雪丹泻热定惊以济急，熊胆剂灌肠泻火解毒以清理，上下合治。翌晨即神苏搐止，体温下降，痢次增多而毒得下泄，痢疾症状反而明显。其舌苔黄腻，为积热与湿浊的夹杂，故予苦寒泻热之葛根芩连汤合白头翁汤为主方。药后诸症渐轻，大便趋于正常，虽因食复而面浮腹满，则戒以节食且与消导理气而安。

5. **内闭欲脱**

郭某，女，7岁。

1961年10月7日初诊：急性下痢赤白，兼夹里急后重，日10余次，身热，体温39.5～40℃，神志昏糊，四肢厥冷，面色㿠白，纳呆作呕，脉伏微细（血压下降），舌苔厚腻。西医诊断为中毒型痢疾，大便培养福氏痢疾杆菌阳性。中医认为此为积热蕴郁，冷实不消，内闭欲脱也。病情危重，亟须温脾汤温通下达以抢救之。

淡附片4.5g　干姜3g　肉桂1.5g　酒浸大黄9g
玄明粉9g　炙甘草3g　党参6g　当归4.5g
炒白芍9g

1剂。

10月8日二诊：清晨神志半清，大便绿黏，少能进食，舌脉如昨，药症尚合，续予原方，追踪1剂。

10月9日三诊：二进温脾汤后，热毒外泄，痢次反剧，日十七八次之多，赤白黏冻，兼夹绿色。热度渐降（38.3℃），神志清醒，阳回肢温，吐恶亦止，脉象细数，舌红苔化。症势由重转轻，但郁滞未化，尚须苦寒泻热。

葛根6g　酒黄芩6g　水炒川黄连2g　白头翁4.5g
川黄柏4.5g　秦皮9g　马齿苋9g　金银花炭9g
扁豆花9g　车前子9g

2剂。

四诊、五诊乃以上方去秦皮、川黄柏，加酒赤芍、酒苦参，连服7剂。

10月18日六诊：热度已平，痢下初和，胃纳转佳，但大便溏泄，面足略浮，形体软弱，舌淡苔厚，脉滑软数。此为痢后土虚，脾阳不振也。治拟温中消滞，以化余湿。

党参4.5 g　焦白术9 g　炮姜2.4 g　肉桂1.5 g
广木香2.4 g　陈皮3 g　川厚朴3 g　山楂炭9 g
煨葛根6 g　酒黄芩4.5 g

2剂。

七诊时又连服上方5剂。

10月25日八诊：痢疾已除(大便培养多次均为阴性)，腹软纳佳，大便仍溏，二脉细弱，舌根尚腻。是脾阳虚耗，须温运兼予固涩以善其后。

党参4.5 g　焦白术9 g　姜炭3 g　粳米15 g
山药9 g　煨木香3 g　扁豆花9 g　石莲子9 g
石榴皮炭9 g　赤石脂9 g

5剂。服后诸症皆安而出院。

按：患儿高热神昏、痢下赤白、里急后重，为典型的痢疾，病势确实严重。其治疗大体上分四个阶段。第一阶段从10月7日起，当时身热虽高，神志昏沉，但无痉搐，而四肢厥冷、面色㿠白、脉伏微细、血压降低、舌苔厚腻。此虽似热深厥深，乃冷实不消与湿热的错杂蕴郁，而成内闭欲脱之象也。故即用千金温脾汤寒温互施、补泻同用，以肉桂、附子、干姜、党参、当归、甘草、白芍温中回阳，调和气血；以芒硝、大黄荡涤积滞，清热开结。1剂后神志半清，少能进食，下利绿黏；症情虽无改善，亦未恶化。然此类寒热补泻并用的峻剂，若不对证，则定生变端矣。实因病势严重，其效不显。迨二进温脾汤后，即见阳回肢温，神志清醒，热势亦缓。虽痢次反多，是阳气得回，而阴寒之邪夹湿滞下泄也。从10月9日起为第二阶段，由于阳回阴消，病情不同，故以葛根芩连汤合白头翁汤清热和痢，参入理气导滞之品。至10月19日痢下已和，胃气亦动，但便泄不化，舌苔仍厚，是痢后脾虚，余滞未尽耳。故以消扶兼施，方用肉桂理中温扶，合陈皮、川厚朴、山楂、木香、神曲、枳实等消滞，如此治疗1周，这是第三阶段。10月25日后胃和苔化，腹部柔软，而溏泄未止，此缘脾虚肠滑，下焦不固也，故用加味理中参入石榴皮、赤石脂等，以固涩之，直至痊愈，此为最后阶段。

综观本案，初起之寒热错杂、病势危急，自须胆大心细、辨证正确。设用一般套方，恐有暴脱之虞，势必不救。在二进温脾汤后阳回热降，虽痢次仍多，然已脱险境。在阳回阴消之下，改用清热导滞以和其痢；至痢和而便泄者，乃中气受戕，余邪未清，则以消扶兼顾。嗣后胃和苔净、腹软便泄，为脾虚肠滑、摄纳无权，故加固涩之品而健全功。以上治法，按辨证而求因，审因而论治，取得了满意的疗效。

6. **脾虚肠滑**

吴某，男，4岁。

1961年6月2日初诊：患儿于5月22日大便下痢赤白黏冻、高热抽搐、神志昏迷而入院。西医诊断为中毒型细菌性痢疾。经抢救治疗后症状减轻，大便培养已转阴性，但便下泄利，次数尚多，故改由中医诊治。症见痢后肠滑，泄利不化，日仍多次，胃纳虽和，面色㿠白，舌淡无苔。脾阳虚损，法须温扶略兼收涩。

党参4.5 g　白术6 g　炮姜2.4 g　焦甘草3 g
怀山药9 g　炒谷芽9 g　石榴皮4.5 g　石莲子9 g
煨木香3 g

3剂。

6月5日二诊：胃纳和，腹部软，便仍泄利，舌质光淡。是痢后脾阳气虚，下焦不固，仍宗温中固涩相参。上方去谷芽，加扁豆9 g、赤石脂9 g，3剂。服后便泄即瘥而出院。

按：本例属于痢后肠滑，其症泄利滑脱，面色皖白，舌光而淡，显系元气下夺，砥柱无权，所幸胃气未败，尚能食谷，故予温中固涩之剂。二诊时更增赤石脂等，见效甚速。盖补可去弱，涩以固脱，乃仲师桃花汤之变法也。然治痢用兜涩，前贤每有告诫：若非确见邪祛滑泄，当然不可轻用。

第四章 医论医话

一、保赤散的应用

小儿常有痰证，这是由于小儿每因肺脾不足，气阳虚弱，故易见津液滞运，聚而成痰。小儿喘嗽痰鸣迁延难愈者，多属顽涎之类。顽涎随气升降，到处为患，变幻莫测，是为风痰；小儿风火易起，与痰涎交相扇动，致成诸疾。

那些风痰重病，诸如肺风痰壅、喘急欲绝，或风痰入心、神钝惊搐，或顽痰蒙窍、痫疾频作等，临床每可见于重症肺炎、癫痫及多种神经、精神性疾患，包括某些脑发育障碍等。诸证的共同特征在于风痰壅盛，其体壮证实者，非攻不解。故选用验方保赤散，能使痰涎上吐下泄，症急者痰平气降，旋获缓解，病深者风痰顿蠲，惊痫即轻。

保赤散方：巴豆霜 9 g，胆南星 30 g，朱砂 30 g，神曲 45 g。

1982 年 3 月，诊一 3 个月大的婴儿陈某，因毛细支气管炎并发心力衰竭，经治后发热已退，心衰好转，但咳嗽痰鸣，气促鼻煽，喘急汗多，面色青紫，曾予豁痰通络之剂，患儿症情不解，腹满便结，舌苔薄少。证属风痰阻肺之肺风痰喘，亟须攻逐下痰。处方：橘红、橘络、炙猪牙皂（去皮筋）各3g，竹沥、半夏、炙紫苏子各9g，竹节、白附子各4.5g，丝瓜络、白芥子各6g，7剂。另：保赤散0.3g，3包，每天1包，分2次化服。药后患儿便次增多，泻下黏涎，痰喘较减，咳逆尚多。3日后只用汤药，肺气又急，大便干结。风痰未解，仍须通利。原方7剂，保赤散3包，服如前法。其后患儿喘平痰少，咳止气顺，面转红润，腹软便和。可见保赤散泄痰降气之功。但需强调，要了解保赤散的性能，应首先熟谙巴豆的利弊。前贤均谓巴豆之能，以导气消积、攻痰逐水为特点；善于推荡脏腑，开通闭塞；长于通关窍，泄壅滞。然其气热烈，其性刚猛，如不审慎妄用，“耗却天真，使人津液枯竭，胸热口燥”，故而切勿轻投。

二、却老全形唯合道

中医的抗老保健学说，源远流长，富有特色，是中医学的组成部分。它基本上符合科学原理，在实践中也行之有效，有很高的价值。这里谈一下个人的点滴体会。

1. **清静养心，得神者昌** 重视精神情志对身体的影响，是中医学的传统和特点。调摄精神主要是不使情志变动过分。《素问·疏五过论》指出：“离绝菀结，忧恐喜怒，五脏空虚，血气离守。”《素问·汤液醪醴论》说：“嗜欲无穷，而忧患不止，精气弛坏，荣泣卫除。”说明严重的精神情志变动，会导致脏腑气血的紊乱。《备急千金要方》提出了戒十二多、宜十二少，如少怒、少忧、少悲、少思之类，即为了保持“形与神俱”。《医钞类编》所谓：“养心在凝神，神凝则气聚，气聚则形全。若日逐劳攘忧烦，神不守舍，则易于衰老。”当然，少思并不意味着连正常的脑力活动也不能进行，曹庭栋在

《老老恒言》中说"心不可无所用,非谓必如槁木死灰方为养生之道",就是此意。

我禀性耿直,心胸坦荡,即使偶有情绪激动,也能很快平复;平日考虑业务多,计较物质条件少。这些在客观上都符合中医精神调摄的要求。

2. **节食养脾,戒除偏嗜** 饮食的调理,重点在清淡,适量,不要偏嗜。《素问·脏气法时论》说:"五谷为养,五果为助,五畜为益,五菜为充,气味合而服之,以补精益气。"《素问·五常政大论》说:"谷肉果菜,食养尽之,无使过之,伤其正也。"体味经义,一方面食谱宜广,不可挑食;另一方面也说明应避免过量。《医方集解》引苏东坡《养生颂》说:"已饥方食,未饱先止。"这一点在老人尤应注意。《备急千金要方》提倡"食欲数而少",认为"夜饱损一日之寿",告诫"厨膳勿使脯肉常盈","老人肠胃皮薄,多则不消,彭亨短气",是饮食不节易致腹胀食滞,妨害健康。

古人对五味有精湛的研究,《素问·生气通天论》说:"谨和五味,骨正筋柔,气血以流,腠理以密,如是则……长有天命。"若久嗜专味,形成脏气偏胜,如嗜辛喜辣,内火较亢,易致伤阴;偏好酸味,每有嘈杂,甚则胃病;多食肥甘,易患脾瘅,发为消渴;尤其是咸味,经言多食则心气抑、脉凝涩,现在知道,过咸对心血管系统确有害处,故《备急千金要方》提倡"常学淡食"。

酒有通脉辟移之功,但当戒酗酒。《吕氏春秋》说:"无以烈味重酒。"《备急千金要方》说:"多饮酒者,伤神损寿。"确实,嗜酒往往是许多疾病的起因,总以少饮、不饮为宜。

我不饮酒,不抽烟;饮食较少,定时定量,选易于消化之物,炙煿、厚味从不多吃;冰饮之类,非盛暑不入口。经言形寒饮冷则伤肺,实亦伤脾,小儿、青年犹禁恣啖,何况老人?节饮食以保胃气,乃摄生延年不可或缺的一个环节。

3. **起居有常，动静合宜** 葆养精气，有赖于起居、生活习惯的调摄，《备急千金要方》认为宜鸡鸣后起床，盥洗进食，徐步庭院，“心无妄念，身无妄动”。同时节欲也很重要，经言“入房过度则伤肾”，养生以不伤为本，老子所谓唯啬，则“莫知其极”，此即“根深蒂固，长生久视之道”。盖肾为先天之本，精为生命之基，若精气亏虚，肾元大伤，势必致早衰、夭亡。

《吕氏春秋》以“流水不腐，户枢不蠹”为喻，说明适当的运动十分重要。华佗亦谓：“人体欲得劳动，但不当使极耳。”过劳过逸皆有害，经旨五劳所伤，既有久行、久立、久视，又云久卧伤气，久坐伤肉；并提出了逸者行之，及“疏其血气，令其条达，而致和平”（《素问・至真要大论》），这对摄生延年也很重要。

我长期保持步行的习惯，借以作为一项运动，锻炼体力。在劳累时也采取静坐，作为精神的休息，不那么强调姿势、呼吸，只是排除杂念，似亦不失为简便易行的方法。

4. **未病早防，药饵抗老** 中医强调“不治已病治未病”的预防思想，提出“虚邪贼风，避之有时”。老年气血虚衰，患病之后，易见病邪深入而变症蜂起，故应重视预防；已病之后，更应及早治疗，这是养老所不可轻视的。《中藏经》说：“基本实者，得宣通之性必延其寿；基本虚者，得补益之情必长其年。”说明用药饵培本固元，调和气血，对抗老有一定的作用。但药物究属补偏救弊，不能无的放矢地乱服、久服。

我已年届八旬，体力、脑力有所减退，但只在病时服药，冬令略进滋补，至今身体尚可。除临诊外，还担负单位的负责工作，从事著述和讲学，且有不少社会活动。所以能够如此，是日常生活有合于养生之道。个人管见，供同志们参考。

三、损其心者，调其营卫

心脏疾患为儿科临床常见病，症见心悸怔忡、自汗盗汗、夜寐欠安、脉数或结代、舌淡苔少而润。多因患儿体质薄弱，或先天不足，易感外邪，而每见气血瘀滞不利，往往变症丛生。而桂枝龙骨牡蛎汤对阳虚营耗之心脏疾患，殊有功效。

应用本方时，凡遇汗多淋漓，加浮小麦、糯稻根、麻黄根、穞豆衣；睡梦惊扰，加龙齿、远志、茯神、朱麦冬；胸闷不适，加郁金、香附；纳少，加陈皮、佛手；阴血虚者，加生地黄、当归、阿胶、枸杞子；心气弱者，加党参、黄芪、五味子；唇舌青晦而脉见结代，加丹参、赤芍、红花、川芎；面色不华、舌淡胖者，加附子。兹举一案。

一 11 岁男孩，7 岁时曾患心肌炎，有早搏、窦性心律不齐征象，近来心悸神倦，盗汗食少，睡眠欠安，舌淡苔薄，脉软弱而有结代，脉结代每分钟 6～7 次。证属心阳久虚，营卫不和。以桂枝、炙甘草、五味子各 3 g，白芍 6 g，麦冬 9 g，龙骨、茯神各 12 g，牡蛎 20 g，大枣 5 枚，生姜 3 片为方。服 7 剂后，患儿悸平汗减，纳食稍增，但眠少，脉仍结代（每分钟 4～5 次），故原方去五味子、白芍，加阿胶 9 g、远志 6 g，续服 7 剂。三诊时，患儿但觉精神倦乏，脉偶有歇止，改以益气养心善后。

本例初诊为心阳受伤未复，而致脉道不利，营阴不守。治当扶助心阳，调和营卫，故选用桂枝龙骨牡蛎汤加麦冬、五味子、茯神宁心养神，其效即见。后以益气复脉为治。

桂枝龙骨牡蛎汤出自仲景《金匮要略》，原主虚劳梦交、失精之症。然据《外台秘要》所引《小品方》龙骨汤（即本方），指明其主治为诸脉浮动而心悸等，提示了方尚有安心调脉之功。《难经·十四难》谓“损其心者，调其营卫”，是营卫与心之阴阳有直接的关联，也是桂枝龙骨牡蛎汤用之有效的道理所在。

四、谈谈竹沥对小儿化痰的问题

近年来对小儿咳嗽痰多者，动辄服用竹沥，而且很普遍，那么，竹沥究竟是否对所有咳嗽痰多的小儿都可使用？这一问题，我们应当分析研究，对于保婴育儿，确是很有必要。

1. **痰的来源和成因** 痰是体内不正常的液体形成物。痰之所以产生，前贤认为有各种来源。有因热生痰，有因寒生痰，有因湿生痰，有因惊生痰，有伤食生痰，有恣啖生冷而生痰，有因脾虚而生痰。虽有各种名称，然总不外乎寒、热、虚、实四大范畴。治疗上必须辨其致痰之因，施以不同的治法。对于小儿来说，实痰、热痰固然很多，而虚痰、寒痰确也不少。所以绝不可能以一味竹沥而通治之。何况小儿体质脆弱，脾肺不足，最易生痰，则尤须治本而不宜只顾治标。

2. **竹沥的性能和作用** 竹沥是鲜竹中煎熬出来的液汁。历代医家，确认其气太寒，其性纯阴，滑利走窍，通络逐痰，故为治成人中风风痰的要药。若由阴火内烁，炼液成痰，阻塞气道，不得升降，服此流利经络，搜剔壅结，使痰热去，气道通，而外症自愈。主治小儿天吊惊痫，痰在经络四肢、皮里膜外者，服之立能见效。故属火、燥、热者宜之，“然须姜汁鼓动其势，方得应手”。特别是前贤反复告诫，“寒痰湿痰，及饮食之痰不宜用”，又以“寒胃滑肠，有寒湿者勿服”。这就说明竹沥的适用范围是热痰实痰。若气道壅塞，或痰居深处，病情严重的，用之可救其急。但也不是可以常服久服，更不是一般感冒咳嗽痰多所可轻易尝试。

3. **随便服用竹沥的弊害** 常常听到有些病家反映，他们是不知道什么辨证不辨证的，但是服了竹沥以后，痰就减少了。这有什么不好呢？我们说，问题就在这里。从表面上看，暂时痰少了，但从实质上说，则是旋去旋生。以其根本上的生痰之源未曾解决，如再反复使用，则儿体势必受其暗损。

夫“脾为生痰之源，肺为贮痰之器”。目今小儿，由于家长的溺爱，喂养失当，恣啖冰饮，脾肺必已虚寒，故易受邪侵而咳嗽痰多。临床接触，大多如此。这类患儿，如不治本以杜痰，是很难解决问题的。

医生一般用药习惯，只要服药之后无不良反应，且有眼前疗效，即会大胆使用；病家更是如此，甚至要求医生处方给以常服。这就更助长了竹沥的滥用。

前人有云：“热药误用，变化迅速；寒药错投，阴损不露。”因之每有喜寒而远热，这是普遍常情。由于竹沥是寒性之品，即使药不对证，亦不会立显反应，故多未作深究。其实古贤指出，“误投每致呃逆不食，脱泻不止”，以其“阴柔之性，不发则已，发则必暴”，可不慎欤！为了下一代的健康，如何适当地运用竹沥，请大家共同商榷探讨。

五、干姜、细辛、五味子的运用

以干姜、细辛、五味子三药配合，用治寒饮射肺之咳喘气逆，屡见于《伤寒论》与《金匮要略》。真武汤的加减法中有“若咳者，加五味子、细辛、干姜”之文，成无己云：“气逆咳者，五味子之酸，以收气；水寒相搏则咳，细辛、干姜之辛，以散水寒。”（《注解伤寒论》）后世对这一经验较重视，如《仁斋直指方》认为，真武汤加干姜、细辛、五味子，专主“少阴水饮与里寒合而作嗽……凡年高气弱久嗽通用”。《鸡峰普济方》之五味细辛汤，为干姜、细辛、五味子、茯苓、甘草组成，“治肺经感寒，咳嗽不已”。吾继承前人经验，以此三味与诸方合用，灵活机变而效益彰。若水湿中阻，痰浊上壅，喉鸣不止而舌苔腻者，常与二陈汤、三子养亲汤同用，并加厚朴、射干诸品，燥湿豁痰，平喘化饮。咳嗽较剧，咳逆气促而致喘者，取止嗽散之意，配以百部、白前、紫菀、橘红、款冬花、杏仁之属，宁嗽定喘，肃肺化痰。咳逆兼表虚汗多，低热时作，脉象浮弱者，合桂枝汤(一般不用大枣)，再配紫苏子、杏仁等品，调和营卫，宣肺化饮。阳虚饮聚，胸脘作胀，每与苓桂术甘汤复合，增入旋覆花、鹅管石之类，温肺降逆，行水化饮。选用此三药，必须是咳喘久嗽之水寒相搏者，当精审其舌，必舌色较淡而苔滑湿润者方宜。

病案1：周某，女，5岁。

素有哮喘，近日又发。入夜咳喘，痰鸣喉中，胃纳不佳，口中气浊，大便难下，脉滑，舌苔白腻。是寒饮射肺，痰壅于上，治以温化平喘。处方：细辛、五味子、桂枝、炙甘草、陈皮各3 g，干姜、白芥子各6 g，紫苏子、莱菔子、半夏各9 g。5剂。复诊时咳嗽大减，续用原法加减而安。

病案2：俞某，女，9岁。

宿哮7年，时发时止。近日又作，夜间为重，形体畏寒，寝中汗出，胃纳较少，大便艰结，有时肛裂。其脉软弱而滑，舌苔薄白而润。证属营卫虚弱，寒饮气逆。处方：桂枝、五味子、甘草各3 g，干姜、细辛各2 g，白芍、当归、紫苏子、白芥子各6 g，半夏9 g。7剂气喘减，仍有咳嗽，大便较顺。上方去当归、白芍，加杏仁、紫菀，其症渐平。

六、运用三棱、莪术的经验

三棱、莪术二药，味苦平无毒，入肝脾二经，功用为行气、消积、破血、止痛，适用于治疗癥瘕积聚、气血凝滞、心腹疼痛、胁下胀痛、闭经等症。吾幼承庭训，博览医书，撷取各家之长，为己所用。选方用药机变灵活，将三棱、莪术二味药物用治新生儿黄疸的肝脾肿大、小儿疳积、食积、血小板减少等症颇为灵验。

1. **实证多积以消为主**　治新生儿黄疸的肝脾肿大，当分虚实。实证可见面目黄染，腹满胀气，按之满实，大便干结，小溲短赤，舌质偏红，啼声响亮等症。凡属实证者，每用三棱、莪术为主，配以清热利湿的茵陈、连翘、赤小豆等。对食滞、疳积等症，口秽苔腻、形现腹满胀痛者，以三棱、莪术配合消疳导滞的胡黄连、五谷虫、广木香、青皮、陈皮、谷芽、麦芽等，切中病机，合理施治，每获良效。

病案1：张某，男，3个月。门诊号：72037。

1986年2月5日初诊：初生3月，黄疸不退，目黄肤黄，大便陶土色，每天4～5次，小溲短赤，腹部胀满，矢气频多，舌苔白腻，吐恶严重。证属湿热阻滞，气机失调。治以清热化湿，调畅气机。

茵陈20 g，连翘9 g，青皮6 g，陈皮4.5 g，煨三棱4.5 g，煨莪术4.5 g，煨木香3 g，川楝子9 g，大腹皮9 g，鸡内金6 g。7剂。

按：本例患儿系阻塞性黄疸，中医辨证属湿热交阻，气滞血瘀，肝脾不和。故在利湿清热退黄剂中加入破气活血散结之三棱、莪术二味药，取其能通肝经瘀血，破血中之气滞。服药1周后，黄疸即见明显消退，腹部转软，矢气减少。综观全方，三棱、莪术二药与理气破结的川楝子、鸡内金、大腹皮、青皮、陈皮，与清热利湿的连翘、茵陈等相互协调，治疗新生儿黄疸的肝脾肿大疗效是可靠的。

病案2：李某，男，3岁。门诊号：7747。

1986年3月17日初诊：形体瘦弱，面色萎羸，胃口不开，平时口馋喜啮衣被，腹痛常作，大便间隔，舌苔薄腻，脉象细数，针四缝穴液少。证属疳积，治以消疳杀虫为主。

胡连2 g，醋炒五谷虫6 g，使君子9 g，青皮6 g，煨三棱4.5 g，煨莪术4.5 g，炒谷芽9 g，佛手6 g，广木香3 g，炒神曲9 g。6剂。

按：本例患儿，以四诊合诊，加之针刺四缝穴见液，实属疳积虫扰。临诊时凡遇此类病孩，常在消疳理脾药中参与三棱、莪术二味。《本草经疏》谓："三棱，从血药则治血，从气药则治气，老癖癥瘕积聚结块，未有不由血瘀、气结、食滞所致。苦能泄而辛能散，甘能和而入脾，血属阴而有形，此所以能治一切凝结停滞有形之坚积也。"我们体会，对重度疳积患儿见到腹满，按之而硬者，用以上验方，用三棱、莪术施治，收效甚佳。

2. **虚证夹瘀以脾养为主** 小儿为稚阴稚阳之体，肝常有余，脾常不足。尤其是体弱易感儿童，一旦得病，每因邪盛正伤，往往出现虚实寒热夹杂之证。若不及时治疗，病情迁延，易致正虚邪恋。

人以胃气为本，在祛邪的同时勿忘扶助正气，处处顾及胃气，使化源不绝。对久治不愈之疳积，血小板减少伴有肝脾肿大等的患者，在消疳化瘀的同时，加用益气健脾养胃和血之品，亦能收到良效。

病案1：徐某，男，15个月。门诊号：51494。

1985年5月4日初诊：时有皮下出血点，胃纳尚可，舌苔薄润，肝脾肿大，腹部胀满，二便尚调，曾在外院验血，血小板仅$56\times 10^9/L$。证属肝脾失调，气血不和。治以活血和血为主，佐以消瘀散结。

当归尾6 g，赤芍6 g，桃仁6 g，红花4.5 g，墨旱莲9 g，冬青子9 g，大生地黄9 g，煨三棱6 g，煨莪术6 g，生甘草3 g。7剂。

病案2：马某，女，5岁。门诊号：6407。

1986年8月4日初诊：疳积已久，形体瘦弱，毛发枯黄，胃口不开，平时喜嗜零食，腹满较软，舌苔薄润，大便通调。针四缝穴液少。脾胃素薄，疳久本虚。治拟消疳扶脾法，以开其胃。

陈皮3g，醋炒五谷虫6g，煨三棱5g，煨莪术5g，生甘草3g，炒党参5g，焦白术6g，茯苓9g，佛手6g，焦山楂9g，焦神曲9g。7剂。

按：上二例患儿均为久病体弱儿，病程长，病情较为复杂，故难取速效。病案1患儿系血小板减少伴有肝脾肿大，血虚夹瘀之象明显。在养血活血的同时，兼用破瘀消积之三棱、莪术，活血以行瘀，益气以摄血，使气血冲和。经数次调治，患儿腹满、肝脾肿大之症明显消退。病案2患儿用益气健脾，消积开胃，佐以活血化瘀法，其目的在"疏其气血令其条达"，使疳证得以渐消。总之，运用运三棱、莪术二药果断及时，而以辨证精细、审证明确为前提。

3. **体会** 古代医家张洁古认为："三棱能泻真气，真气虚者勿用。"又谓："故凡以消导必资人参、芍药、地黄之力，而后可以无弊，观东垣五积方皆有人参，意可知矣。""盖积聚癥瘕，必由元气不足，不能运化流行致之，欲其消也，必借脾胃气旺，能渐渐消磨开散，以收平复之功。如只一味专用克消，则脾胃之气愈弱，后天之气益亏，将见故者不去，新者复至矣，戒之哉。"临床上选用三棱、莪术二味时，须掌握一定的尺度。气滞、食积、血瘀者用之，中病即止，待积散瘀化，即去两药，调扶而安。李时珍的《本草纲目》中亦有记载："三棱能破气散结，故能治诸病，其功可近于香附而力峻，故难久服。"清代名医张锡纯在破血药中亦独喜用三棱、莪术，以其既善破血，尤善调气，论述更为精辟，谓："补药剂中以为佐使，将有瘀者瘀可徐消，即无瘀者，亦可借其流通之力，以行补药之滞，而补药之力愈大也。三棱、莪术与参、术、芪诸药并用,大能开胃进食。”仅此数言,简明概括,对我们的临床用药很有现实指导意义。三棱、莪术二药,经适当配伍运用儿科消化道常见病之食积、气滞、疳积、瘀阻等证,每与四君、四物相伍,气滞者佐以理气,食积者参以消导,每能药中病所,辄取良效。

七、培土生金法在临床上的应用

培土生金法是中医学在临床上运用的一种治则,常疾病后期见有脾虚肺弱、大便溏泄、胃纳不振、中州不能散精上布者,可根据土能生金的五行学说,用本法治疗。临床上遇到这类病案不少,如小儿肺炎后期,炎症不能吸收,啰音始终存在;及肺痈空洞,久久不能愈合者,在辨证之下,应用培土生金法,效果很好。今举二案。

例1:陈某,男,15个月。住院号:22245。

1963年1月11日初诊:患儿发热咳嗽气急2日,腹泻1日(共4次,为不消化物),于1962年12月20日入院。体检:身热38.5℃,毛发稀疏,但无枕秃,营养较差,有明显方头,形体消瘦,肝触及,咽充血。胸透示右下支气管肺炎。血常规:白细胞15.1×10^9/L,中性粒细胞0.4,红细胞3.75×10^{12}/L,血红蛋白105 g/L。诊断为支气管肺炎,佝偻病。经用多种抗生素后热退,但肺中湿啰音仍不消散,胸透示右下肺炎尚有。乃停用抗生素,改服中药。患儿疳久脾虚,消化不良,形色枯萎,毛发稀疏,感邪以后发热咳嗽,痰多不化,舌苔厚腻,病根在脾。针四缝穴有多量黏液。法当治本,消疳健脾。

党参4.5 g	炒青皮4.5 g	佛手4.5 g	炒白术6 g
清甘草2.4 g	陈皮3 g	姜半夏9 g	寒食曲9 g
醋炒五谷虫9 g			

3剂。

1963年1月14日二诊：形色转润，舌苔已薄，咳少有痰，胃和脾调，痞化腹软，再以原法。针四缝穴，黏液带血。上方去青皮、佛手；加怀山药9 g、炒扁豆9 g，3剂。

1963年1月17日三诊：中土渐复，大便已调，面色丰润，唯舌心尚腻，脾运未健，再以培补脾胃。

党参6 g　炒白术6 g　炒青皮6 g　炮姜1.5 g
陈皮3 g　煨木香3 g　焦甘草3 g　煨肉豆蔻9 g
怀山药9 g　神曲9 g

4剂。

服后形丰色润，毛发亦泽，胸透示肺炎已消失，于1月22日痊愈出院。

例2：沈某，男，4岁。住院号：8821。

1962年1月22日初诊：患儿以发热咳嗽气急2日而入院。体检：身热39℃，面色苍黄，外貌贫血，形体消瘦，咽略红。胸透示右上肺内侧浸润及液平（1～2前肋间隙，直径约2 cm圆形透明区）。血常规：红细胞2.4×10^{12}/L，血红蛋白50 g/L；白细胞6.5×10^{9}/L，中性粒细胞0.5，淋巴细胞0.48。诊断：肺脓肿，继发性贫血。经抗生素治疗后，热度已退；续用抗生素及体位引流等，效果不佳，右上肺空洞依然存在，故考虑患儿体弱，不宜外科手术，故由中医治疗。面色苍黄，舌苔浮腻，口气臭浊，脉象滑数，胃纳颇好，精神不佳。拟千金苇茎汤合甘桔汤加减。

干芦根24 g　冬瓜子2 g　生薏苡仁15 g　桃仁6 g
桔梗9 g　杏仁9 g　浙贝母9 g　鱼腥草9 g
陈皮3 g　生草3 g

7剂。

1962年1月29日二诊：诸恙依然，舌苔厚腻，口气臭浊，腹部膨满，毛发焦枯，拔之易落，针四缝穴有黏液，脉软滑。揆诸症候，是素有疳积脾虚已久。拟肺脾同治。

陈皮3g　寒食曲9g　醋炒五谷虫9g　姜半夏9g
冬瓜子9g　杏仁6g　生薏苡仁24g　鱼腥草12g
炒青皮4.5g　川贝母4.5g　象贝母4.5g

4剂。

1962年2月2日三诊：腹满渐软，面色较润，舌苔已化，口臭亦减，针四缝穴黏液量多，再以扶土，脾胃和，肺气亦复。

太子参4.5g　焦白术9g　茯苓9g　醋炒五谷虫9g
寒食曲9g　姜半夏9g　怀山药9g　清甘草3g
陈皮3g　鱼腥草12g

5剂。

1962年2月7日四诊：口臭除，肺脓肿情况已好转，诸恙均和，唯大便先干后溏。此系脾土久虚，未能即复也。再以原法主之。

党参6g　炒白术9g　茯苓9g　清甘草3g
陈皮3g　怀山药9g　炒扁豆9g　百合9g
煨肉豆蔻9g　寒食曲9g

4剂。服后胸透示肺脓肿空洞消失，周围无明显炎症可见，面色红润，形神活泼，再连上方数剂后痊愈出院。

以上两例，虽病症不同，而其病因则一，用同样方法，达到同样效果，体现了中医学“异病同治”在临床实践上的指导意义。

例1初起是风邪犯肺引起发热咳嗽，经西药治疗后身热虽和，但尚未净，咳嗽痰多，听诊啰音20余日未曾消失。据形瘦腹胀，便泄不化，毛发稀疏，痰多不消，又针四缝穴黏液甚多。此乃肺脾两虚,标本俱病。病已后期,治疗应着重治本。《内经》所谓:“饮入于胃,游溢精气,上输于脾,脾气散精,上归于肺。”标证已去,肺气未复,以脾虚不能散精上布。故从补土消疳着手,使疳消脾健,土能生金,而肺气一足,其痰自消。故10剂之后,咳嗽自愈。此补脾即所以杜其生痰之源,是亦前人“见痰休治痰”,治病求本之谓也。

例2肺痈,其初起为“风伤皮毛,热伤血脉”,致蓄结痈脓。虽迭经西医治疗,然其空洞依然不消。中医会诊时见其形瘦面黄、毛发稀枯,以为肺痈病程久长所致,故按常法处理,效果不佳。迨经详细辨证,结合舌苔厚腻、口气臭浊、腹膨有虫,便泄不化等,特别是针四缝穴只有黏液,显系疳积明征,且其病根较深。推知当是疳积在前,肺痈在后,疳积为本,肺痈为标。补脾消疳,培土生金,得到了预期疗效。

八、逐痰清心总为主,培元和营亦用之

余治痫疾,秉承家传,首在祛痰,兼以清心开窍,抑肝顺气。这是先治其标,再治其本。治标之基本方系由涤痰汤化裁而成,药用:橘红、半夏、茯苓、天竹黄、胆南星、关白附子、石菖蒲、钩藤、龙齿等。临床应用,需随证增药。若舌苔厚腻,脉呈滑弦,喉中痰鸣,咽部如梗,时见恶心,眠中鼾响诸症,是痰浊偏盛,须增祛痰开窍之天浆壳、瓜蒌皮、山慈菇、竹沥(必加姜汁数点冲服);抽搐多者,加天麻、琥珀、磁石,甚至用全蝎、蜈蚣;痰火交结者,需参礞石滚痰丸9～12 g,包煎;心肝火亢者,加川黄连、龙胆之类,或用牛黄清心丸,1日1丸化服。此外,如通络之橘络、丝瓜络,开窍之远志、郁金,亦为常用之品。然治标之中,余之家法善用万应保赤散之豁痰攻逐,对于痫疾之风痰上盛,喘鸣胸满,惊搐频作,涎涌壅结,尤为适合。

保赤散为一验方，其组成为：巴豆霜 9 g，胆南星 30 g，朱砂 30 g，神曲 45 g。

其方义为：巴豆霜攻逐痰涎，开窍通塞；胆南星蠲除风痰，通络定惊；朱砂镇惊安神，定痉平风；重用神曲以消积行滞，既可疏浚生痰之源，又有保护胃气之意。唯用时仍须有节，以免巴豆之燥烈伤正。在治本方面，余所常用者为两种金箔镇心丸(丹)，其一取自《血证论》，原主"治癫，惊悸怔忡，一切痰火之疾"。药有：朱砂 9 g，天竹黄 9 g，胆南星 3 g，珍珠 3 g，金箔 3 g，牛黄 1.5 g，蜜丸，金箔为衣。用时需斟酌药量，也可不用金箔，随症可加猴枣、天麻、川贝母诸品，作为 1 料，分 30 天服。其二源于《慎斋遗书》，原主"治慢惊、慢痫"。药物为：人参 3 g，紫河车 3 g，琥珀 3 g，朱砂 3 g，珍珠 3 g，甘草 1.5 g，蜜丸，金箔为衣。临床应用，药量稍有改变，并参入胆南星、天竹黄之属，除去金箔，代以朱砂为衣。如此 1 料，分 20 天服用。

两方之意，颇有不同。前方功在清心豁痰，适于痰浊渐消，邪火已退之际，尚有余痰深潜，络窍阻结未尽，此时已不宜攻逐之剂，只能搜风，通络开窍，默化余邪，缓图毕功。后方功在培元益气，适于本元虚怯之证，对证属元虚致痫，或久病而虚者，在痰火初退，形神已亏时为合宜。两方均为图本善后之治，每以连服二三料为度，即可收功。对于本元怯弱之痫，只以周氏镇心丸主之，其效亦佳。然中医之治，贵在知变。曾治一齐姓女孩，4 岁，痫发 2 个月，日作一二十次，就诊时面色带青，舌苔薄腻，喉有痰鸣，脉象滑数。断其主因为痰，先用豁痰逐下之剂，如钩藤、竹沥、石菖蒲、龙齿、远志、茯神、琥珀、胆南星、竹节白附子、天竹黄等，并先后佐入保赤散、琥珀抱龙丸。2 周以后，痰浊渐化，痫发大减，苔薄脉细，续以调服。乃用周氏镇心丸 1 料，分 20 天服，其症见安，已有 2 个月不发。某日因突闻异常雷声，极度震恐，而痫疾复作，随即又以镇心丸 1 料予服，竟不显效。再经详询，谓痫发未闻痰鸣，神清不昧，肢掣身颤，复卧于床，而诉遍体作痛，舌红而脉弦涩。推论此为突遭雷惊，震心动肝，惊则气乱乱，血滞而筋急。其脉或弦或涩，弦为肝亢，涩为血滞，故属血不养筋，风动而搐。当以活血和营之剂，乃仿王清任氏身痛逐瘀汤主之：党参 9 g，当归 9 g，丹参 9 g，怀牛膝 9 g，醋炒五灵脂 9 g，桃仁 6 g，赤芍 6 g，红花 4.5 g，枳壳 3 g，甘草 3 g，5 剂而搐定症和，其病得痊。

九、涤痰化瘀治脑瘫

脑瘫是因脑功能障碍引起肢体瘫痪，大多患儿于出生后数月或 1 年内出现症状，严重病例除瘫痪外还有智力不足、抽搐及视听或言语功能异常，是为疑难顽症，此类重症患儿为数却不少。董氏谓此属“五软”范畴，常以痰瘀阻络、肝风内扰论治。曾治患儿朱某，男，6 岁，1991 年 2 月 21 日初诊。生后手足痿软，不能握物，步履不稳，经常抽搐，时时摇头，尚能自觉预知，语言正常，舌红苔薄而腻，脉细带滑，头部 CT 检查示左顶叶脑血管畸形。董氏曰：先天疾患，“五软”之症，血运失常，瘀阻脑窍，兼夹痰浊，筋纵不收，先拟活血行瘀、涤痰通络、息风安脑，方选桃红四物汤去熟地黄，加半夏、陈皮、天浆壳、天麻、全蝎、钩藤。加减化裁，服用 1 个月，摇头肢搐均停，神志已清。尚诉头昏，右手握力较振，足软步行转稳，苔化薄净，口渴喜饮。瘀痰渐化，肾精本亏，虚风内动，次用六味地黄丸加杜仲、川续断、天麻、杭菊花滋水涵木，补肾强脊。最后以三甲复脉汤增损滋养阴血、通脉填髓补脑，调治 10 个月，病情全面向愈，手足活动自如，常觉软弱少力。先天痿软脑病顽症，获此显效，实乃巧思灵变，自出机杼。

十、《难病诊治剖析》自序

治病难，治难病更难。古云：药不瞑眩，厥疾弗瘳。始悟有非常之病，必须用非常之药，此其中殊有烈性或毒性之品，使患者服后有觉昏冒而获得疗疾的功效，甚至有起死回生者。传说扁鹊能“生死人、肉白骨”，此非有明理识病之深造，辨证用药之工巧，曷克臻此耶。

我印象最深的是童年时代，曾目睹父亲水樵公治一虫蛊垂危的妇人，期其必死，家属以死中求生之希望求救于父亲。先父思考良久，细心研究，明其病因，大胆运用毒药砒霜两钱、巴霜一钱，二药和匀，用大碗温开水，在清晨虫口向上时令病妇随大碗温水将药粉全部灌吞，服后片刻，患者腹痛欲绝，不久尽下益蛊一大盆，虽安而惫。因病根已驱，经治养近年，获得更生，致谢不已。杀人毒药，竟能救人，此《素问》所谓“有故无殒，亦先殒也”。但句中“亦”字令我深思，此古人示我们对病用药要有孙思邈所教“胆大、心细、智圆、行方”八字之慎重也！希学者共省之。滑寿(伯仁)，古之学识精邃者，读其书，窃叹其思路之敏捷，相机之灵变，辄救不治之症，令人钦服。其治虽多妇人，但中医之道，若能学深理明，融会贯通，虽涉其他，亦多如愿也。试举几例以证其实：如尝治一妇人，怀麟九月，病滞下，日五、七、十次，后重下迫。伯仁以消滞导下药下之，病愈而孕未动。此就是“有故无殒”之谓也。又一妇人病小便涩，中满喘渴，脉三部皆弦而涩，医投以瞿麦、栀、苓滑利诸药而秘益甚。伯仁诊而告之曰：“水出高源，膻中之气不化，则水液不行，病因于气，徒行水何益哉！法当治上焦。”乃与朱雀汤倍桔梗，长流水煎服，一饮而溲通，再饮气平而愈。另一妇人年六十余，亦病小便秘若淋，少腹胀，口渴，脉沉而涩。伯仁曰：“此病在下焦血分，阴火盛而水不足，法当治血，血与水同，血有形而气无形，有形之疾，当以有形之法治之。”乃与滋肾丸，不数而愈。此君之治妇人小便秘，迄未尝一主渗利也。其又治伤寒也，尤多独识。一人，七月内病发热，或令其服小柴胡汤必二十剂乃安，未尽二剂，已升发太过，而多汗亡阳矣！遂致恶寒甚而热，肉瞤筋惕，乃请伯仁诊视。候其脉细欲绝，曰：“此升发太过，多汗亡阳也；恶寒甚者，表虚极也；肉瞤筋惕者，里虚极也。”以真武汤进七八剂而愈。

其他病例尚多，恕不尽载。但他又窃叹曰：世之业医者多焉，毫厘之差，动辄误人。吾亦谓，时至今日，斯道日晦，粗工浅学，所在皆有。更因教者以经解经，而无实例可喻；听者昏昏，知其然而不知其所以然。出门行道，如入大海。见热病而却步，而感冒咳嗽，不知宣肺，徒效洋法，闭气涩咳。病不愈，不自检，反诬无用。夙夜不寐，怒焉忧之，安得如伯仁先生者，起而一一正之也。

自思行医七十余载，回想往昔，由不知到初识，由初识到渐明，历经艰苦行程，风风雨雨，走过几许的弯路，崎崎岖岖，但矢志不渝，朝夕琢磨，随处求知，从不心怠，深入细研，获得悟性，而明哲理，尚难尽如人意，不无遗憾？我之所以举例如上者，说明中医治病的特色，既有愈疾的科学性，又有哲理的内涵学问。以人之与物，究不能等同看待。人为万物之灵，一阴一阳，氤氲化成，其结构不同，造化各异，无可比拟。所以，对人的治病，可以用一病一药对号式的治疗办法。若在病情不同，长幼各殊，强弱之异，病邪浅深，兼证互差，变迁无常，彼此牵及之下，就不可能机械地按图索骥、刻舟求剑了。所以，有些病尽管现代医学科学昌明，仪器精密，只能查究其有形，而不能获得其无形的功能性的在脏腑间相互关联的病变，如此不能有准确的诊断，就无可施的药物了。中医则不然，从推理论病，推理论治，探究病因，审其因而施用其药，确能见功

（在难病剖析中病例很多）。以我浅知薄识，有限学问，年近期颐，还以处处留神皆学问的精神，追求知识，传教后学，为了振兴中医，鞠躬尽瘁，终身乃已。

现在群说中医后继乏人？事实上以上海言，连后学已有7000余人，1995年11月中医工作大会上遴选出的只有57名上海名中医，严格来说，个别尚有水分，因此，后继乏术上须十分重视。眼前最可忧虑的，倒是中药的成药问题！古人历经考验的有效成药，市上已无可觅。如玉枢丹是治疗小儿骤然喷吐严重的特效药，当然尚有其他作用；大黄䗪虫丸治妇人干血痨有充分的功效；小儿万应保赤散治小儿顽痰癫痫，下痰以后能根除癫痫；控涎丹治胸膜积液及腹中积水均有可靠作用。普通通大便的更衣丸，以及轻泻的桑麻丸、温通大便的半硫丸都不做了；抢救热病的紫雪丹久已无货；黑锡丹治肾不纳气喘急，也早就断绝；润肺止嗽的琼玉膏、大活络丹、小活络丹等不见了。尚有举不胜举的成药，都是古人流传至今，也是我们老一辈所经常需用之药，都无处可得。老师不用了，接班人失传了，而新产成药到处可见，可是经不起考验，如昙花一现，无人过问，这现象究竟是前进还是后退？令人大惑不解。

为了自强，为了后学，在《百例难病经治剖析》一书未成之前，暴露我的思想意识和企求的愿望，让中医工作更加顺利，及时振兴，面向全国，远向世界。我自知水平有限，因此，提请高明教正，此为序。

十一、热病中“开门逐盗”“关门杀贼”辨

急性热病，必自外感始。在病邪发展的过程中，应掌握早期治疗这一原则，使病邪有出路，这就截断了疾病纵深发展的途径，防止了疾病的传变，所以当病邪尚在浅表时，《内经》有“因其轻而扬

之”之法。如“其高者因而越之”（涌吐法）、“其有形者渍形以为汗（蒸熏法）”、“其在皮发汗而发之”（表散法）等，这些都是发热初起时的“开门逐盗”之意也。盖邪一去，其热自退耳。如果治不及时，邪热传里。“伤寒”传至阳明经腑，“温病”传至营血，热入中下两焦病势已重，《内经》则有“因其重而减之”之法。如“其下者引而竭之”（涤荡法）、“中满者泻之于内”（消导法）、“血实者决之”（活血散瘀法）等。这些泻实、消导、活血诸法，都是根据不同病情所采取的不同措施，给邪找出路，而使邪去正安也。

中医所谓“开鬼门”，发汗也；“洁净府”，泄浊也。伤寒蓄血证用抵当汤、桃核承气汤；蓄水证用五苓散。麻疹的透发、痘毒的接种、暑秽发痧，在上取嚏法，在下刺委中放血法，无非为邪毒给出路之有效措施。

至于小儿口腔溃疡，饮食为难，日夜不安，用导赤散以泻心与小肠之火从小便出，其大便坚实者则加大黄兼从后门出，此则上病下治又一格局之驱逐法也。其法尚多，不胜枚举，略述数条，以资研讨。

近人在注疏钱仲阳《小儿药证直诀》时指出：病邪不可令其深入。如盗至人家，近大门则驱从大门出，近后门则驱从后门出，正不使其深入而窥寝室耳。若盗未至后门，必欲直驱之使入，及已至后门，再欲驱从大门出，而传腑复有浅深之不同。胃之腑，外主肌肉而近大门，故可施解肌之法；内通大小便而近后门，故间有可下之法。至胆之腑则深藏肝叶，乃寝室之内，离前后门俱远，故汗下两不宜，但从和解而已。若传至三阴，则已舍大门而逼近寝室，设无他证牵制，唯有大开后门，下之使从大便出，此即三阴可下证也。

清代夏禹铸亦曰：治病不可关门杀贼，脏腑之病，必有贼邪。或自外至，或自内成。驱贼不寻去路，以致内伏，是为关门杀贼。

如伤寒贼由外入，法宜表散；心火贼自内成，清利为先。譬之禄山，乃李唐外至之邪；三思、武则天，内成之贼。俱不开门逐出，几移唐祚。贼之为害，岂浅鲜哉！是知降心火而不利小便，除肺热而不行大肠，治风热而不以清解，夹食而不消导，痢初起而不通利，疟始发而遽用截方，凡此皆关门之弊，不第不能杀贼，而五脏六腑，无地不受其蹂躏，其为害可胜道哉。有心幼科者，不可不知也。

仲师早就教益后人，论曰："病在阳，应以汗解之，反以冷水噀之，若灌之，其热被劫，不得去，弥更益烦，肉上粟起。"此即言汗腺被闭，邪不外泄，病必传里也。再以粗浅的来做譬喻，如贼既入门，关门而与其斗，即使贼败，能不损及器具乎？设或不胜，则成两败俱伤，甚或反被贼害。此理不亦明耶！尝见，制菌退热者，菌固杀焉，然菌之遗体及其毒素仍散存身内也，于是而出现霉菌焉，或皮肤发疹焉，或舌苔垢腻，胃纳呆钝，或大便不调，病似愈而形神困顿，未能恢复健康。当此之时，不能再事制菌，但又不能接受营养，唯一之法，用中药清利余邪，排除湿热(可能即是驱逐菌体遗毒)，方可见功。此等情况，屡见不鲜。有鉴于斯，因作"开门逐盗"与"关门杀贼"辨，以启后学。

十二、临床应用气机理论的验案剖析

有关人体气机的斡旋、运化、升降、开合等内容，是中医学学术思想中的精华部分之一，对于临床上的辨证立法与制方用药均有一定的意义。早在《内经》中有云，"升降出入，无器不有"，故"无不出入，无不升降"，认为"非出入，则无以生长壮老已"(《素问・六微旨大论》)，充分说明了气机的动静在生命过程中的重大作用。金元时期的补土学派，特别重视脾胃为气机升降的枢纽，分析了升降失常的病机及治法，使气机学说得到很大的发展。其后不少前贤陆续有所发挥，对于我们今天不无启发。下面，通过几个病例的辨证施治来谈应用气机学说的体会。

1. 疏达枢机

案例：李某，男，7岁。门诊号：10718。

1974年8月22日初诊：患儿因脘腹疼痛，久治无效，后服小建中汤，其痛始解。然近日低热阵发，脘腹又见作痛，出汗较多，纳少作呕，脉细带弦，舌苔薄白。

原属土虚里寒，今又势结少阳，故拟小建中、小柴胡合方以温建中土，外达枢机。

处方：桂枝、清甘草各2.4 g，白芍9 g，生姜2片，红枣3枚，饴糖30 g(冲)，党参、柴胡、黄芩各4.5 g，半贝丸9 g(包)。4剂。

8月26日二诊：低热已平，腹痛大减，原法既效，仍予前方，7剂。药后诸症均愈，随访未见复发。

按：气机之调达通畅是人体维持正常状态的条件之一，若有外邪侵犯，在产生种种病变的同时，亦必阻滞气机，因此，疏解达邪在治疗不少外感病中是一个基本治则。尤在伏邪潜藏的情况下，只有逐步地疏松透达，转动气机，才能使邪外解。吴又可达原饮之用槟榔、厚朴以疏达气机，即是此理。仲景柴胡诸方及后世温胆、清胆之属，亦为疏通气机而和解泄邪。本例则是另一情况。因患儿久久腹痛里急，曾投小建中而得稍安，其后腹痛又作，伴有低热阵发、作呕而脉带弦象，从气机之动静分析，是太阴寒邪势欲外解，而少阳枢机阻结不利，故遵仲景之经旨，“伤寒，阳脉涩，阴脉弦，法当腹中急痛，先与小建中汤；不差者，小柴胡汤主之”(《伤寒论》102条)，即予小建中、小柴胡合方，一以温里散寒，一以和解少阳，使寒邪得随气机之调达而疏泄外解，其症向愈。

2. 开合得宜

案例：袁某，男，7岁。门诊号：22747。

1981年10月14日初诊：久哮有根，历年必发，现咳多而喘，喉痒呛咳，夜间尤甚，面色不华，畏寒纳少，便下涩滞，脉濡带滑，舌苔薄而腻。为寒饮在肺，气上冲逆。治宜化饮止嗽。

处方：五味子、细辛各2g，干姜、陈皮、甘草各3g，半夏、紫菀、款冬花、紫苏子、百部各9g。7剂。

10月21日二诊：喘哮已平，夜半尚有咳嗽，胃纳已增，大便通调，舌苔薄润。二陈汤加杏仁、百部、紫菀、款冬花等续服而安。

按：肺气之功，在于宣肃。外邪内饮，必发咳嗽喘逆、痰阻不爽诸症，其治当在宣肃。古方中有疏宣肺气为主者，如麻黄汤、三拗汤、麻杏石甘汤之类，有以清肃降逆为主者，如定喘汤、苏子降气汤诸剂，临床根据症情，掌握肺气之宣肃开合给予适当的处治，是取得疗效的关键。本例之病，宿哮已久，里有伏饮，而其证候表现重在呛嗽夜甚，咳多而喘，故应以化饮降逆、温肺散寒为治。主方取二陈汤、止嗽散之意，以紫苏子、百部、紫菀、款冬花肃肺止咳，陈皮、半夏化痰降气，比较特殊的是配入干姜、细辛、五味子三药，以干姜、细辛升散而祛寒，五味子敛肺而平喘，是仲景用治痰饮喘咳之要品。本方诸药，升降兼顾，开合得宜，故其喘哮旋平。

3. 升清降浊

案例：张某，男，1岁。住院号：250202(外院会诊)。

1981年3月9日初诊：患儿发热、腹泻已近1月，现症泄泻不止，发热未清(38℃左右)，舌红少苔，唇朱口燥，食纳尚可，腹满胀气，肠鸣转矢，小溲不多，四肢清冷，通过补液，啼哭有泪，经西医按消化不良症治疗后，病情有所减轻，但仍发热泄泻。细察之，此为虚中夹实，升降失职，病势尚处反复。法当升清降独，泻热止泻，略扶其正。

处方：煨葛根、米炒党参各6 g，黄芩、炒枳壳各4.5 g，广木香3 g（后下），怀山药10 g，扁豆衣、金银花、天花粉各9 g，干荷叶30 g。3剂。

3月12日二诊：热度已净，形神活泼，舌润口滋，四肢温和，腹已较软，矢气减少，大便成形，小溲通长，但胃纳不振，偶有呕恶，病情好转，再以清养和中。

处方：皮尾参4.5 g（另炖），怀山药10 g，金银花、煨葛根各6 g，干荷叶30 g，生扁豆、川石斛、炒谷芽各9 g，清甘草、广木香各3 g。3剂。随后病愈出院。

按：脾胃气机的升降失常颇为常见，东垣所创制的补气升阳诸方侧重于气虚而清阳下陷之证，叶天士则补充了胃气润降之法。除杂病外，临床上在治疗湿热之邪逗留气分之时，往往合用芳化、通降、淡渗之法，亦是从气机之疏松透泄而立方。本例比较特殊，其症泄泻近月，迁延未愈，而腹满转气，发热溲少，四肢不温，唇朱口燥。经云："清气在下，则生飧泄；浊气在上，则生䐜胀。"（《素问·阴阳应象大论》）故从阳气内郁、清浊混淆论治，以荷叶、葛根、金银花、扁豆衣轻灵升清为主，配以木香、枳壳宽中，黄芩、天花粉清热，党参、山药健脾，即获初安。其泄和、肢温、舌润，为清阳已升之象；腹松、胀减、溲长，为浊阴下泄之征。二诊时承前意在而重在清养，其病即告痊。

综上可见，领会古贤关于气机升降、动静的学术思想，对于临床辨识病机，抑或指导选方遣药，都有裨益，其中之理论精义，尚需深入探讨。

十三、桂枝汤及其类方的运用

1. 桂枝汤的一般应用　桂枝汤的主要作用为解肌发汗、调和营卫。所以中风、伤寒，脉浮弱，汗自出，表不解者，皆得而主之。应当理解桂枝汤的配伍意义：名曰桂枝汤者，乃以桂枝为君也。桂枝辛温，辛能发散，温通卫阳。芍药酸寒，酸能收敛，寒走营阴。桂枝配芍药是于发汗中寓敛汗之旨，芍药伍桂枝是于和营中有调卫之功。生姜之辛，佐桂枝以解表；大枣之甘，佐芍药以和中。甘草甘平，有安内攘外之能，用以调和中气，即以调和表里，且以调和诸药。以桂枝、芍药之相须，生姜、大枣之相得，借甘草之调和，阳表阴里，气卫血营，并行而不悖，是刚柔相济以相和也。

桂枝汤在小儿外感时，有其重要功用。前贤陈复正指出："小儿易于外感，唯伤寒为独多。"且因小儿藩疏腠薄，更易见中风表虚之证，而"世俗见其汗不止……妄用参、芪、术、附，闭塞腠理，热邪不得外越"，反致误事。"所以凡治小儿之热，切须审其本元虚实，察其外邪重轻"。陈氏强调了当以仲景桂枝汤为首选之方，郑重推荐，誉之为"调和营卫，药到病起"。同时，柯韵伯也论及："如所言头痛发热、恶风恶寒、鼻鸣干呕等病，但见一症即是，不必悉具，唯以脉弱自汗为主耳。"我们体会前哲的阐发，在临床实践中，不但以之治中风，亦可治伤寒，且对有热无热的营卫不和者，用之辄见功效。然其治中风之要点，在于服药后必须啜稀粥以助药力，使谷气内充，不但易为酿汗，更使已入之邪不能少留，再来之邪不得复入。又妙在温覆令一时许，则漐漐微似有汗，是教人以微汗之法，不可令如水流漓而过汗也。

伤寒麻黄证，脉必浮紧，固不可用桂枝汤；然麻葛青龙，发汗诸剂，咸有桂枝。伤寒初起无汗，用麻黄发汗。汗解后复烦，脉浮数者，与下后脉仍浮，气上冲者，及下后利止，而身痛不休者，皆用桂枝以解外。盖此时表虽未解，而腠理已疏，邪不在皮毛而在肌肉，且经汗下，津液已伤，故脉证虽同麻黄，而立法当属桂枝也。当然，其已汗下而脉弱多汗表未解者更不待言矣。

案例1：刘某，女，8个月。住院号：112191。

患儿在感邪后发热而咳，经过治疗，已历数日，余热不清，腠松汗多，面晄咳痰，四肢不温，便下溏薄，舌苔淡白。其为卫虚邪恋，可用桂枝汤加味和表化痰。方以桂枝、清甘草各2.4 g，白芍、半夏各9 g，葛根、象贝母各6 g，前胡4.5 g，陈皮3 g，生姜2片，红枣3枚。2剂后热和汗少，咳痰均减，四肢稍温，大便亦调，苔转薄润，续以原法3剂而安。

至于营卫不和的发热，用桂枝汤时，其服法就不同于中风了。中风得到在服后须啜粥，并令温覆，所谓如法服之是也。而此则不必如法了。这类患儿的特点是体质较薄，面色晄白，平时多汗，而其发热不高，时起时状，反复不止，一般无明显的外感证候。可从调和营卫着手，则往往数剂见功。

案例2：朱某，女，9个月。

患儿素体羸弱，面色嫩白，发热已有月余，在37.5～38.5℃之间，夜烦汗淋，纳差便泻，血常规检查、胸透拍摄，殊无确诊。抗生素、退热药及中药如柴胡、白薇、鳖甲等方药均未见效，遂来我院门诊。我们结合其体质情况，认为营卫不和所致，即予桂枝汤；以其夜烦不安，加龙齿、牡蛎。不数剂，其热渐和，胃动汗止，续进调扶而愈。

2. **桂枝汤用于小儿营虚卫弱** 若云桂枝汤专治中风，不治伤寒，致使疑而不用；或谓专走肌腠，不治他病，实亦粗工之语。如有不少小儿，禀弱汗多，虽不发热，就是不肯粥饭，娇嫩消瘦，时易感邪，父母忧之，求治时但希开胃止汗。这类病孩其舌苔多薄润。从表面上看，并无其他症状，似为调理而来，但究其内情，实为营虚卫弱。若不适当调摄，则动辄感冒发热，最易导致咳嗽、肺炎。我们每用桂枝汤调和其营卫，再根据不同情况，加味而施，或加入敛汗，或参以和胃，或配以扶正等，在这样的治本疗法中，胃开汗敛，渐能康复。

譬如，因营卫不和，自汗寝汗，可用桂枝汤。若汗多淋漓者，可加麻黄根、浮小麦、糯稻根之类；若卫虚阳弱，舌淡漏汗者，应加附子；若营卫两虚，肢体酸痛，脉见沉迟者，可用增重芍药、生姜加人参的新加汤；若腠疏气虚，动即汗出，可以桂枝汤、玉屏风散复合用之。

案例3：张某，男，7岁。住院号：16297。

家长因患儿汗出淋多，胃纳较差而求治，然其形体消瘦，面色萎黄，舌苔薄润，脉细带数。以其气弱表虚，营卫失调，故用桂枝、清甘草、陈皮各3 g，白芍、太子参、谷芽各9 g，玉屏风散12 g(包煎)，当归6 g，生姜2片，红枣3枚。5剂后即汗出减少，胃口亦动，继以原法调理而渐安。

不少家长常诉患儿不食，或不香，伴有表虚易汗，不时感冒，或有低热。实为胃虚气弱伴营卫失常之证，可投以桂枝汤，加用消运养胃诸品。如纳食不香，脘腹气多，加陈皮、佛手、枳壳；苔心较厚，尚有里滞，加神曲、山楂、鸡内金；若风寒袭胃，进食格拒，呕吐甚剧，桂枝汤加玉枢丹0.3 g，冲入即安，及屡效之方。另有苔薄花剥，纳食不佳者，为胃阴不足，应与石斛、天花粉、生谷芽、生扁豆等同用；兼气虚而运化少者，则可与四君子汤或异功散复方施治。

案例4：何某，男，2岁。住院号：14645。

患儿纳少厌食，大便不实，面色㿠白，易汗腠弱，形瘦质薄，腹部尚软，舌苔薄润，两脉虚弱。乃以桂枝2 g，白芍6 g，清甘草3 g，太子参、焦白术、茯苓、生扁豆、炒谷芽各9 g，生姜2片，红枣3枚，益气健脾，和卫实表。7剂后纳开汗少，大便已实。原法去扁豆、茯苓，加黄芪 6 g、陈皮 3 g，此后形体渐丰，纳食日进矣。

3. **桂枝汤类方运用举隅**　在桂枝汤的类方里，不少是临床常用的。如桂枝加龙骨牡蛎汤，功能调和阴阳，潜阳入阴，既有镇心安神之功，又有和营止汗之用，前贤指出可用于自汗盗汗、心悸遗尿诸症。我们在临床上，对汗出较多而心营虚耗，症见烦扰惊悸的小儿，予桂枝加龙骨牡蛎汤，酌加龙齿、钩藤、远志、朱茯神等品；如是先天性心脏病而见唇舌青紫者，则加桃仁、丹参之属。而本方尤可兼治尿频遗溺之症，疗效亦佳。

案例 5：陆某，男，4 岁。住院号：15631。

因患儿尿短频数就诊，渴喜饮水，纳食不佳，舌苔薄润，且时有低热；见其体禀单薄，询知汗出较多，宜于桂枝加龙骨牡蛎汤。故用桂枝、清甘草各 3 g，白芍、石斛各 6 g，龙骨 12 g，牡蛎 15 g，缩泉丸 10 g(包煎)，生姜 2 片，红枣 3 枚。7 剂后尿频见和。续以原法加减，调理后诸恙均平。

桂枝加杏朴汤，主治小儿感邪，大便下泄，咳而微喘者。此为表邪不解，因便利而邪陷，邪不得宣。用桂枝汤解肌出表，厚朴宽中，杏仁降气，使表解则喘平矣。但用本方须知以邪未内夺，重在肌表，故使从皮毛出而解也。如不认清，往往会延致屡发而成咳喘症矣。特别是小儿恣啖冰饮，损及肺脾者易成咳喘。病家面前，我们是谆谆告诫。至于本方的加减运用，不仅适于新感时中风表虚、咳嗽有痰之证，同时对小儿反复迁延的咳嗽痰喘、腠疏多汗，亦可使用。据症可加前胡、紫菀、百部、象贝母之类。在舌苔白腻，痰多喉鸣者，可与二陈汤、三子养亲汤复合而治。还需提出一点，在舌苔厚腻、痰黏食少时，则减去红枣。

案例 6：胡某，男，11 岁。住院号：12060。

患儿咳已 2 周，曾服三拗片等，咳痰较爽，但迁延未止。汗出较多，舌苔薄腻，胃纳尚可，脉弱而滑。此为表虚不和而痰浊未清，方以桂枝加杏朴汤主之。药用桂枝 2 g，白芍、半夏、茯苓、百部各 9 g，杏仁、紫菀各 6 g，陈皮、清甘草各 3 g，生姜 2 片，红枣 3 枚。5 剂后则咳已和。

又如桂枝加桂（肉桂）汤，我们根据方义，应用于小儿寒疝，另加小茴香、橘核、荔枝核、胡芦巴，用以温肾气所乘之外寒。小茴香入肝，燥肾温胃，体轻能入经络，协助肉桂入肝肾、逐阴邪以疗疝气。橘核治疝痛偏坠，荔核主癞疝卵肿，胡芦巴疗疝瘕冷气、小肠偏坠。有桂枝汤以通阳，合肉桂以温下。如法施用，疗效颇佳。同时，对妇人冲气上逆，气从小腹上冲心胸之状，食后呕恶，神情不安，我们以本方加重赭石、生麦芽量等，不数剂而气平胃安。

案例 7：杨某，男，2 岁。

因寒湿久滞而右疝肿大如鹅卵，时坚时软，脐腹胀痛，曲腰啼哭，纳谷不香，大便溏薄，舌苔薄腻。是肝肾虚寒而脾胃湿滞也。治拟温通化湿。药以桂枝、桂心、川厚朴、木香各 2.4 g，白芍、香橼、槟榔各 6 g，陈皮 3 g，橘核、山楂炭各 9 g，煨姜 2 片，红枣 3 枚。4 剂即见痛和胀减，苔薄纳增。改以健脾温肾之法调治渐愈。柴胡桂枝汤，论曰："伤寒六七日，发热微恶寒，肢节疼痛，微呕，心下支结，外证未去者，柴胡桂枝汤主之。"临床用于成人患者，发热四五天，口燥咽干，胸胁苦满，头昏目眩，寒热时升时降，少阳见证悉具，但仍见恶寒，则太阳表证未罢，运用本方二三剂，即能全身微汗出而热退告痊。本方又用于心腹猝痛而见效者。此类胸腹作痛，为风邪乘入脾胃，用其他止痛药效不显。从理论上说，风气通于肝，本方提肝木之气，祛邪外出，并有疏调气机、宣通营卫之能，故其痛即和也。

与桂枝汤相为表里的小建中汤，为桂枝汤倍芍药加饴糖，用于里虚心悸、腹中急痛;再加黄芪名黄芪建中汤,用治虚损虚热、自汗盗汗。两方在临床上合宜而施,每能效如桴鼓。

案例8:许某,男,7岁。住院号:14965。

患儿脘腹疼痛时作,饮冷更剧,便下间隔,舌淡无苔,不思纳食,其脉沉弱。显系中土虚寒,宜小建中汤。以桂心2 g,炙甘草3 g,白芍12 g,生姜2片,红枣3枚,饴糖30 g(冲),淡附片6 g,6剂后腹痛全瘥,大便通下,纳食已动,舌苔薄润。原方去附子,加木香3 g,调治而平。然至夏日,又因恣啖冰饮,腹痛复发,大便溏薄,舌淡苔薄,仍以小建中汤加吴萸6 g、焦白术9 g、木香3 g,旋即安和。

综上所述,临床上运用桂枝类方的机会很多。尤以小儿肌肤柔弱,肺脾不足,易见营卫失调、气血不足,宜于桂枝汤及其类方的使用。吴鞠通有云:“儿科用苦寒,最伐生生之气也。小儿春令也,东方也,木德也,其味酸甘……故调小儿之味,宜甘多酸少。”桂枝汤正是如此:方内桂枝、生姜,祛除风寒,扶卫暖中,寓有少火生气之意,甘草、大枣、白芍,酸甘生津,养营安内,而有资助化源之义。且汤内四药,每作调味之用,为脾胃之气所天然适应,而小儿服时不感其苦,亦一长处也。故本方及其类方能切合小儿阴阳俱稚而又生机蓬勃的体态,此亦是个人长期观察以来而有所点滴体会者。

十四、乙型脑炎的临床要点和治疗经验

乙脑属于中医“暑温”“暑痉”一类的急性传染病,往往猝然发作,病势鸱张,易成燎原之势。轻者邪在卫气,重则逆传营血。因此,临床上必须掌握两个要点:一是先要制病。也就是在治疗上不能同于一般的温病那样按部就班,必须迎头痛击,及早地泻火逐

邪，使毒有出路。临床辨证时虽有轻重型之分，但病情是能转化的，如果邪在卫气时不能把握疾病的发展趋势，则使病情急转直下而坐失良机。温病下不嫌早，故必须及时抓住病机治疗之。二是药量要重，泻火毒之邪热必须重剂。如白虎汤中的石膏，我在处理一般小儿温热病症时用量是 15～20 g，而在治疗乙型脑炎时则用 30～60 g，同时一日内可服 2 剂药，以截其传变之势。

我治疗乙型脑炎虽以白虎汤、清瘟败毒饮、承气汤等为主方，但必须运用辨证论治的原则去灵活掌握，不可执一。我的经验方是：大青叶 30 g，板蓝根 30 g，金银花 15 g，连翘 15 g，黄芩 9 g，鲜芦根 60 g，生石膏 60 g(先煎)，生甘草 3 g。每日 1～2 剂。如卫分表证汗少者可加薄荷 3 g，杭菊花 6 g，香薷 4.5 g，鲜荷叶 9 g；偏湿重加鲜藿香 9 g，鲜佩兰 12 g，滑石 15 g(包)，生薏苡仁 15 g；偏热重加川黄连 3 g，气分热重石膏加重至 120 g，加知母 9 g；气营两燔去金银花、连翘、黄芩、芦根，加牡丹皮 9 g、鲜生地黄 30 g，玄参 12 g、紫草 9 g，或另用紫雪丹 1.5～3 g 化服；痰热盛加胆南星 3 g，天竹黄 6 g，竹沥 30 g；大便秘结加生大黄 9 g，玄明粉 6 g(冲)；昏迷加鲜石菖蒲 6 g，郁金 6 g，至宝丹 1 粒化服；抽搐加地龙 6 g，钩藤 9 g(后下)。

乙型脑炎的恢复期治疗也是很重要的，每每容易出现阴伤液涸的现象，故主要以滋阴为主，如余热未清，气阴不足者，宜益阴清热，应以鲜石斛、鲜沙参、麦冬、生地黄、丝瓜络、青蒿、鲜荷叶、白薇、西瓜翠衣、甘草等较为有效。如余热未清而痰浊留阻，宜豁痰清热，可用鲜石菖蒲、郁金、丝瓜络、天竹黄、胆南星、白芍、淡竹叶、玄参等。如热伤阴液，虚风内动，宜滋养肝肾、育阴潜阳，应以生地黄、炙甘草、麦冬、阿胶、火麻仁、牡蛎、鳖甲、穿山甲、磁石等为主。如痰阻经络，筋脉失养，宜活血通络，如当归、白芍、丹参、地龙、秦艽、木瓜、蜈蚣、红花、乳香、没药、生地黄等，痰多者加礞石滚痰丸。以上方药，可据不同情况灵活施用。

总之，对于乙型脑炎重在治发机先，给邪毒以出路，至于重剂清泄、芳香化浊、豁痰开窍、凉肝息风诸法，都应根据天时、地理、人体具体情况灵活适用，才能获得疗效。

十五、运用消补法治疗疳积的经验谈

疳积又名奶痨，主要是由于饮食不节，饥饱不调，造成运化失职而营养不良所致。症见小儿腹满矢气，大便酸泄，毛发焦枯，拔之即起，面色萎黄，形体瘦弱，舌苔薄腻或厚腻；严重者可出现口馋嗜食，甚或喜食泥土、生米等物；也可出现两目羞明或夜盲症；还有的因积生虫，腹膨时痛等。治疳之法，总不离乎脾胃。视患儿体质之强弱、病情之浅深，使用补消二法：其初起或虽久而体尚实者，以先消后补法；对病久体质极虚者，用先补后消法。此外还有三补七消、半补半消或九补一消等法，均据患儿具体情况而定。待其脾胃功能逐渐恢复，则渐次侧重于滋养强壮。同时还可配合针刺“四缝穴”，以振奋中气，激动化机。此法不但能加速疗效，且在诊断上亦有鉴别与预后的意义。在治疗过程中，应适当忌食豆制品、炒货、油氽食品及冷饮、巧克力等。

现介绍董氏家传疳积验方。

甲方：适应疳积已成，腹部膨硬，而形体尚实者。本方以消为主。煨三棱、煨莪术、炙干蟾皮、炒青皮、陈皮、广木香、醋炒五谷虫、胡黄连、佛手柑、焦山楂、炒莱菔子。

乙方：适应疳病而体质较虚，或服消疳药后其疳渐化。本方以半补半消为主。米炒党参、土炒白术、茯苓、清甘草、陈皮、炒青皮、醋炒五谷虫、炒神曲、煨三棱、煨莪术。

丙方：适应疳病渐趋恢复，宜调补为主，参以少量消导之品。米炒党参、土炒白术、茯苓、清甘草、陈皮、怀山药、炒扁豆、五谷虫、炒神曲。

上列数方，为临床所常用，但并非刻板套用，必须随症化裁。如泄泻清谷者，加炮姜、煨肉豆蔻、诃子肉等；疳热不清者，加胡黄连、青蒿；面皖白、自汗肢冷，呈阳虚者，加附子、肉桂；舌光剥而口干唇红，阴液亏者，加生地黄、麦冬、石斛、乌梅等。两目羞明者，加谷精珠、夜明砂、密蒙花等；兼虫积者，加使君子、苦楝根及雷丸、芫花、槟榔、贯众等。若兼见其他诸脏病证者、须辨证灵活施治。病情稳定后，当用参苓白术散加减调理。

曾治一1岁小孩，疳积腹满，口馋嗜食，毛发如穗，便下酸臭，舌苔薄腻，形色萎倦。治拟消疳和脾。刺四缝穴有黏液。处方：胡黄连2.4 g，醋炒五谷虫6 g，炒神曲9 g，焦白术6 g，广木香3 g，焦甘草3 g，小青皮4.5 g，陈皮3 g，佛手片4.5 g，炒扁豆9 g。3剂。二诊时疳积渐化，腹部较软，舌苔淡润，形体消瘦，大便频数，再拟消疳和脾。针刺四缝穴有黏液。处方：党参4.5 g，焦白术6 g，茯苓9 g，焦甘草3 g，胡黄连2.4 g，醋炒五谷虫6 g，炒神曲9 g，陈皮3 g，煨木香3 g，炒扁豆9 g，佛手片4.5 g。3剂。三诊时疳积已化，腹部亦软，形色转润，大便转调，但仍有口馋嗜食，再守原法。针四缝穴黏液少。处方：党参4.5 g，焦白术6 g，茯苓9 g，清甘草3 g，陈皮3 g，怀山药9 g，炒神曲9 g，炒扁豆9 g，广木香3 g，佛手片3 g。3剂。服药后胃纳如常，大便调畅，形神活泼，舌淡苔薄。针四缝穴黏液少而见血。再以上方加减，服九剂而愈。此患儿疳积虽成，但病属初起，故治法以消为主。3剂后腹部较软，疳积渐化，大便转调，形色也润，即以调补为主。本病例采用先消后补法。

十六、治癫痫之法首先治痰

小儿癫痫，是一种常见的神经系统疾病。根据经义，其发病机转，有起于妊娠时孕母受过大惊，惊则气乱而逆（气上不下），其精从之。胎儿受此异常的精气影响，所以出生后发为癫痫。这属症状性癫痫。临床观察，此类患儿固属不少，但由其他原因造成的更多。如因急惊风时下痰不净，痰入心包，久而致成是症；又因小儿心热素盛，偶被惊邪所触，而神气愦乱，遂成是病；又有以平素痰盛，骤因惊热，而邪气冲逆，亦致成痫。痫病之发，多不发热，与惊厥起自高热者不同，治疗上亦有区别。《幼科发挥》曰："痫者卒然而倒，四肢强直，目闭，或睛珠翻上不转，口噤，或有咬其舌者，口中涎出，或无涎者，面色或青或白，或作六畜之声。"这是痫证的主要表现。

治癫痫之法，首先治痰。痰在上者吐之，痰在里者下之。以豁痰利窍，清心抑肝先治其标，痰去之后，再图其本。常用之药，以钩藤、天麻平肝息风；胆南星、竹节白附子、天竹黄、川贝母豁痰利窍，或痰得上越吐出。亦可用竹沥、保赤散、礞石滚痰丸等下其顽痰，以龙齿、石菖蒲入心镇痫。痰浊涤除，其痫日轻。然后再从金箔镇心丹（移山人参 4.5 g，茯神 6 g，紫河车 3 g，琥珀 3 g，甘草 1.5 g，朱砂 3 g，胆南星 3 g，珍珠 3 g，共研细末，炼蜜成丸，金箔 5 张为衣，分 20 天化服）以培补元气、养心安神、平肝息风，杜其复发。多数患儿运用此法，效果比较满意。

然临证施治，未可一概而论。余曾治一痫疾 4 岁女孩，痫发 2 月，日作一二十次，多方求治无效。诊时面色带青，舌苔薄腻，喉间痰鸣，脉象滑数。其主因为痰，先用豁痰下痰之剂：钩藤 6 g，淡竹沥 30 g，姜汁 2 滴（冲），干石菖蒲 3 g，龙齿 15 g，远志 6 g，茯神

9 g，琥珀 2.4 g，胆南星 3 g，竹节白附子 6 g，天竹黄 6 g，保赤散 0.3 g(分 2 次化服)，或配琥珀抱龙丸。连服 10 余剂后，痰浊渐化，痫发大减。随即以金箔镇心丹 1 料治本，而有 2 月未发。后因闻巨雷声，而致抽搐又作。初宗上法治之，其效不显，再经询问，发时未闻痰声，神清不昧，身痛颤动，复卧于床。因之考虑此次发病是因雷鸣震心动神，肝风内起。其脉弦涩，弦为肝盛，涩为血滞。是即血不养筋，风动而搐。故病的主因系血涩筋急。亟仿王清任氏身痛逐瘀法。药用党参 9 g，当归 6 g，紫丹参 9 g，桃仁 6 g，红花 4.5 g，赤芍 6 g，炒枳壳 3 g，怀牛膝 9 g，生甘草 3 g，醋炒五灵脂 9 g。数剂后风息搐止。此亦治痫法之变方也。如果发作性癫痫原于脑的器质性疾病，且伴意识障碍等症，虽选用醒脑、镇痉、顺气、豁痰而效多不彰。其中虽有部分获得缓解，但其神志痴钝，语言笨拙，预后很不理想，甚至成为终身疾患。其根治之法，尚待进一步探索。

十七、治疗紫癜要辨别外感内伤、寒热虚实

紫癜在中医学中无系统论述，大多书中谓其“血热妄行”“血不循经”“热极伤络”等，也有“内伤发斑”“胃虚火游于外”等记述。小儿紫癜有过敏性和血小板减少性之分。过敏性紫癜，血小板计数正常，大多见于 3 岁以上小儿，皮肤紫斑大小不等，常伴有腹痛。血小板减少性紫癜，血小板计数低于 60×10^9/L，可发于小儿各年龄期，紫斑多为散在性，为针尖大小的皮内和皮下出血点。两者虽均属“紫斑”，但病因病机不同，故辨证及治疗也各异。

过敏性紫癜有表里之不同，以风伤卫气者多见，法当疏表清宣。常用验方“金蝉脱衣汤”为主方。方中桂枝、防风、蝉蜕解表疏风；金银花、连翘清气解热；苍术、薏苡仁、茵陈、猪苓化湿渗利；郁金、赤芍、红枣活血和营。热燔营血者，应予凉血清营，以犀角地黄

汤加减。

血小板减少性紫癜有虚实之分。初起以心肝火旺、迫血妄行的实证为主；出血后期阴亏火炎、脾不统血的虚象随之表现出来。故治疗时先以凉血化瘀，药用犀角地黄汤合二至丸加减，后以滋阴生津、益气健脾之剂收效。

据临床观察，小儿紫癜的形成与成人有所区别。小儿脏腑娇弱，脾常不足，故易发病。脾主运化、主四肢肌肉而统血，运化失健则水谷精微化湿而为滞，如复感风热之邪，湿热郁结，则化火动血，均可灼伤脉络而使血液外渗。我在 1937 年曾治一沈姓 7 岁的男孩，患血小板减少性紫癜住院，经西医治疗 1 周后出血未见改善，皮下不断有新的出血点，且有鼻衄，当时患儿面色萎黄，舌质淡红，舌苔薄白，胃纳不佳，脉濡细。此乃脾气虚弱，运化失健，致气不摄血，脾不统血，血不循经而溢于脉外。治以异功散加墨旱莲、女贞子、牡丹皮、白芍、茅花等益气健脾，滋阴凉血。服药 3 剂后未见新出血点，鼻衄亦止。继拟原法加减调补而愈。

紫癜的出现，既有外因又有内因。脾运失健，内有湿滞为其本；邪热引发是其标；气血搏结，迫血妄行，灼伤脉络是其果。急则治其标，缓则治其本。我常用的治本法有：脾气虚弱者用异功散、归脾汤之类，使气壮摄血，血自归经；脾胃不和者用归芍六君汤或柴芍六君汤以调和肝脾；肝肾阴虚者用六味地黄汤之类，以滋水制阳、润筋养血。只有治本，才能巩固疗效，不致复发。

十八、小儿汗证的虚实辨治

汗为心液，是人体五液之一。小儿纯阳之体，代谢旺盛，活泼好动，但脏腑娇嫩，腠理不密，故小儿出汗比成人为多。若因天气炎热，或衣着过厚，或剧烈活动，都可引起出汗，这是生理常态，但在安静状态下无故地全身或局部出汗，这便是病态。《幼科证治准绳》曰："自汗出，汗不得发表而自出也。所谓盗汗者，为睡眠之间汗出，醒后即收。"但在临证中常自汗、盗汗并见。

自汗者，缘肺虚脾弱，营卫不和，表卫不固，多见于小儿形体瘦弱，面色娇柔嫩白，没有华色，平时容易感冒，舌苔薄白，我常以桂枝汤调和营卫，再根据不同情况，加入敛汗之品，如麻黄根、浮小麦、糯稻根之类；若气阳虚弱，舌质淡，漏汗淋漓，应加制附子助阳，龙骨、牡蛎潜阳以敛汗。若腠理虚疏，动则出汗较多，以桂枝汤、玉屏风散合用。盗汗者，多见舌质较红、口渴、神疲的气弱阴虚症状，治法以生脉散为主方，以补气生津、敛肺止汗。

小儿食积内热，亦可引起盗汗，其症兼有腹痛纳呆、苔腻口干。《内经》中曾说："饮食过饱，汗出于胃。"目前小儿多数是独生子女，父母过爱，饮食厚腻生冷不节，顺其所欲，导致食积化热，积热蒸腾，津液妄泄而形成盗汗。此证治宜消导和中，化积敛汗，以保和丸合二陈汤化裁。临床所见，此类盗汗为数不少。

此外，有些年龄较大的学龄儿童，汗出淋漓而体质强实，舌质红，苔薄润，胃纳尚佳，便结溲赤，此为阴虚火旺，我常用当归六黄汤加麻黄根。此方以当归、生地黄、熟地黄滋阴养血，黄连、黄芩、黄柏清热泻火，黄芪益气固表，以治血中有热，表卫不固的自汗和盗汗，其效果良好。当然，此方气味苦寒的药物居多数，小儿用时，必须辨证正确，以免伤其胃气。

我曾治一头汗的小儿，男孩，11 岁，头汗淋漓 2 年，久治无效。症见舌质较红，脉细数，咽红而痛，怕热烦躁，面赤唇朱，二便如常。我再三思考，认为此因胸膈郁热所致，用凉膈散合白虎汤，汗出即和。以头为诸阳之首，手足阳经均循胸膈肩背上头，陆九芝有"六经实热总清阳明"之说，故以凉膈散合白虎汤清阳明之实热。此孩汗大减之时，热疮满头，足见郁热得外达之机。以后再加竹叶、麦冬等清养之品而痊愈。故我认为汗证虽是一个症状，但临床先要辨别虚实表里，方可对症下药，不能见到汗多即用大剂敛汗药物，而致病因未除，症状不去，徒治无劳。

十九、浅谈调摄小儿脾胃

"治病莫忘脾胃"，此何梦瑶之至言也。《素问·平人气象论》云："人以水谷为本，故人绝水谷则死，脉无胃气亦死。"古人之重脾胃也如斯，所以，脾胃俱旺，则能食而肥；脾胃俱虚，则不能食而瘦。尝见成人之有胃病者多瘦而不能肥。何以而成胃病耶？饥饱劳逸之失度也。则食饮有节，起居有时，不强作劳力，不懈于惰怠，故能形与神俱，而尽终其天年也。李东垣作《脾胃论》其理明焉。

小儿脾胃娇嫩，倘或寒暖不慎，饥饱失调，甚或恣啖生冷，或未至盛夏而冷饮冰砖，日尝不已，不但损胃及脾，抑且伤肺。古云："形寒饮冷则伤肺。"李氏又曰："脾胃一虚，肺气先绝。"因之小儿患泄泻、痰嗽比比皆是，职是故也。奈何为父母者，不此之思，而任意妄予。尤以幼儿园、托儿所，每见午睡初醒，棒冰一条就给儿啖，甚不妥也。要知睡醒之时，腠理松疏，冰饮入口，毛窍顿敛，能不影响生理常态乎？更有欲其儿之速长也，唯恐其饥，时时而强喂之。喂之太过，胃更呆钝，愈呆则愈迫令食，其体日瘠，致成疳证，乃求医开胃。治之得法，或可见功，然而久病无速效。至于食母生、维生素更是常备药。诸如此类，不一而足，不思其本，但图其标，甚至因服鱼肝油而致中毒，亦屡见焉。是成爱之适足以害之也。

应当明确，任何营养物质，都需经过脾胃的腐熟运化，方能将饮食精微加以吸收，变为有益的气血。如消化障碍，不仅发生吸收不良，而且水谷不化精微，反为痰饮浊邪。所以小儿后天生化之源，全在脾胃。即使先天不足者，倘能调养适宜，亦可渐渐化不足为有余。告诫世之为父母者，要时时注意儿之脾胃，饥饱合宜，寒暖适时，务使少病不病，令其蓬勃生长。而业儿科医者，更应处处顾及脾胃。察儿用药，万勿轻施过量之剂，以伐生生之气。《内经》有言："久而增气，物化之常；气增而久，夭之由也。"盖药之气味，治之缓急，出乎医之调燮；而胃中清纯冲和之气，唯与肉果菜相宜。即参术苓草，亦有偏胜，此先哲之格言也。自当视其病之缓急，而治亦如之。夫病有久新，新则势骤，宜治以重剂；久则势弛，宜调以轻理。在内外邪气已退时，药只间服，而以饮食养之，此其中有缓急之意存焉。若服药过度，反伤胃气，病益绵延难愈，或者竟致增添新病。医须识此，庶免虚虚之虞矣。一片诚心，识着以为然否？

第五章　董氏验方

一、董氏定惊丸

发热性惊厥是以小儿体脆神怯，素有风痰蕴伏，经脉不耐邪热而拘急，生风生惊，董师宗陈氏（《幼幼集成》）“金粟丹”化裁，创制“董氏定惊丸”，药用天麻、全蝎、赭石、胆南星、僵蚕、白附子、麝香、乳香、冰片、钩藤、龙齿等，具有豁痰通窍、息风镇惊之功，易金箔以朱砂为衣，水泛为丸，如绿豆大，每日 2 次，每次吞服 6 g，连服 1 月为 1 个疗程，重则连服 2 月。60 余年来已治数千例，四分之三惊厥患儿获愈，尤其用于预防，有显著疗效，虽发高热，惊厥亦未作，但对脑炎、脑膜炎等病理性惊厥则不适用。

二、董氏涤痰镇痫汤

痫病有实有虚，实证每多因痰祟。

1. *自制验方“董氏涤痰镇痫汤”*　组成：皂角 6 g，明矾 2 g，天竹黄 9 g，竹沥半夏 9 g，胆南星 3 g，橘红 3 g，川贝母 3 g，竹节白附子 9 g。诸药煎服，每日 1 剂。

功效：豁痰利窍，清心抑肝，息风镇痫(令痰上越吐出)。

主治：小儿因痰浊蒙蔽清窍而发之癫痫。惊搐目翻加天麻、钩藤、琥珀、全蝎、蜈蚣；心肝火旺加川黄连、龙胆或牛黄清心丸，亦可加竹叶、龙齿、石菖蒲、炙远志、郁金。

案例：陈某，女，4.5岁。

1990年12月2日初诊：有痫证史2年，前后共发8次。上月中旬又发，发则喉痰鸣响，戴目，吐涎，肢体抽搐，舌苔薄腻，脉弦带滑。证属痰浊阻络、蒙蔽清窍，先拟豁痰为主，董氏涤痰镇痫汤出入。

皂角6g，明矾1g，天竹黄9g，竹沥半夏9g，胆南星3g，白附子9g，钩藤6g(后下)，龙齿30g(先煎)，朱茯苓10g。14剂。

二诊：家长代诉，每逢痫发之前，自觉头晕，脘腹不舒，近有新感，咳嗽痰多，纳谷不馨，舌苔白腻。痰浊内阻，兼感外邪，再拟疏化痰滞。

藿香9g，紫苏梗9g，陈皮5g，象贝母9g，杏仁9g，神曲10g，竹沥半夏9g，胆南星3g，白附子9g。7剂。

三诊：脘和咳瘥，外邪已化，再治本病。予董氏定痫丸每日开水吞服，3g一次。

2. **董氏镇痫丸** 组成：牛黄1.5g、朱砂5g、琥珀5g、珍珠3g、猴枣1.5g、天麻6g、川贝母3g、钩藤9g、胆南星3g、天竹黄9g、甘草1.5g等，共研细末，朱砂为衣蜜丸，为1料。每天开水化服3g。适用于小儿痫证痰浊渐蠲，邪火初退，尚有余痰深潜，而络窍阻结未尽，惊痫发病虽已大减，尚有轻度偶发。

复诊：服丸剂2料后，病情稳定，痫证未发，胃纳亦旺。前日痫发，轻微抽搐，瞬息自如，继以六君子汤加味出入调理善后。

按语：患儿因顽痰阻络，蒙蔽清窍，肝风上旋发为痫疾，先予豁痰通络以开窍、息风镇惊；二诊时兼感新邪，咳嗽痰多，改选疏化之品，治标为急。药后邪化，痰浊渐蠲，余痰深潜，宜用通窍入心、豁痰宁神的董氏镇痫丸，徐徐透剔，而痰邪渐蠲，终获良效。

案例：桂某，男，2岁。

1981年10月14日初诊：惊痫时作1年余。惊痫一月数发不等，发则晕仆抽搐，喉痰鸣响。平时痰多，眠中惊惕，纳食一般，二便尚调，脉见弦滑，舌苔薄腻。辨为风痰惊痫，治拟平肝豁痰镇惊，董氏涤痰镇痫汤出入。

钩藤6g(后下)，龙齿15g(先煎)，胆南星3g，天竹黄3g，竹节白附子4.5g，干石菖蒲9g，天麻3g，远志6g，姜半夏6g，川贝母6g，橘红3g。7剂。

10月21日复诊：本周症情稳定，吐涎量少，痰阻不爽，睡眠稍安，纳可便通，二脉沉伏，舌苔薄腻。病为顽症，风痰深藏兹需缓消。原方7剂。另配董氏镇痫丸：丸方同上，连服3料，未发惊搐。随访至今，痫疾不作。

按语：本例痫证乃痰浊为患，肝木偏亢，风痰上旋发为癫痫。先投汤剂以豁痰开结、平肝息风为治。然其内痰较深，绝非荡涤攻逐之所可速战速决；改投豁痰通窍、宁心安神的董氏镇痫丸，丸者缓也，连服3料，徐徐剔化，而痰浊渐蠲，风静而惊痫不发，终获良效。

三、董氏定痫散

组成：生晒参4.5g、茯神6g、紫河车3g、琥珀3g、麝香0.15g、珍珠3g、胆南星3g、朱砂3g、甘草1.5g等，研成细末为1料。分20天温开水吞服。原方中野山参、紫河车大补气血，杜痰治本，历年施治，颇有心得(今野山参昂贵，又少真货，故改用生晒参）。

功效：能培元益气，宁心安神，息风定痫。适用于先天不足，本元怯弱，形神不振之虚证癫痫；或久病本虚，痰火初退，形神不足之癫痫。专治元虚以致癫痫，或久病本虚之癫痫。

案例1：蔡某，男，6岁。

1982年5月7日初诊：去年9月不慎跌仆，头部被撞受伤，此后出现阵发痴笑，日作10余次，发时神志尚清，两目上窜，手足颤动，近日连发，次数尤频，可达20余次。脑电图示：局灶性痫波，诊断为颞叶癫痫。平时睡中露睛，纳可便调，形瘦质薄，面色苍白，脉弱带滑，舌苔薄少。此乃禀赋不足，又因头部受伤，心神散乱。治拟扶元宁心，董氏定痫散主之。

生晒参4.5 g，茯神6 g，紫河车3 g，琥珀3 g，麝香0.15 g，珍珠3 g，朱砂3 g，甘草1.5 g等，研成细末为1料，分20天服。

6月25日二诊：药后痴笑逐渐减少，近已月余不作，但偶有两目上翻，手足不颤，眠时尚有露睛，脉弱苔薄。乃以原方1料续服。

随访：症情安和，从此未再复发。

按语：患儿质禀素薄，又因头部撞击后，发生痴笑频作，目翻手足颤动，为外伤后元神受伤，惊则气乱之故。即投扶元宁神之董氏定痫散，去胆南星，加麝香。药后其症日减，痴笑迅即不作。再服1料，以资巩固。

案例2：陆某，女，5岁。

1993年9月8日初诊：痫病3年，一月数发。近月发作频繁，发则目睛上翻，喉痰鸣响，口吐涎沫，四肢痉搐不已，神志昏蒙，约数分钟后方醒。脑电图检查多次异常，诊断为癫痫。经治，诸药罔效。刻下：面色苍白，形神呆钝，夜眠惊惕易醒，舌苔厚腻，脉弦带滑，大便干结，间日而行。证属痰浊壅结蒙蔽清窍，亟须豁痰开窍。

先予吞服保赤散 0.3 g，每日 2 次，连服 4 天；继服董氏涤痰镇痫汤。

皂角 6 g，明矾 1 g，天竹黄 9 g，竹沥半夏 9 g，川贝母 3 g，胆南星 3 g，竹节白附子 9 g，钩藤 6 g(后下)，石菖蒲 6 g，橘红 3 g，青龙齿 15 g。10 剂。

二诊：家长代诉，服保赤散后，便泄日 2～3 次，泻下胶痰如手指粗，约寸许长 2 条，次日又下 1 条；继服汤药呕吐 1 次，均系胶固顽痰。服完 10 剂，喉痰已化，神志转清，气顺便畅，夜眠转安。近感新邪咳嗽痰多，纳谷不馨，舌苔白腻，乃痰结松动后兼感外邪，治拟疏化风痰。

藿香 9 g，紫苏梗 9 g，橘红 5 g，杏仁 9 g，竹沥半夏 9 g，朱茯苓 9 g，胆南星 5 g，天竹黄 9 g，天浆壳 7 枚。14 剂。

三诊：药后痰化咳停脘和，前日痫发，仅见手足轻微抽搐，瞬息即和，苔化薄润，表邪祛顽痰化，神志清明，唯身软脉弱，乃正虚元弱象露。再拟扶元治本，予服董氏定痫散，每日化服 3 g。连服 40 天后病情稳定，痫证未发，胃纳亦旺，继以六君子汤出入调理善后。

按语：前贤曰："癫痫证者，痰邪上见逆也。痰邪上逆，则头气乱；头气乱，即脉道闭塞，孔窍不通。"(《医学纲目》)临床见多数患儿平素痰盛，骤因惊热而邪气冲逆，痰浊蒙蔽清窍，痫由痰起也；或病急惊风，下痰不净，痰入心包而成痫证。本例患儿发则痰壅息粗，声如曳锯，两目上戴，脉滑，苔厚腻，大便干。董师启示：此痫之发，痰邪为因，多无热度，与惊厥之起于高热者不同。痰痫治法，首在祛痰，痰在上者吐之，痰在里者下之。先投保赤散，药用巴豆去油取霜，存其泻下之性，配胆南星蠲风痰、通络定惊，合神曲、朱砂共研细末，每日吞服。药仅四味，涤痰力宏效速，以巴豆为君，辛温走散，攻遂痰涎，开窍通壅泄痰，能使痰涎上吐下泄，适用于风痰壅盛而形体壮实之癫痫患儿。痫发时服之，痰下气平旋即缓解；痫深久者风痰顿蠲，惊痫即轻。加服涤痰定惊之汤剂，获效更佳。然应得泻即止后服，不得过剂，以免耗真。继之饮董氏涤痰镇痫汤，药选皂角、明矾蠲风除顽痰为君；天竹黄、竹沥半夏、橘红、胆南星、川贝母、白附子豁痰利窍，常能收涌吐痰浊之功；加钩藤、龙齿息风镇惊，合石菖蒲入心镇痫，痰痫自平。然久病痰祛而正虚元弱象露，再予董氏定痫散培补元气养心宁神，使痰不再生而心清神安，痫证有望可获根治。

案例3：诸某，女，6岁。

初诊：下肢抽搐频发4年余。患儿自出生后18个月起，即发生两下肢抽搐，日发数次至十余次不等，发作后大汗一身而搐止。虽经多方治疗，迄今未已。来诊时见其面色一般，形神尚活，胃纳欠佳，两脉弦数，舌尖红苔白腻。证属血分瘀热，筋失濡养。治拟养血治血。方选桃红四物汤加减。

生地黄30 g，当归6 g，桃仁9 g，红花4.5 g，地龙6 g，川牛膝9 g，赤芍6 g，秦艽6 g，炙甘草2.4 g。4剂。

二诊：足筋仍搐，日发次频，神志清晰，询之则诉心慌胆怯，脉舌如前，再拟以活血息风宁神。

上方去牛膝、秦艽，加全蝎1.5 g、远志4.5 g、龙齿15 g(先煎)。7剂。

三诊：抽搐次数虽见略减，但不明显。仍诉胆怯心慌，神志不安，然而静坐即搐，起动不安，脉舌同前。于是更法治之，拟从痰热内扰、心胆不宁着手。温胆汤加味主之。

陈皮4.5 g，制半夏9 g，茯苓9 g，炙甘草2.4 g，竹茹9 g，枳实4.5 g，石菖蒲4.5 g，当归6 g，龙齿15 g(先煎)。7剂。

四诊：药后3天，足搐即止。今晨又掣一次，但较轻松，胃纳已动，脉寝尚弦，舌苔薄腻。原方加远志4.5 g，7剂。以后又续服14剂以资巩固，足搐从此停发。

按语：温胆汤主治胆虚痰扰、惊悸不安之症。本例心慌胆怯，胃纳欠佳而下肢抽搐，脉弦数，舌尖红苔白腻，其主因是痰火内扰，故投以温胆汤药症惬当，3剂而显效，7剂而病安，续服之而根除。温胆汤，为《内经》半夏汤（半夏五合、秫米一升，用清水扬万遍煮服）的演变之方。经云，“补其不足，泻其有余，调其虚实，以通其道而去其邪；饮以半夏汤一剂，阴阳已通，其卧立至”（《灵枢·邪客》）；后人总结为“使上下通则阴阳和矣”（《医方集解》）。温胆汤之诸药，在性能上可说是半夏汤的发展，也能使上下通、阴阳和。试看本例药后痰热清化，胆气降而筋得养，使少阳枢机出入表里而无汗格之虞，即是“上下通、阴阳和”的具体表现。投药3剂而效显，7剂而病瘥，继服14剂，调燮阴阳以资巩固，足搐从此不发。

近年推之用治小儿情感交叉擦腿综合征、儿童多动症等儿童精神、神经系统疾病之因痰热内扰，动风生惊，选用黄连温胆汤加石菖蒲、远志、龙骨、牡蛎、琥珀等品，均是从痰论治之活法变法，屡屡见效。

何以胆病而足搐？似较罕见。考《内经》，足少阳经筋布于外踝、胫膝外廉，结于伏兔之上及尻部：“其病小趾次趾支转筋，引膝外转筋，膝不可屈伸，腘筋急，前引髀，后引尻。”（《灵枢·经筋篇》）由此推想，胆病累及经筋而致下肢转筋、引急是可能的，且与本例颇相近似。

何以静时搐发？张聿青氏有用温胆汤加减治疗一个“将寐之时，体辄跳动”的病例，其按语指出：“胃有痰湿，甲木不降，肝阳暗动……以阳入于阴而胆阳不降，致阳欲入而不遽入也。”从中可以得到启发，即安静之时，气血内守，胆气当降；但痰湿阻遏肝胆之气，则阳升风动。本例静时搐作，即是此理。

何以汗后搐止？盖少阳为全身的半表半里；邪在少阳，则随枢机出入表里阴阳。若邪并于阴则阴实，邪并于阳则阳实，譬之疟邪，发时先寒后热、汗出而和，即是如此（参《素问·疟论》）。本例邪在少阳，气并于阴则胆逆风动而搐作，继之少阳枢机升极而降，则气并于阳而全身大汗后搐止。由此可见，痰热内扰是病之本，足筋抽搐是病之标：初诊、二诊治标不治本，故罔效，三诊时治合病本，效如桴鼓。

四、熊胆剂灌肠

组成：熊胆 0.6 g，马齿苋 15 g，椿根白皮 15 g，川黄柏 12 g。上药加水 200 mL，煎成 30 mL，保留灌肠。每日 1～2 次。

功效：主治疫毒痢之实热内闭型，壮热烦躁，面红目赤，谵妄抽搐，下痢脓血，舌红苔黄，两脉数紧。可用此剂灌肠。

注意事项：非实热型下痢或已露虚象则不宜灌肠。

案例：李某，男，6 岁。

1961 年 8 月 2 日初诊：患儿昨起呕吐 3 次，腹泻 1 次，高热惊厥，大便培养为宋内痢疾杆菌阳性，西医诊断为暴发型细菌性痢疾。入院后用抗生素、泼尼松、补液等。现高热 40.5℃，四肢厥冷，手足抽搐，面色㿠白，神志昏迷，两脉沉数，舌苔黄垢。属暴发疫毒痢，来势险急。急需泻热解毒。

紫雪丹 1.5 g，分 2 次化服；熊胆剂灌肠救急处理，1 剂。

8 月 3 日二诊：体温下降（38.5℃），神志转苏，抽搐亦定，大便秘痢（里急后重），日 10 余次，舌苔黄腻。为积滞夹杂，热毒未清也。再予清泄导滞。

枳实 4.5 g，山楂炭 9 g，马齿苋 15 g，生大黄 6 g，生白芍 9 g，槟榔 9 g，炒莱菔子 9 g，连翘 9 g，鲜石菖蒲 4.5 g，鲜藿香 9 g，鲜佩兰 9 g，金银花炭 9 g。2 剂。

8 月 5 日三诊：身热尚有（38.9℃），腹痛，便下黏冻，小溲短赤，胃口不开，舌尖红绛，苔灰腻。痢滞未化，湿热蕴结。滋拟苦寒泻热。

葛根 6 g，黄芩 4.5 g，川黄连 3 g，川黄柏 6 g，白头翁 9 g，秦皮 8 g，金银花 9 g，马齿苋 12 g，六一散 12 g(包)。2 剂。

8 月 7 日四诊：便痢黏冻，日三四行，舌苔已薄，胃气亦和，两脉滑数。再拟清痢。

陈皮 3 g，青皮 4.5 g，川厚朴 2.4 g，广木香 2.4 g，神曲 9 g，扁豆 9 g，带皮苓 9 g，地骷髅 9 g，清甘草 3 g，炒谷芽 9 g。2 剂。

药后诸症随手而安，3 次大便培养均阴性，痊愈出院。

按语：该患儿为疫痢重症，势甚危急。初诊时系热深厥深，即予紫雪丹泻热定惊以济急，熊胆剂灌肠泻火解毒以清理，上下合治。翌晨即神苏搐止，体温下降，痢次增多而毒得下泄，痢疾症状反而明显。其舌苔黄垢腻为积热与湿浊夹杂，故予苦寒泻热之葛根芩连合白头翁汤为主方。药后诸症渐轻，大便趋于正常。

五、理气活血通络汤

组成：小茴香 4.5 g，肉桂 1.8 g，延胡索 4.5 g，没药 3 g，生蒲黄 9 g，醋炒五灵脂 6 g，当归尾 6 g，赤芍 6 g，桃仁 9 g，木香 2.4 g，小青皮 4.5 g，红花 4.5 g。1 剂。加水煎 2 次，日 2 次温服。

功效：适用于慢性期反复肠套叠患儿，反复发病，腹痛阵作，伴恶心，偶有呕吐，少有血便，腹部可触及肿块等；急性期不宜用。晚期患儿出现高热或休克，严重中毒脱水时不可用。

疗效：董廷瑶教授曾治疗12例肠套叠，1岁左右4例，3～5岁5例，6岁以上3例，均是复发性的肠套叠，病机大致相同，腹痛反复乃因血络瘀滞，运行失常，套入部分肠道麻痹，不通则痛。采用温通经络、利气活血、化瘀止痛法，治疗以后，通过随访，均不再发作。

案例：徐某，男，9个月。

1978年1月5日初诊：3月来已发2次肠套叠，近日腹痛又作，纳呆泛恶，便下泄利，四肢不温，舌苔薄白，面青唇暗。病因在于肠部血行瘀滞，当以理气活血为主。

当归尾6g，醋炒五灵脂6g，小茴香4.5g，广木香2.4g，肉桂1.8g，红花4.5g，青皮4.5g，乳香3g，没药3g，延胡索4.5g。4剂。

1月9日二诊：疼痛已解，腹部柔软，纳和便实，面润肢温，舌净无苔，再以前法。

当归尾6g，赤芍6g，小茴香4.5g，枳壳4.5g，木香2.4g，青皮4.5g，红花4.5g，乳香3g，没药3g，醋炒五灵脂6g。5剂。

以后连续数次随访，未再复发。

按语：患儿接连发作肠套叠腹痛，同时伴有四肢不温、面青唇暗、苔白泄利，故辨证为下焦寒凝瘀滞。经云："寒气入经而稽迟，泣而不行……客于脉中则气不通，故卒然而痛。"(《素问·举痛论》)拟理气活血通络，温经散寒，行瘀定痛。药以肉桂、小茴香温下逐寒；木香、青皮理气行滞；当归、红花、五灵脂活血祛瘀通络，乳香、没药、延胡索行瘀利气定痛。二诊后其病即安。

六、熊麝散

组成：熊胆0.9～1.5g，麝香0.03～0.05g。两药研末化服，1天1剂，以2～3天为度。

功效：主治小儿腺病毒性肺炎，痰热壅膈，高热惊风之重证。能泻胸膈郁火，泄膻中痰热。以熊胆入膻中泻火开郁，清心凉血；麝香开结解毒，平惊苏神。两品相合，直入病所，有“开关夺路”之功。参入辨证选用之汤药，辄能热退咳和而获奇效。

注意事项：只适用于腺病毒性肺炎高热不退。

案例：陈某，男，11个月。

患儿因发热4天，咳嗽气急2天入院。检查：体温39.2℃，气急烦躁，面色苍白，两肺湿啰音明显，右侧有管呼吸音，心率180次/分，肝肋下4 cm，白细胞7.6×10^9/L，中性粒细胞0.68，淋巴细胞0.26，杆形细胞0.03。血培养阴性。因病情危急，未予胸透。诊断为支气管肺炎合并中毒性心肌炎。予四环素、氯霉素、红霉素，以及可的松、毒毛旋花素、可拉明等抢救措施，病情未见好转，请中医会诊。

初诊：高热1周，咳逆气急，面色苍白，惊厥，抽搐，角弓反张，便下黏滑，小便短赤，舌质红赤，苔厚腻干燥。辨为温毒痰热化风、风痰阻肺，病势危急，姑拟豁痰制惊。

钩藤4.5 g，明天麻3 g，天竹黄6 g，鲜石菖蒲4.5 g，胆南星3 g，连翘9 g，白附子4.5 g，炙紫苏子6 g，桔梗3 g，橘红3 g，橘络4.5 g，琥珀抱龙丸1粒（化服）。1剂。

二诊：药不应证，痰热秽浊壅阻未化，仍以豁痰开窍，以制其惊。原方去连翘、橘红、橘络，加川黄连3 g，续进1剂。至宝丹1粒（化服）。

三诊：服药2剂，壮热不退，四肢厥冷，更见昏沉嗜睡，痰多咳逆气促，舌红苔薄，口糜，便下泄利。温毒内扰膻中，已成闭脱之势，亟须清热解毒开窍。

葛根9 g，生黄芩6 g，川黄连2.4 g，生石膏30 g（先煎），金银花9 g,生甘草3 g,钩藤4.5 g(后下),橘红3 g,天花粉9 g,熊胆1.5 g(化服),麝香0.09 g(化服)。1剂。

四诊：昨加服熊麝散后,毒从便下,热势稍和,项脊较软,四肢转温,神志已清,气促亦缓。虽温毒未曾尽撤,病势以由险化夷。以原法白虎汤加味主之。

生石膏30 g(先煎),知母6 g,甘草3 g,粳米30 g,黄芩6 g,黄连1.5 g,竹叶6 g,天花粉9 g,熊胆0.9 g(化服),麝香0.03 g(化服)。1剂。

此后热清恙和,唯肺气未复,先后以补肺阿胶汤及六君子汤清肺调治以收全功。

按语：本例患儿西医诊断为腺病毒性肺炎。初以清热豁痰、镇惊开窍,未见缓和。三诊时改用熊麝散合葛根芩连汤加石膏主之,一剂其热即退,症象由险化夷。考抱龙、至宝亦为清热解毒、凉心豁痰之品,但本病则因温毒犯肺,痰热壅盛,蒙蔽心窍化风抽搐,故以熊胆凉心平肝,麝香开结解毒,合白虎汤清其肺胃实热。药证既合,效如桴鼓,最后清调而安。

七、泻白肃肺涤痰汤

组成：桑白皮9 g,地骨皮15 g,清甘草3 g,粳米30 g(包),甜葶苈10 g,侧柏叶9 g,陈皮3 g,姜半夏9 g,竹茹6 g,白茅根30 g。汤药煎服,每日1剂。

功效：适用于肺热咳呛严重,或百日咳痉咳连作,引发的胬肉攀睛(乙状胬肉)。

注意事项：有眼科其他疾病、非肺热型的胬肉不宜服。

案例：周某,男,15岁。

1993年6月24日初诊：咳喘反复发作12年,近感新邪,咳呛阵作，痰阻气促而喘，目睑浮肿，两眼白睛赤脉纵横，上有胬肉高起红赤，已达黑睛边缘，纳和便调，舌红苔薄腻，二脉细滑数。辨证为肺经有热，风邪外袭，痰火上壅，咳剧损及肺络而致血溢。

桑白皮 9 g，地骨皮 15 g，清甘草 3 g，粳米 30 g(包)，甜葶苈子 10 g，侧柏叶 9 g，陈皮 3 g，姜半夏 9 g，竹茹 6 g，白茅根 30 g。7 剂。

二诊：药后，两目胬肉渐消，咳减喘和，苔化薄白。前法初效，续增清肃肺金之剂。

上方去葶苈子、侧柏叶、陈皮、半夏、竹茹；加桑叶 6 g，枇杷叶 9 g(包)，冬瓜子 10 g，紫菀 6 g。7 剂。

三诊：胬肉消退，结膜转清，咳瘥，呼吸如常，苔净，二脉细软。病去七八，再拟清润肺气以泄余热。

上方去紫菀，加黄芩 5 g、北沙参 9 g。3 剂。病愈。

按语：患儿两眼白睛红丝满布，胬肉翳遮，此病名为“胬肉攀睛”，甚则障瞳，影响视力。西医眼科专家建议手术，家长商求于董廷瑶。经云：“五脏六腑之精气，皆上注于目而为之精。”又云：“白眼赤脉，法于阳也。”启示目疾与五脏均有联系。后世发展有“五轮”之说，均阐明白睛风轮属于肺，眼白红赤，病发于阳，推知肺经有火。临诊每逢百日咳剧咳之时，常见是症。本案患儿因新邪引动宿疾，痰火上壅迫肺，咳呛剧烈损伤肺络出血而上注于目，故见两目红赤、胬肉攀睛。急当泻肺，以泻火涤痰为要。法宗钱氏泻白散合肃肺涤痰止嗽之品，痰火并泄，标本同治，二诊即获肺宁血止，胬肉退净，咳逆旋平。

八、温脐散

组成：肉桂 1.5 g，公丁香 1.5 g，广木香 1.5 g，麝香 0.15 g。

功效：温阳导滞。

主治：小儿肠梗阻。

方解：用本方外敷脐孔上，可治疗小儿肠梗阻。该病是起于患儿泄泻后脾气虚惫，导致腹胀如鼓，叩之嘭嘭，呼吸短促，食入即吐，而便稀不畅，次多量少，常有黏液，其小溲尚通，形神困疲，病情危重。现代医学称为此系因腹泻所致低血钾，或“停滞性”缺氧而导致肠麻痹，若不及时治疗，可危及生命。由于药入即吐，因此另辟途径，自制“温脐散”外敷法，使即转矢气，拯危为安。本方为温香之品，借麝香的渗透之力，深入肠腔，旋运气机。若得频转矢气，为脾阳复苏之机，即是向愈之兆。

用法：本方诸药共研细末，熟鸡蛋去壳，对剖去黄。纳药末于半个蛋白凹处，复敷脐上，外扎纱布。2 小时后如能肠鸣蠕动，矢气频转，则为生机已得，便畅腹软，转危为安。如未见转气，可再敷一次，必可见功，屡用屡验。

案例：陶某，男，11 个月。

因脾常不足，泻利 6 天，脾更虚惫，腹部胀满，西医诊断为肠梗阻。高热干渴，恶心呕吐，气促不舒，小溲短少，大便不畅，次多量少，腹胀如鼓，叩之嘭嘭，舌红口燥，药入即吐。此属脾气虚惫，症情危急。急予外敷“温脐散”，希获转机。2 小时后肠鸣连连，矢气频转，腹部稍软，续敷一次。次日复诊，患儿气机舒缓，便下稀溏而通畅，腹部柔软，形神转佳，热度退净，舌质转淡，苔薄腻。但泻利尚多，小溲短少，睡时露睛。是为脾阳虚衰，即予附子理中汤主之。药用米炒党参 5 g、土炒白术 6 g、炮姜 2 g、焦甘草 3 g、淡附片 4.5 g、广木香 3 g、茯苓 9 g、车前子 10 g(包)，2 剂。三诊时泻利已瘥，腹软溲长，便仍溏软，舌淡而洁。中焦阳气未复，尚须温扶。药用米炒党参 5 g、土炒白术 6 g、炮姜 2 g、焦甘草 3 g、煨木香 3 g、炒石榴皮 6 g、黄厚附片 4.5 g、炒扁豆 9 g，3 剂。药后便下转厚，纳和神振，续予温扶而安。

按语：本病在《幼幼集成》中已有记载："虚胀者，或因吐泻之后……致成腹胀者，宜温中调气，厚朴温中汤；若虚而兼寒者，加附、桂。"其证治似略接近。《内经》已知本病为逆证，《灵枢·玉版》云："其腹大胀，四末清，脱形，泄甚，是一逆也……咳呕，腹胀且飧泄，其脉绝，是五逆也。如是者，不及一时而死矣。"由此可见，泄泻而现腹大胀鼓，类似肠梗阻者，以小儿为多见，须及早注意。其病机为久泻脾惫，中焦窒滞，升降紊乱，胃气上逆，治当振奋脾阳，复其升降，可用附桂理中汤加木香、砂仁。及至严重而吐，胃不受药时，余即另觅途径，急予"温脐散"外敷之法，屡建奇功。本例采用急救外敷法，得以旋运气机，频转矢气，使升降复常而获生机。细察此类患儿，每多脾阳不振，故以附子理中以善其后。